高等职业教育食品类专业教材

中国轻工业"十四五"规划教材

食品营养与健康

主编

汝骅

中国轻工业出版社

图书在版编目（CIP）数据

食品营养与健康 / 汝骅主编. --北京：中国轻工业出版社, 2024. 8. -- ISBN 978-7-5184-5094-7

Ⅰ．R151.4

中国国家版本馆CIP数据核字第2024PA9294号

责任编辑：王　婕
策划编辑：张　靓　　责任终审：劳国强　　封面设计：锋尚设计
版式设计：砚祥志远　　责任校对：晋　洁　　责任监印：张　可

出版发行：中国轻工业出版社（北京鲁谷东街5号，邮编：100040）
印　　刷：三河市万龙印装有限公司
经　　销：各地新华书店
版　　次：2024年8月第1版第1次印刷
开　　本：787×1092　1/16　印张：23.25
字　　数：537千字
书　　号：ISBN 978-7-5184-5094-7　定价：59.00元（含实践工作手册）
邮购电话：010-85119873
发行电话：010-85119832　010-85119912
网　　址：http: //www.chlip.com.cn
Email: club@chlip.com.cn
版权所有　侵权必究
如发现图书残缺请与我社邮购联系调换
232185J2X101ZBW

本书编审人员

主　　编　汝　骅（苏州市职业大学）

副 主 编　王　波（苏州市疾病预防与控制中心）
　　　　　　孙芝杨（江苏食品药品职业技术学院）

编写人员　汝　骅（苏州市职业大学）
　　　　　　王　波（苏州市疾病预防与控制中心）
　　　　　　孙芝杨（江苏食品药品职业技术学院）
　　　　　　周建俭（苏州农业职业技术学院）
　　　　　　汲臣明（江苏食品药品职业技术学院）
　　　　　　张　丽（苏州市职业大学）
　　　　　　梅洪彬［安利（中国）日用品有限公司苏州分公司］

主　　审　逯家富（长春职业技术学院）
　　　　　　秦立强（苏州大学）

前言 PREFACE

食品营养与健康课程是高等职业教育食品类专业一门重要的专业基础课程、专业核心课程和专业拓展课程，也是面向全体大学生开设的重要健康类通识教育课程之一。在《"健康中国2030"规划纲要》《国民营养计划（2017—2030年）》颁布及健康中国战略实施的宏观背景下，我国食品行业从规模化生产向营养健康加速转型，食物营养健康产业快速发展。健康是促进人的全面发展的必然要求，"推进健康中国建设，把保障人民健康放在优先发展的战略位置"被明确写入党的二十大报告。"健康中国，营养先行"，国民营养事关国民素质提高和经济社会发展。新时代、新背景、新形势对高等职业教育食品类专业高素质技术技能人才培养提出新要求，食品营养与健康课程在食品类专业中的作用与地位越来越凸显，迫切需要能体现新理念、新思想、新战略，及时融入新技术、新工艺、新规范、新标准、新案例的《食品营养与健康》新教材。

本教材以贯彻落实立德树人为根本任务，以"培根铸魂、启智增慧"总要求与"健康中国"国家战略为指导，以"产教研融合、政校企共建"为抓手，旨在打造政校企多元开发、以实践为特色、配活页版《食品营养与健康实践工作手册》及数字化资源的新形态一体化项目化教程。教材内容上参照高等职业教育食品类专业教学标准和营养健康类职业（技能）标准，对课程内容和教学过程进行体系重构，使课程内容与职业（技能）标准衔接、教学过程与工作实际对接。《中国居民膳食营养素参考摄入量（2023版）》《中国居民膳食指南（2022）》《中国食物成分表（标准版/第6版）》等营养科学最新研究成果被编排进教材；大健康理念、"食养是良医"新思想，科学（科学家）精神、劳模精神、营养师职业精神，大食物观与国家粮食安全教育、中国古代养生观与传统饮食文化教育、大学生营养健康与生命教育、全民营养周以及中国学生营养日活动等育人元素被有机融入教材内容。

本教材结合教学改革，编排上体现"模块编排、项目设计、情景植入"特色。教材内容被分解成"开启营养之旅：认识食品、营养与健康"等8个工作或职业情景模块，每个模块均设置了"学习目标""知识储备""实践训练""拓展提升"4种体例结构，其中"实践训练""拓展提升"为实践环节。对接营养健康类工作实际及营养师必备技能，教材实践环节精心设计了18个项目、39个任务，旨在引导高等职业院校师生开展以实践为主导、以学生学习活动为主线的项目学习（Project learning）活动。这些来源于教学或工作实际的项目案例，既是老师教学的素材，又是学生学习的学材，可供不同专业、不同地区、不同学校的师生根据自身条件及课时多寡灵活选用（"实践训练"项目一般为必修内容，"拓展提升"项目可供选修或进阶之用）。此处的"项目"一词实为学校教育学术语，是指学生独立选择和探讨主题、主动参与问题解决这一系列有阶段性程序的事件发生过程，包括"决定/计划—准备—实施—检查/评估"四个程序化阶段。学生在情景浸润下、自主学习中，掌握知识技能，体验过程方法，培养态度情感与价值观。为方便项目学习的组织实施和检查评价，教材为每个项目任务设计了活页版个性化的《实验/实践报告》，以及通用能力/素养评价、5S现场管理评价工类《检查/评价表》。教材中的重点知识点和技能点等还配套制作了微课、动画等数字化资源。

本教材编写团队为专兼结合、政校企合作团队，除来自营养健康类企业人员外所有成员均具有高级职称、博士或硕士学位。主编、副主编及主要参编还同时拥有注册营养师（RD）或高级公共营养师证书，或长期担任高等（职业）院校食品营养类课程教学工作，或常年工作在营养健康工作第一线。苏州市职业大学食品营养与检测系汝骅教授主持教材目录编制与前言的撰写、体例结构与内容框架的整体设计、活页版《食品营养与健康实践工作手册》编写方案、全书统稿等工作，并具体编写教材模块一至模块五（含配套实验/实践报告）；苏州市食品安全与营养学会秘书长、苏州市疾病预防与控制中心食品卫生科王波主任医师协助教材目录编制、具体编写教材模块六至模块八（含配套实验/实践报告）；江苏食品药品职业技术学院孙芝杨副教授协助教材目录编制、主持省级在线精品课程和国家资源库相关课程建设，并与汝骅教授共同主持开发本教材配套的数字化资源。

首批国家"万人计划"教学名师、国家教学名师、全国食品产业职业教育教学指导委员会常务副主任委员、原长春职业技术学院食品与生物学院院长逯家富教授，江苏省营养学会副理事长、苏州大学苏州医学院公共卫生学院副院长兼营养与食品卫生系主任、博士生导师秦立强教授，应邀担任本教材主审并提出宝贵建议；中国轻工业出版社、苏州市职业大学及相关合作单位的领导与专家为本教材的编写、出版给予大力支持与专业指导；苏州市职业大学食品专业相关师生参与本教材部分影像资料拍摄及文字资料等工作；教材编写过程中还参考了大量的专业文献、网络媒体资料与图文信息（主要参考文献已在参考目录中列出）。在此一并向给予本教材大力支持的领导、专家、学者与师生，被引资料的原作者与机构，致以诚挚的谢意与敬意！

本教材主要适用于高等职业教育食品类专业学生，也可为旅游餐饮类、健康管理类等专业学生选用，或作为大学生健康类通识教育读本，营养健康类、餐饮服务与健康服务类企业和从业人员的培训用书或参考用书等。

真诚希望各兄弟院校在教材使用过程中多提宝贵意见，恳请各位专家、学者、同仁及广大师生、读者朋友不吝赐教及反馈信息，以逐步修改并完善教材内容，不断提升教材质量。

编　者

目 录 CONTENTS

模块一 开启营养之旅：认识食品、营养与健康 ········ 1
  学习目标 ········ 1
  知识储备 ········ 3
    知识点一 食品、营养与健康的概念及其关系 ········ 3
    知识点二 食物的消化与吸收 ········ 7
    知识点三 营养学的研究领域与发展历史 ········ 13
  实践训练 ········ 19
    项目 1-1 当地特色美食与饮食文化调查 ········ 19
  拓展提升 ········ 21
    项目 1-2 认识食品营养健康产业 ········ 21

模块二 营养早知道：人体常规营养调查与评价 ········ 25
  学习目标 ········ 25
  知识储备 ········ 27
    知识点一 营养调查概述 ········ 27
    知识点二 人体体格测量与营养评价 ········ 30
    知识点三 营养不良的临床检查 ········ 38
  实践训练 ········ 44
    项目 2-1 成人体格测量与营养评价 ········ 44
    项目 2-2 成人营养不良的判断与咨询 ········ 51
  拓展提升 ········ 52
    项目 2-3 成人身体成分的测量与营养健康评价 ········ 52
    项目 2-4 儿童体格测量与营养评价 ········ 55

模块三 供需要平衡：每日能量与营养素需求的确定 ········ 60
  学习目标 ········ 60
  知识储备 ········ 62
    知识点一 膳食营养素参考摄入量（DRIs） ········ 62
    知识点二 能量 ········ 66
    知识点三 蛋白质 ········ 72
    知识点四 碳水化合物 ········ 80

　　　　知识点五　脂类 ……………………………………………………… 86
　　　　知识点六　水 …………………………………………………………… 91
　　　　知识点七　维生素 ……………………………………………………… 93
　　　　知识点八　矿物质 …………………………………………………… 106
　　实践训练 …………………………………………………………………… 119
　　　　项目 3-1　目标人群每日能量与营养素需要量的查询：
　　　　　　　　　DRIs 表速查法 ……………………………………………… 119
　　拓展提升 …………………………………………………………………… 121
　　　　项目 3-2　大学生每日能量需要量的确定：计算法 ………………… 121

模块四　科学识食物：食物营养价值的评价 ………………………………… 124
　　学习目标 …………………………………………………………………… 124
　　知识储备 …………………………………………………………………… 126
　　　　知识点一　食物营养价值概述 ……………………………………… 126
　　　　知识点二　食物的科学分类与成分表 ……………………………… 128
　　　　知识点三　各类食物的营养价值 …………………………………… 133
　　　　知识点四　营养强化食品与保健食品 ……………………………… 146
　　实践训练 …………………………………………………………………… 153
　　　　项目 4-1　食物碳水化合物营养质量的评价 ……………………… 153
　　拓展提升 …………………………………………………………………… 156
　　　　项目 4-2　"食物营养价值"主题宣教暨平面媒体材料制作 ……… 156

模块五　日常怎么吃：平衡膳食与营养教育 ………………………………… 158
　　学习目标 …………………………………………………………………… 158
　　知识储备 …………………………………………………………………… 160
　　　　知识点一　平衡膳食与膳食结构 …………………………………… 160
　　　　知识点二　膳食指南与膳食宝塔 …………………………………… 162
　　　　知识点三　营养教育与营养咨询 …………………………………… 172
　　实践训练 …………………………………………………………………… 177
　　　　项目 5-1　"膳食指南 2022"主题宣教暨电子媒体材料制作 ……… 177
　　拓展提升 …………………………………………………………………… 180
　　　　项目 5-2　大学生营养教育项目计划的制订 ……………………… 180

模块六　今天吃了啥：膳食营养调查 ………………………………………… 183
　　学习目标 …………………………………………………………………… 183
　　知识储备 …………………………………………………………………… 184
　　　　知识点一　膳食调查概述 …………………………………………… 184

	知识点二　膳食调查常见方法	186
	知识点三　膳食调查相关概念	189
实践训练		
	项目6-1　大学生膳食营养调查：24h膳食回顾法与频率法	190
拓展提升		
	项目6-2　食物消费量调查：称重记账法	199

模块七　吃的合理吗：膳食营养评价 205

 学习目标 205

 知识储备

  知识点一　膳食营养评价概述 206

  知识点二　膳食营养评价的主要内容 207

 实践训练

  项目7-1　大学生膳食营养评价：膳食结构与能量营养素评价 209

 拓展提升

  项目7-2　不同群体能量和蛋白质摄入状况分析与比较 214

模块八　看标签选食品：营养标签的识别与制作 222

 学习目标 222

 知识储备

  知识点一　预包装食品及其标签 223

  知识点二　预包装食品营养标签 225

 实践训练

  项目8-1　食品营养标签的识别 233

 拓展提升

  项目8-2　食品营养标签的制作 240

附录 245

 附录一　《中国居民膳食营养素参考摄入量（2023版）》速查表 245

 附录二　常见食物成分表 251

 附录三　本书配套数字资源一览表 262

参考文献 263

模块一

开启营养之旅：认识食品、营养与健康

 学习目标

■ **知识与技能（Knowledge & Skills）**

掌握食品、营养与健康的概念及其相互关系；掌握人体消化系统结构与生理功能、食物的消化和吸收基础知识；了解营养学研究领域与中外营养学发展历史。能开展饮食文化与食品营养健康产业调查。

■ **过程与方法（Process & Steps）**

了解项目学习、任务驱动式学习，体验探究学习、合作学习等学习形式，掌握相关营养主题的网络学习、田园调查的过程与方法。

■ **情感态度与价值观（Emotional Attitude & Values）**

培养健康意识、营养意识，树立大健康观、大食物观，培养爱惜粮食、珍重劳动成果的品质；树立团队意识和合作精神；传承中华优秀饮食文化、企业文化与产业文化；培养信息素养与数字素养；弘扬营养科学（家）精神。

模块导入

民以食为天。合理膳食是健康的基础。随着经济社会的发展，我国实现全面小康，人民群众对食物、营养、健康的关注度日益提升。同时，伴随着我国人口老龄化、居民生产生活方式变化，与饮食营养关系密切的心脑血管疾病、癌症等重大的慢性疾病发病总体呈上升趋势，"合理膳食行动"也因此被作为国家行动写入《健康中国行动（2019—2030年）》。那么，怎样吃才算是吃得营养、吃得健康、吃得合理呢？从今天开始，我们将跟随食品营养与健康课程的学习，一起了解食品、营养与健康，开启食品营养学习之旅、开展营养类相关职业体验。

本模块将重点学习"食品、营养与健康的概念及其关系"，与"营养"这一生物学过程密切相关的"食物的消化与吸收"等拓展知识也将在本模块先行学习。在"营养学的研究领域与发展历史"学习中，我们将感悟祖国古代营养学及中华饮食文化的博大精深，学习中外科学家的科学态度与探究精神，并铭记他们为营养科学的发展做出的不朽功绩。

【微课】《食品营养与健康》课程导入

本模块的实践内容及工作任务如下。

1. 网络调查（或田园调查）：自主体验，了解我国日益发展中的食品营养健康产业，调研当地特色的美食与传统饮食习俗与文化。

2. 认识实习：参观当地食品营养健康企业，与相关企业"零距离"。

思维导图

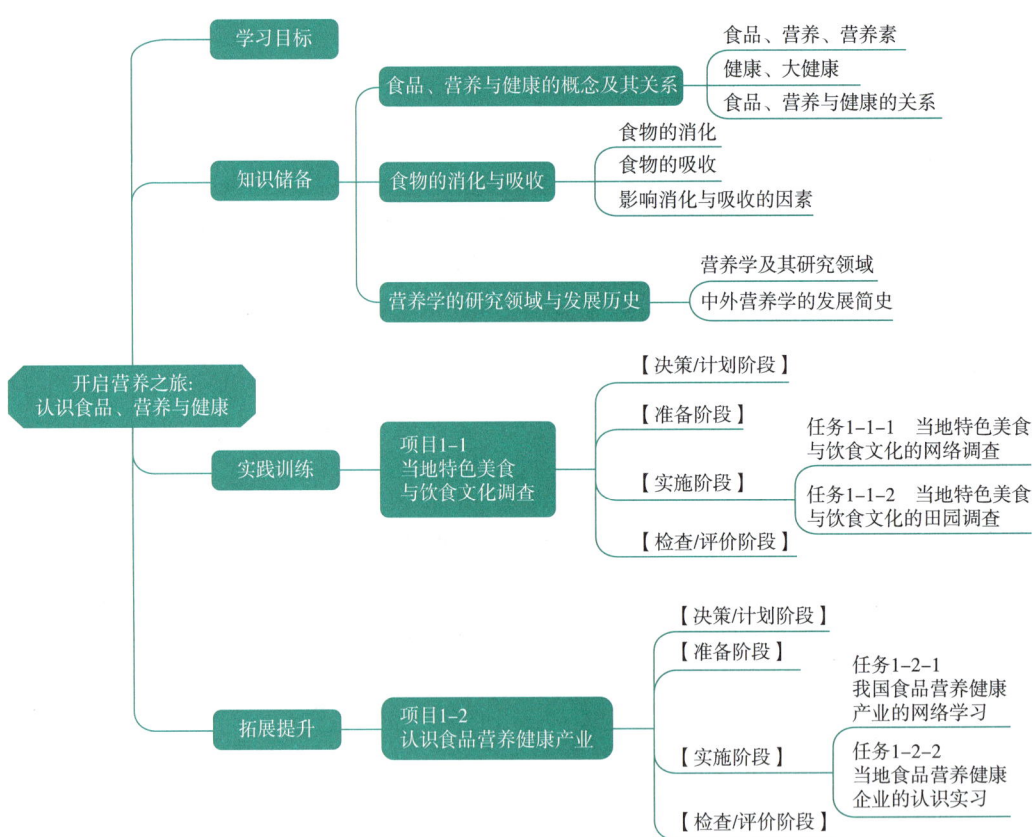

知识储备

知识点一
食品、营养与健康的概念及其关系

一、食品、营养、营养素

1. 粮食、食品（食物）、大食物观

何谓粮食？根据《周礼·地官·廪人》的记载，古代"行道曰粮，止居曰食"。《现代汉语词典》则把粮食表述为"供食用的谷类、豆类和薯类的统称"。俗话说得好，"人是铁、饭是钢"！粮食是人类生存之本，是维持人体正常生长发育的基础。

改革开放以来，我国粮食产量连续7年保持在1.3万亿斤以上，食物供给丰富多样，居民营养状况明显改善。我国"用不到9%的世界耕地面积养活了20%的世界人口"，为解决人类的温饱问题作出了巨大的贡献，"杂交水稻之父"袁隆平（图1-1）功不可没。袁隆平致力于杂交水稻技术的研究、应用与推广，发明"三系法"籼型杂交水稻大幅提升水稻单产，被授予"共和国勋章"。迄今为止，中国杂交水稻在全球数十个国家的种植面积已超过800万公顷。

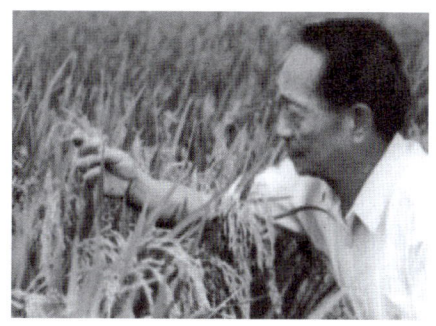

图1-1 袁隆平

思政之窗

科学家的故事：袁隆平——国之脊梁、稻田守望者

袁隆平（1930年9月7日—2021年5月22日），江西省九江市德安县人。国家杂交水稻工程技术研究中心原主任、中国工程院院士、享誉海内外的著名农业科学家、中国杂交水稻事业的开创者和领导者，是我国"首届国家最高科学技术奖得主、共和国勋章"获得者。

1966年，袁隆平在《科学通报》上发表论文《水稻的雄性不孕性》，正式提出通过培育水稻"三系"（即雄性不育系、雄性不育保持系、雄性不育恢复系），以"三系"配套的方法来利用水稻杂种优势的设想，开启了中国杂交水稻研究之路。袁隆平一生致力于杂交水稻技术的研究、应用与推广，发明"三系法"籼型杂交水稻，成功研究出"两系法"杂交水稻，创建了超级杂交稻技术体系，被誉为"杂交水稻之父"。

【思政之窗】
科学家的故事——
国之脊梁袁隆平

水稻是人类重要的粮食作物之一，耕种与食用的历史都相当悠久，全世界有一半的人口食用水稻。我国是水稻的原产地之一，我国南方地区农田多以水田为主，粮食作物以种植水稻为主。"禾下乘凉梦"和"杂交水稻覆盖全球梦"是袁隆平一生的梦想。前者是他真实的梦境，后者是希望超级杂交稻走出国门，为世界粮食安全作出贡献。

食品（Food）是指"各种供人食用或者饮用的成品和原料以及按照传统既是食品又是药品的物品，但是不包括以治疗为目的的物品"（《中华人民共和国食品安全法》第一百五十条）。"食品"在法律上有严格的界定，与日常所称的"食物"既有联系、又有区别。"食物"一般是指能够满足机体正常生理和生化能量需求，并能延续正常寿命物质的统称。

食品的功能归结起来有三方面：一是为人体提供必要的营养素，二是满足人们的不同嗜好和要求，三是提供保健作用，即营养功能、感官功能和保健功能。

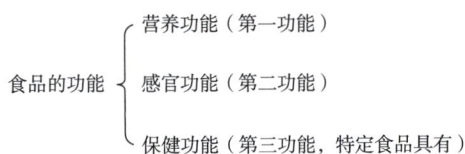

自然界的粮食、食品（食物）并不是取之不尽用之不竭的。我国人口众多，虽耕地面积位居世界第三，但人均耕地面积及食物资源并不丰富。食物的可持续发展，是指食物不仅满足当代人的需要，而且对满足子孙后代食物需要也不构成危害（图1-2）。

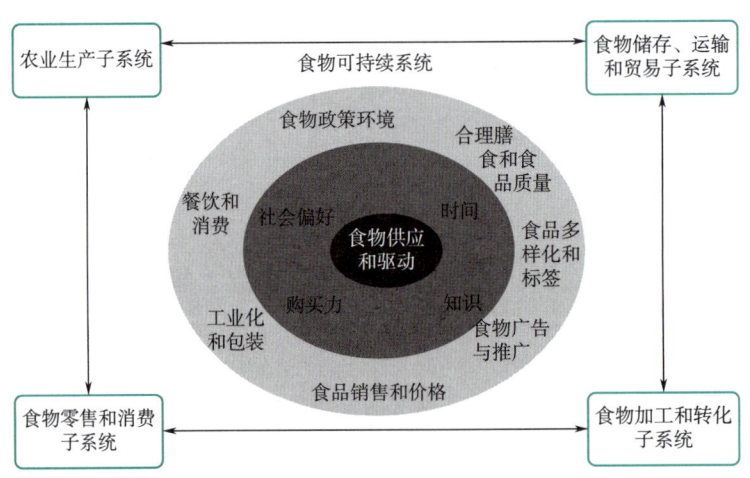

图 1-2 食物可持续系统发展示意图

民以食为天。树立大食物观、构建多元化食物供给体系，显得尤为必要。"大食物观"是相对传统的"粮食观"而言的，是"向耕地草原森林海洋、向植物动物微生物要热量、要蛋白，全方位多途径开发食物资源"的一种新观念，是推动农业供给侧结构性改革的重要内容，体现出调整国民食物结构、进一步提升国民健康水平的战略思想。

从"粮食"到"食品（食物）"再到"大食物观"，这是面向新时代的观念转变与创新。以大食物观为导向，把握人民群众食物结构变化趋势，探索人类未来食物的多样化发展之路，构建多元化的食物供给体系，这对新时代保障国家粮食安全、更好满足人民群众日益多元化的食物消费需求及美好生活的向往，具有重要的现实意义。

2. 营养与营养素

营养一词，从中文字面含义上讲，"营"是谋求、"养"是养生，"营养"即"谋求养生"。也就是说，营养具有"用食物或食物中的有益成分谋求养生"的含意。《国民营养计划（2017—2030年）》指出，营养是人类维持生命、生长发育和健康的重要物质基础，国民营养事关国民素质提高和经济社会发展。

在经典的英国大不列颠词典、美国传统科学大辞典中，营养（Nutrition）指生物体获取食物并将其用于生长、新陈代谢和修复的过程。这一过程包括摄食、消化、吸收、运输、同化和排泄几个阶段。简单地说，营养是人体从外界环境摄入食物，经过消化、吸收和代谢，利用其有益物质（营养成分），保证生长发育、组织更新，并维持良好健康状态的动态生物学过程（图1-3）。

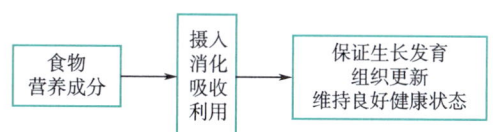

图1-3 营养（Nutrition）：动态生物学过程示意

营养素（Nutrient）是机体为了维持生存、生长发育、身体活动和健康，以食物的形式摄入的维持正常生命活动所必需的物质。人体必需的营养素有蛋白质、脂类、碳水化合物、矿物质、维生素、水。膳食纤维是一类特殊的碳水化合物，与健康关系密切。

营养素分为宏量营养素和微量营养素两大类。宏量营养素（Macronutrient）是人体内含量及需要量相对较多的营养素，即机体日需要量大于100mg或机体中总含量大于人体体重0.01%的元素。产能营养素（Energy source nutrient）是指在体内代谢过程中能够产生能量的营养素。人体三大产能营养素摄入量之间的比例应合理。根据中国营养学会的最新推荐，普通成人蛋白质、脂肪和碳水化合物占总能量摄入量的百分比分别为10%~20%、20%~30%和50%~65%，碳水化合物是日常生活中人体能量的主要来源。

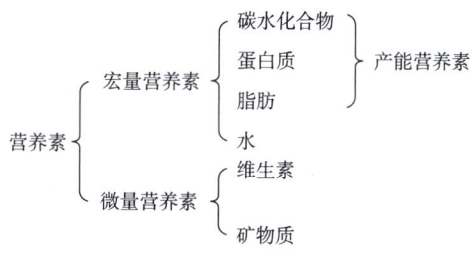

微量营养素（Micronutrient）是人体内含量及需要量相对较少的营养素，即机体日需要量小于100mg或机体中总含量小于人体体重0.01%的元素，主要指维生素和矿物质。

各类营养素的功能不尽相同，但其基本功能不外乎以下三种。

营养素的基本功能 { 供能—提供人体能量（碳水化合物、脂肪、蛋白质）
结构—构成和修补人体组织（矿物质、碳水化合物、脂肪和蛋白质）
调节—调节机体（碳水化合物、脂肪、蛋白质、矿物质和维生素）

二、健康、大健康

1. 健康（Health）

何为健康？"健康不仅仅是没有疾病和不虚弱，而是在身体上、心理上和社会上的一种完美状态。"［世界卫生组织（World Health Organization，WHO），1946。］根据WHO的定义，健康是指不仅不生病（无疾病或病弱现象），而且机体与环境之间在生理上、心理上、社会上保持相对平衡的一种状态。而疾病是相对健康而言的，是机体在内在或外在因素作用下发生自稳态紊乱的生命活动障碍状态。

尽管健康与疾病是相对立而存在，但人体不生病不等于就是健康的，有可能还处于亚健康状态。亚健康又称亚临床，是一种健康的透支状态，是指身体存在种种不适但无身体器质性病变、处于健康与疾病之间的"第三种状态"。即健康与疾病共存的状态有三种——健康状态、疾病状态（精神、生理两个方面）与亚健康（亚临床）状态。

2. 大健康（Comprehensive health）

WHO在1978年《阿拉木图宣言》中重申："健康不仅是没有疾病或不虚弱，而且是身体的、精神的健康和社会适应良好的总称。"1990年给出了关于健康的新定义，即"健康不仅仅是没有疾病和不虚弱，而是一种身体上、心理上、社会适应和道德的健全状态"。

根据WHO的以上阐述，真正意义上的健康应该包括生理健康、心理健康、社会适应能力良好和道德健康4个方面，即所谓的"大健康"概念。

大健康是顺应时代发展、社会需求和疾病谱改变，而提出的一种全局健康理念。它追求的不仅是身体健康，还包含精神、心理、生理、社会、环境、道德等方面的完全健康。

2016年10月《"健康中国2030"规划纲要》重磅发布。深入开展健康中国行动，倡导文明健康生活方式，对国民健康素养的提升提出了更高要求。所谓健康素养，是指个人获取和理解健康信息，并运用这些信息维护和促进自身健康的能力。每个人都是自己健康的第一责任人。营养素养是健康素养的重要组成部分，是个人获取分析和理解基本营养信息和服务，并运用这些信息和服务做出正确营养决策，以维护和促进自身营养与健康的能力。

三、食品、营养与健康的关系

1. 健康的四大基石

WHO在《维多利亚宣言》（1992）中把"合理膳食、适量运动、戒烟限酒、心理平衡"称为人类健康的四大"健康基石"。《中国公民健康素养——基本知识与技能》

界定了现阶段健康素养的具体内容，是公民必备的健康知识和技能。为进一步提升全民健康素养水平，助力健康中国建设，新出台的《中国公民健康素养——基本知识与技能》从"合理膳食、适量运动、戒烟限酒、心理平衡"四个方面规范了公民的健康生活方式与行为，并增加了传染病防控、慢肺阻、骨质疏松、口腔健康等内容。

研究表明，在健康的众影响因素中，个人生活方式对健康的影响占到60%以上（图1-4）。其中，合理膳食又位居"健康四大基石"首位。可见食物与营养对于健康的重要性。

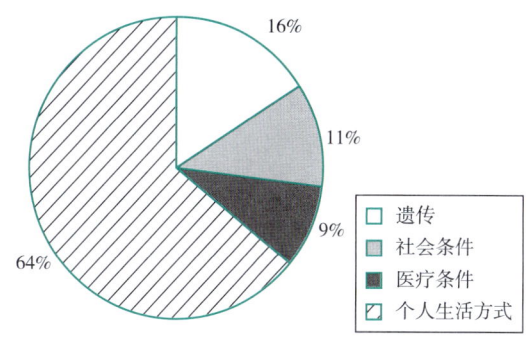

图1-4 人体健康的影响因素

2. 食物、营养与健康的关系

食物（食品）具有两面性，既有有益因素、营养的一面，又具有害因素、不安全的一面。前者为食品营养学研究内容，后者则是食品安全与卫生学研究的范畴（不在本课程讨论）。

人体所需能量与营养素主要是靠食品或日常饮食（食物）获得的。营养贵在均衡、贵在合理。合理营养有助于机体抵御病毒，提高自身抵抗疾病的能力。合理膳食是健康的基础，是实现合理营养的途径。合理营养是一个动态的过程，是指通过合理的膳食和科学的烹调加工，能向机体提供足够数量的能量和各种营养素，并保持各营养素之间的数量平衡，以满足人体的正常的生理需要，保持人体健康的过程。合理膳食要求食物种类多种多样，各类食物的数量及其在膳食中所占的比重合理（即膳食结构合理），能够满足身体所需要的能量与营养素，即营养素种类齐全、数量充足、比例恰当，并合理分配于一日三餐之中，所供给的能量及营养素应与人体的需要保持平衡。

知识点二

食物的消化与吸收

如前所述，营养是指人体摄入、消化、吸收和利用食物中的营养成分，维持生长发育、组织更新和良好健康状态的动态过程。人体必需的能量与营养素是通过食物消化与吸收途径获取的，因此食物的消化与吸收对整个营养生物学过程起着重要的作用。

消化与吸收是两个不同的生理过程，消化是指食物在消化道内由大分子化合物分解为小分子物质的过程；而吸收是指食物经消化后产生的小分子物质通过消化道黏膜进入血液与淋巴液的过程。人体体液分布与交换情况见图1-5。

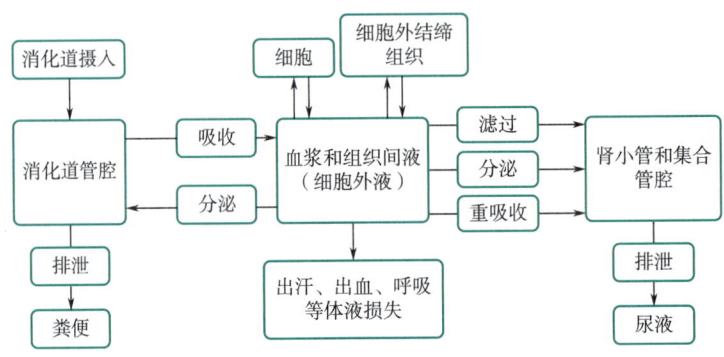

图1-5　人体体液分布与交换

一、食物的消化

1. 消化系统的组成

食物的消化有两种方式，一是通过机械作用，把食物由大块变成小块的机械消化，如咀嚼；二是在消化酶的作用下，把大分子变成小分子的化学消化。

人体消化系统由消化道和消化腺两部分组成。

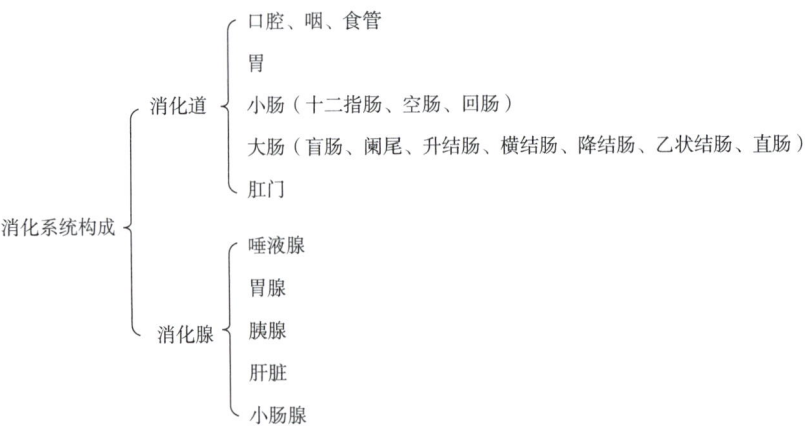

人体消化系统（含呼吸系统）的组成如图1-6所示。

2. 口腔内的消化

口腔位于消化道的最前端，是食物进入消化道的门户。食物在口腔内的消化过程是经咀嚼与唾液合成团，然后在舌的帮助下送到咽后壁，再经咽与食管进入胃。食物在口腔内主要进行的是机械性消化，伴随少量的化学性消化，且能反射性地引起胃、肠、胰、肝、胆囊等器官的活动，为以后的化学性消化做好准备。

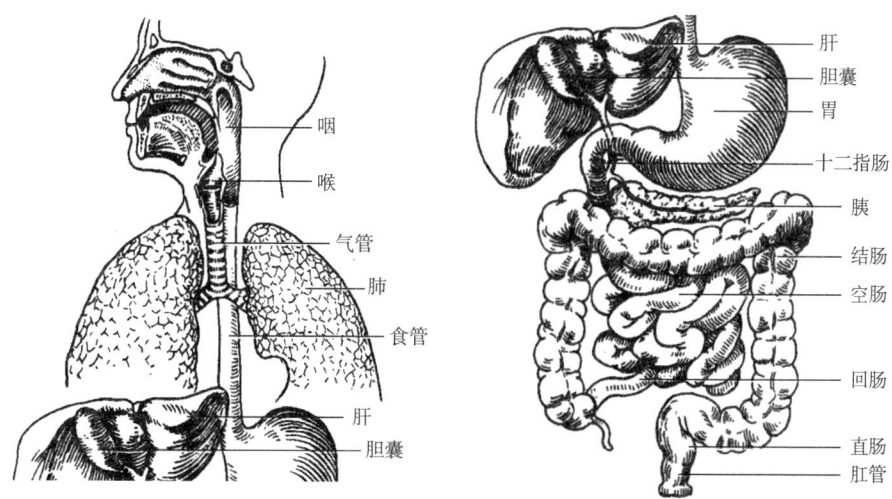

图 1-6 人体消化系统（含呼吸系统）的组成

口腔内参与消化的器官有牙齿、舌、唾液腺等。通过牙齿的咀嚼，食物由大块变成小块。舌使食物与唾液混合，并将食物向咽喉部推进，用以帮助食物吞咽；同时舌是味觉的主要器官。

唾液腺参与消化吸收的过程比较复杂。人的口腔内主要有 3 对大的唾液腺，分别为腮腺、舌下腺和颌下腺，还有无数散在的小唾液腺，唾液就是由这些唾液腺分泌的混合液。唾液为无色、无味近于中性的低渗液体。唾液中的水分约占 99.5%，有机物主要为黏蛋白，还有唾液淀粉酶、溶菌酶等，无机物主要有钠、钾、钙、硫、氯等。

唾液的作用主要有以下几方面：一是湿润和溶解食物，以引起味觉；二是清洁和保护口腔，唾液中的溶菌酶可杀灭进入口腔内的微生物；三是使食物细胞黏成团，便于吞咽，唾液中含有 α-淀粉酶，可将淀粉水解成糊精与麦芽糖，因此淀粉的消化是从口腔开始的。

3. 胃内的消化

胃位于左上腹，是消化道最膨大的部分，其上端通过贲门与食管相连，下端通过幽门与十二指肠相连，胃的黏膜层则具有分泌胃液的作用（图 1-7）。胃的肌肉的舒张和收缩形成了胃的运动。

胃的运动主要有容受性舒张、紧张性收缩和蠕动三种形式。胃的容受性舒张完成储存和预备消化食物的功能；胃的紧张性收缩有助于胃液渗入食物；胃的蠕动可使食物与胃液充分混合，以利胃液的消化作用。

胃液的 pH 为 0.9~1.5，主要成分有胃酸、胃蛋白酶、黏液和内因子等。胃液的组成如下。

（1）胃酸　胃酸由胃黏膜的壁细胞分泌，主要由盐酸构成。胃酸主要有以下功能：激活胃蛋白酶原，使之转变为有活性的胃蛋白酶；维持胃内的酸性环境，为胃内的消化酶提供最合适的 pH，并使钙、铁等矿质元素处于游离状态，利于吸收；杀死随同食物进入胃内的微生物；使蛋白质变性，使其容易被消化酶所分解。

（2）胃蛋白酶　胃黏膜的主细胞分泌不具活性的胃蛋白酶原，胃蛋白酶原在胃酸

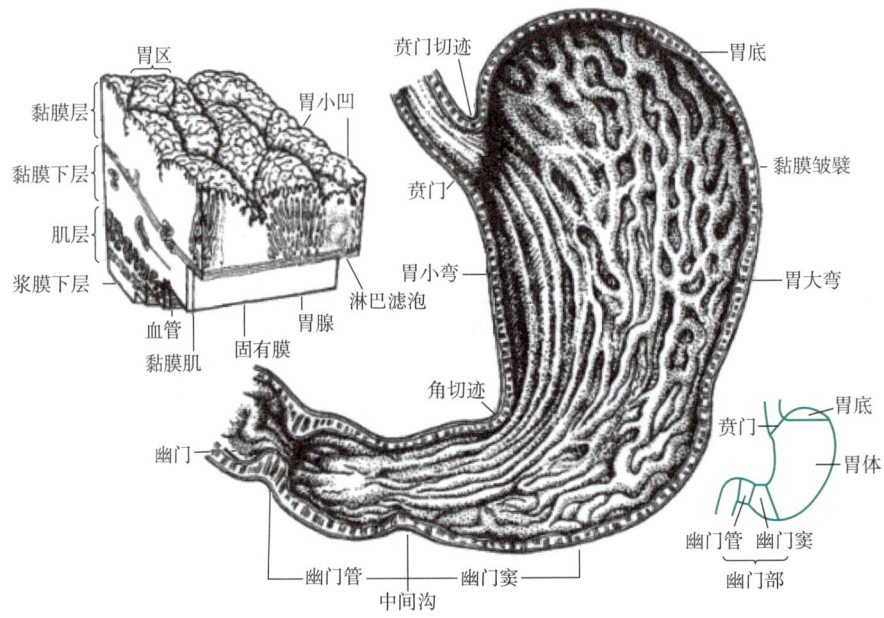

图 1-7 胃的形态与结构

和已有活性的胃蛋白酶的作用下,转变为具有活性的胃蛋白酶。

(3) 黏液 由黏液细胞分泌,黏液的主要成分为糖蛋白。

(4) 内因子 由壁细胞分泌,可以和维生素 B_{12} 结合成复合体,有促进回肠上皮细胞吸收维生素 B_{12} 的作用。

4. 小肠内的消化

小肠是食物消化的主要器官。食物在小肠受胰液、胆汁及小肠液的化学性消化。绝大部分营养成分也在小肠吸收,未被消化的食物残渣由小肠进入大肠。小肠位于胃的下端,长 5~7m,从上到下分为十二指肠、空肠和回肠。

小肠的运动可以分为紧张性收缩、节律性分节运动和蠕动三种形式。紧张性收缩是其他运动形式有效进行的基础。节律性分节运动的向前推进作用很小,它的作用是使食糜与消化液充分混合,便于化学性消化;使食糜与肠壁紧密接触,为吸收创造条件;挤压肠壁,有助于血液和淋巴的回流。蠕动是一种把食糜向着大肠方向推进的运动。

进入小肠的消化液有胰液、胆汁、小肠液等。

(1) 胰液 由胰腺的外分泌腺分泌,pH 为 7.8~8.4。含水量类似于唾液;无机物主要为碳酸氢盐,其作用是中和进入十二指肠的胃酸,使肠细胞膜免受强酸的侵蚀,同时也提供了小肠内多种消化酶活动的最适 pH;有机物则为消化酶,如胰淀粉酶、α-淀粉酶、胰脂肪酶、磷脂酶 A_2、胆固醇酯酶和辅脂酶、胰蛋白酶类(胰腺分泌的各种蛋白酶都是以无活性的酶原形式存在的,进入十二指肠后可由肠致活酶激活)、胰核糖核酸酶和脱氧核糖核酸酶。

(2) 胆汁 胆汁是由肝细胞合成的,储存于胆囊,经浓缩后由胆囊排出至十二指肠。胆汁为一种金黄色或橘棕色有苦味的浓稠液体,其中除含有水分和钠、钾、钙、碳酸氢盐等无机成分外，还含有胆盐、胆色素、脂肪酸、磷脂、胆固醇和细胞蛋白等有机成分。

胆盐是由肝脏利用胆固醇合成的胆汁酸与甘氨酸（或牛磺酸）结合形成的钠盐或钾盐，是胆汁参与消化与吸收的主要成分。

胆汁的主要作用有：激活胰脂肪酶，催化脂肪分解；作为乳化剂，胆汁中的胆盐、胆固醇和卵磷脂等都可使脂肪乳化呈细小的微粒，增加胰脂肪酶的作用面积；胆盐与脂肪的分解产物结合成水溶性复合物，促进脂肪吸收；间接帮助了脂溶性维生素的吸收；是体内胆固醇和胆色素代谢产物排出体外的主要途径。

（3）小肠液　由十二指肠和小肠的腺细胞分泌，pH 约为 7.6。小肠液中的消化酶包括氨基肽酶、糊精酶、麦芽糖酶、乳糖酶、蔗糖酶、磷酸酶等。小肠液中主要的无机物为碳酸氢盐，此外还含肠激酶，可激活胰蛋白酶原。

5. 大肠内的消化

大肠一般不进行消化作用。也就是说，大肠内无重要的消化活动，其主要功能在于吸收水分。大肠还为消化后的食物残渣提供临时储存场所，大肠中物质的分解也多是细菌作用的结果。大肠内的细菌可合成维生素 K，但细菌更多的是对食物残渣中未被消化的碳水化合物、蛋白质与脂肪进行分解，所产生的代谢产物也大多对人体有害。

二、食物的吸收

1. 吸收的部位

食物吸收的主要部位是小肠上段的十二指肠和空肠。回肠主要是吸收功能的储备，用于代偿时的需要，而大肠主要是吸收水分和盐类。

在小肠内壁上布满了环状皱褶、绒毛和微绒毛。经过这些环状皱褶、绒毛和微绒毛的放大作用，吸收面积增大；且小肠的这种结构使其内径变细，增大了食糜流动时的摩擦力，延长了食物在小肠内的停留时间，为食物在小肠内的吸收创造了有利条件。

2. 吸收的形式

小肠细胞膜的吸收作用主要依靠被动转运与主动转运来完成。

被动转运是指不借助载体，不消耗能量，物质从浓度高的一侧向浓度低的一侧透过的过程。被动转运过程主要包括被动扩散、易化扩散、滤过、渗透等。由于细胞膜的基质是脂质双分子层，脂溶性物质更易进入细胞。物质进入细胞的速度决定于它在脂质中的溶解度和分子大小，溶解度越大，透过越快；如果在脂质中的溶解度相等，则较小的分子透过较快。

主动转运是吸收的主要形式，它是指某种营养成分必须要逆着浓度梯度（化学的或电荷的）的方向穿过细胞膜，这个过程称主动转运。

营养物质的主动转运需要有细胞上载体的协助。所谓载体，是一种运输营养物质进出细胞膜的脂蛋白。营养物质转运时，先在细胞膜同载体结合成复合物，复合物通过细胞膜转运入上皮细胞时，营养物质与载体分离而释放入细胞中，而载体又转回到细胞膜的外表面（图 1-8）。

主动转运的特点如下：一是载体在转运营养物质时，需有酶的催化和提供能量，

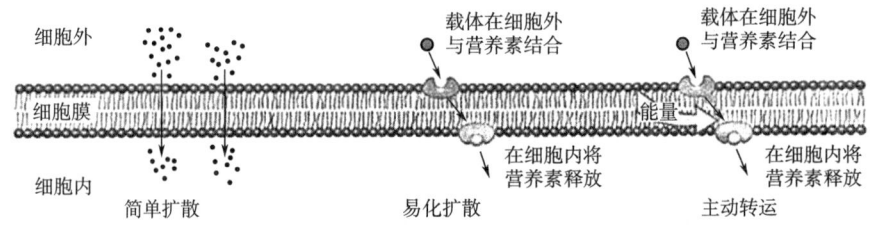

图 1-8 营养素的吸收形式

能量来自三磷酸腺苷（triphosadenine，ATP）的分解；二是这一转运系统可以饱和，且最大转运量可被抑制；三是载体系统有特异性，即细胞膜上存在着几种不同的载体系统，每一系统只运载某些特定的营养物质。

3. 吸收的途径

糖类、脂肪和蛋白质的消化产物大部分在十二指肠和空肠被吸收。食糜到达回肠时，营养物质多已吸收完毕。另外，胆盐和维生素 B_{12} 则主要在回肠主动吸收。

食物中的淀粉和糖原需要消化成葡萄糖（单糖）后才能被吸收。葡萄糖通过主动运输进入小肠上皮毛细血管中成为血糖。单糖通过载体系统的主动转运过程中需要钠泵提供能量。当钠泵被阻断后，单糖的转运即不能进行。单糖被吸收后，主要通过毛细血管进入血液，而进入淋巴的很少。

蛋白质的消化终产物是氨基酸，氨基酸也通过主动运输进入小肠上皮毛细血管中。食物蛋白质分解为氨基酸后由小肠全部主动吸收。与单糖的主动吸收过程相似，转运氨基酸也需要钠泵提供能量。氨基酸吸收后，几乎全部通过毛细血管进入血液。

脂肪（甘油三酯）消化产物主要是甘油、游离脂肪酸和甘油单酯，以及少量的甘油二酯和未经消化的甘油三酯。胆盐可与脂肪的各种消化产物形成水溶性复合物，并聚集成脂肪微粒。脂肪的吸收有两种方式。一种是小肠上皮细胞直接吞饮脂肪微粒，另一种是形成乳糜微粒后被吸收。脂肪微粒的各种成分分别进入肠上皮细胞，在细胞内进入的脂肪分解产物又重新合成脂肪，形成乳糜微粒，乳糜微粒和分子较大的脂肪酸最后转移入淋巴管。甘油和分子较小的脂肪酸可溶于水，在吸收后扩散入毛细血管。也就是说，脂肪的吸收有淋巴途径和血液途径两种途径，前者为主要途径。

矿物质的吸收与其价位有关。单价碱性盐类（如钠、钾、铵盐）吸收较快，多价碱性盐类吸收较慢。凡能与钙结合而形成沉淀的盐（如硫酸盐、磷酸盐和草酸盐等）则不能被吸收。三价铁离子不易被吸收，但维生素 C 存在时，可使高价铁还原为二价的亚铁而促进其吸收。钙的吸收需要维生素 D 的存在，钙盐在酸性环境下溶解性较好，吸收较快。

维生素的吸收途径因其溶解性不同而不同。水溶性维生素一般以简单的扩散方式被吸收；脂溶性维生素的吸收也可能是简单的扩散方式，维生素 K、维生素 D 和胡萝卜素吸收时需有胆盐的存在。

水分主要由小肠吸收，大肠可吸收通过小肠后剩余的水分，而在胃中吸收很少。小肠吸收水分主要靠渗透作用。当小肠吸收其内容物的任何溶质时，都会使小肠上皮细胞内的渗透压增高，从而水分随之渗入上皮细胞。

三、影响消化与吸收的因素

影响人体营养消化、吸收与利用的因素有饮食习惯、消化功能、精神状态等内在因素,以及烹饪加工手段、进食时间与环境等外在因素。

(1) 饮食习惯 每个人在长期生活过程中,都会形成某种饮食习惯。如果突然改变又不能及时适应,就会发生消化系统紊乱。

(2) 消化功能 食物被人体消化需要牙齿的咀嚼、舌头的运动以及消化酶的作用等机械性消化和化学性消化过程。一个人如果饮食时囫囵吞枣,不仅不能使食物充分和唾液混合,而且还会影响肠胃道消化液的分泌,最终影响食物在肠胃道中的消化、吸收与利用。

(3) 精神状态 保持愉快、舒畅的心情有利于食物营养素的消化吸收。

(4) 烹调加工手段 合理的加工烹调方法有助于人体对食物的消化吸收和利用。质、色、香、味、形、器、养俱全的菜肴会对刺激人体产生食欲,从而促进营养物质的吸收与利用。

(5) 进食时间 合理的膳食制度可成为机体的条件刺激因素,形成机体对营养吸收的良好状态。不定时、不定量、不定质的饮食可导致机体对营养吸收系统功能的紊乱状态。

(6) 环境 舒适优美的环境(如环境整洁、光线柔和、温度适宜、餐具卫生等)给人进食创造良好的进食氛围,利于机体对食物营养素的消化吸收。

知识点三

营养学的研究领域与发展历史

一、营养学及其研究领域

何为营养科学(Nutrition science)?简言之,营养学是一门研究食物、膳食与人体健康关系的科学。根据我国《营养科学词典》的阐述,营养科学是一门"研究人体健康和食物关系之间的科学"。2005年《吉森宣言》定义新营养科学是"研究食物供应系统、食品和饮料、营养素和其他食物成分,以及它们在人体、其他生物体、社会和环境之间的相互作用的科学"。

一般认为,营养科学是研究食物中营养素和食物成分的消化、吸收、利用和排泄的生物学过程,研究它们各自的作用及交互作用,以及食物体系、食品与饮品、食物的营养成分以及其他组分,其在生物体内以及其他所有相关生物体、社会与环境之间相互作用的一门学科。营养学属于自然科学范畴,是预防医学的组成部分,又与生理学、生物化学、临床医学、食品科学等学科有着密切联系。

从营养学研究的层次看,营养学的研究领域涉及以下几个层次。

$$\text{营养学研究层次} \begin{cases} \text{物质层次} \\ \text{化学元素层次} \\ \text{化学结构层次} \\ \text{分子原子层次} \\ \text{基因结构层次} \end{cases}$$

从营养学研究的内容看，营养学的研究领域可以分为传统营养学和营养学新学科。其中传统营养学分基础营养、食物营养、公共营养、特殊营养（妇幼营养、儿童营养、老年营养、运动营养等）、临床营养等众多分支（图1-9）。

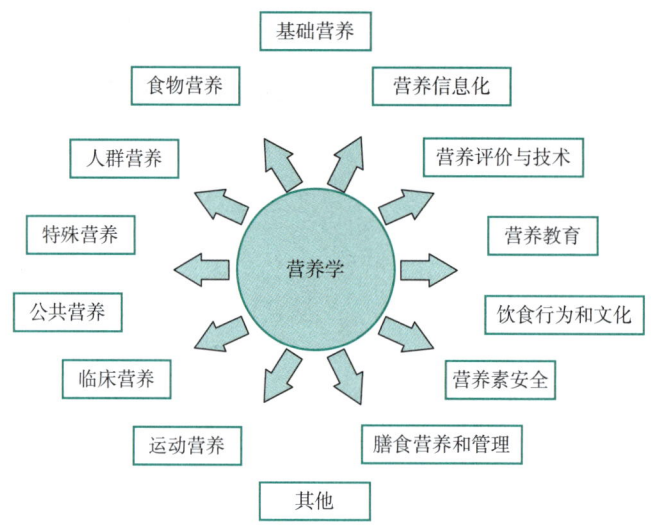

图1-9 营养学的主要研究领域

近年来，传统营养学不断与其他学科交叉与渗透，又催生了众多新学科或新概念，比如营养流行病学、分子营养学、营养免疫学、营养基因组学、营养蛋白质组学、营养经济学等。

食品营养学是一门主要研究食物、营养与人体生长发育和健康的关系，以及提高食品营养价值措施的学科。由于营养主要来自食品，所以食品营养学也是营养学其他各分支学科的基础。

食品科学是一个综合性强、理论与应用结合紧密的交叉学科，主要研究食品及其原料的物理、化学、生物学、营养、安全等性质，食品贮藏加工原理以及提高食品营养价值和安全性的理论与方法。

二、中外营养学的发展简史

营养学的形成和发展与国民经济和科学技术水平紧密相连。中国营养科学史悠久而璀璨，我国古代保留下来的一些营养论述和相关著作，至今仍被广泛研究和应用，被称为世界上最早的营养学说和理论，是我国宝贵的文化财富。

1. 中国古代养生观与中国传统营养学

我国古代养生观产生于夏、商、周时期，春秋战国时期诸子百家总结了前人实践经验上升为养生理论。古代养生学涉及古代预防、保健、心理、行为、伦理、社会医学等多学科领域，贯穿着古代的哲学原则与方法论，是古代多学科群的综合。

"养生"一词最早出现于距今2300多年前的道家庄周的著作《庄子·内篇·养生主》："吾闻庖丁之言，得养生焉。"春秋战国时期，由于诸子百家的出现，一些文人哲士也参与了饮食养生文化，在饮食卫生方面已达到相当高度。例如，孔子明确指出"脍不厌细""肉虽多，不使胜食气"。《老子》《论语》《庄子》《十问》等有关记载，说明各类养生方法已经俱全。

成书于战国至秦汉时期的《黄帝内经》（图1-10）是我国现存医书中最早的典籍之一，该书总结了先秦道家、释家、儒家、杂家等的养生思想，它的问世标志着我国较为系统的养生理论的形成。《黄帝内经·素问》"四气调神大论"中提到："是故圣人不治已病治未病，不治已乱治未乱，此之谓也。"

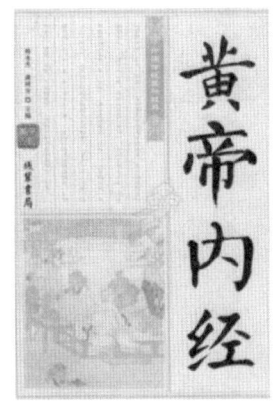

图1-10　《黄帝内经》

唐朝名医孙思邈在此基础上指出："上工治未病之病、中工治欲病之病、下工治已病之病"，将疾病分为"未病""欲病""已病"三个层次。"上医治未病、中医治欲病、下医治已病"是我国卫生界广泛遵守的"预防为主"战略的最早思想源泉。

中国传统营养学是伴随古代养生观的形成而发展产生的，在各种养生方法中，饮食养生是其中重要的方法之一。古代营养学可以追溯到三千多年以前，从有文字记载的历史时期开始，人们就开始观察并研究营养这一基本生理过程。墨子在《辞过篇》中说："其为食也，是以增气充虚，僵体适腹而已矣"，这是最早表述食物对人体重要性的文字总结。《素问·五脏生成篇》记载："是故多食咸，则脉凝泣而变色；多食苦，则皮槁而毛拔；多食辛，则脉急而爪枯；多食酸，则肉胝皱而唇揭；多食甘，则骨痛而发落。此五味之所伤也。"揭示了不良的摄食方法与饮食嗜好会影响身体健康。《黄帝内经·素问》提出"五谷为养、五果为助、五畜为益、五菜为充"的观点，堪称我国古代朴素的"营养学说"。这种"谷养、果助、畜益、菜充"的膳食模式被誉为"精辟地、纲领性地向人们揭示了饮食的要义，是世界上最早而又全面的饮食指南"，即使是在今天仍然具有现实指导意义。

根据儒家经典《周礼》记载，早在西周时期（约公元前1100年—公元前771年），我国古代官方的医政制度就把医生分为四大类，即食医、疾医、疡医和兽医。其中食医排在诸医之首，"食医，掌和王之六食、六饮、六膳、百馐、百酱、八珍之齐"（《周礼·天官冢宰》），是专司饮食保健职责的医生，也是世界上最早的营养师。食医排名首位，符合中国历代医家疾病预防核心理念和"上医治未病"的科学思想。食医作为一种专门职业的出现，不仅反映了当时传统营养学发展的水平，而且有利于饮食营养经验的积累、整理、交流与学术水平的提高，从而对推动我国传统营养学的发展起到了非常重要的作用。

唐代著名医学专家孙思邈所撰的《备急千金要方》（简称《千金要方》），为我国最早的一部临证实用百科全书。孙思邈是"食疗"学说的倡导者，他的杰出思想是主张"治未病"，认为"养老"之道，贵在求得平衡。

元朝忽思慧所撰、成于天历三年（公元1330年）的《饮膳正要》，论述了养生之道，特别是饮食与健身的辩证关系，是我国现存第一部完整的营养学专著。《饮膳正要》提出："故善养性者，先饥而食，食勿令饱，先渴而饮，饮勿令过。食欲数而少，不欲顿而多。盖饱中饥，饥中饱，饱则伤肺，饥则伤气。若食饱，不得便卧，即生百病。"晋朝葛洪的中医治疗学专著《肘后备急方》（简称《肘后方》）提出用肝脏治疗干眼症、用海藻治疗甲状腺肿，这是我国营养素缺乏病急救食疗的早期记载。

我国自古就认为"医食同源"，食物分四性（温、凉、寒、热）五味（酸、辛、苦、甘、咸）。中医药作为我国国粹，反映了中华民族对生命、健康和疾病的认识，具有悠久历史传统和独特理论及技术方法，是中华民族的瑰宝，值得深入研究、发扬光大。早在先秦时期的《山海经》，就有神农尝百草的记载，从而奠定了中医的应用基础。东汉时期的《神农本草经》将365种药品分为上、中、下品。上品者大多为食药通用的日常食物。唐朝《千金要方》食治篇，已经将食物分为水果、蔬菜、谷类和鸟兽类，并记载了动物肝脏有治夜盲症等眼病的作用。

明朝李时珍耗时27年写就的《本草纲目》（图1-11），是我国古代著名药物学巨著之一，记载了1892种药物、收集医方11096个，还记载草部、谷部、菜部、果部、本部5部植物300多种，虫部、鳞部、介部、禽部、兽部等动物以及人部6部400多种。

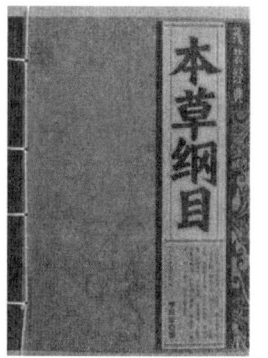

图1-11 《本草纲目》

中国传统营养学在中国传统医学理论指导下，从医食同源、药食同用的思想观念出发，研究饮食与保持和增进人体健康，以及疾病防治关系的一门应用性学科。中国传统营养学是我国优秀传统文化的一个重要组成部分，也是具有中国特色的营养学。

2. 西方近代营养学的发展

现代科学意义上的营养学奠基于18世纪中叶，经过了漫长的黑暗时代以后，从文艺复兴、产业革命开始，化学、物理、生理学等基础学科的发展，为近代营养学的发展打下了实验研究科学的理论基础，并逐渐发展为一门专门的学科。

近代化学奠基人之一的拉瓦锡（Lavoisier，1743—1794）提出了呼吸是氧化燃烧的理论，开创了营养学的化学分析时代，被称为"营养学之父"。此外，舍勒（K. W. Scheele，1742—1786）与普利斯特利（J. Priestly，1733—1804）等发现了氮气、氧气和二氧化碳，迈尔（Mayer，1814—1878）关于能量守恒定律进行了论述，门捷列夫（Mendeleev，1834—1907）阐述了元素周期表，列奥弥尔（Reaumur，1683—1757）关于消化是化学过程的论证等，这一系列科学成就将营养学引上了近现代科学发展的轨道。

19世纪初李比希（J. Liebig，1803—1873）创建了食品分析法，提出了碳、氢、氮定量测定法，并由此建立了食物组成与物质代谢的概念。李比希的学生伏伊特（Voit, Karl von）在1900年创立了氮平衡学说。之后，伏伊特的学生鲁布纳（C. Volt-Rubner）提出了热能代谢的体表面积法则、等热价法则和鲁布纳生热系数；阿特沃特

（W. O. Atwater）在伏伊特的实验室完成了大量的人体消化吸收实验，研制了弹式热量计，用鲁布纳的计算方法提出了 Atwater 生热系数。Liebig 师生三代科学家以他们卓有成效的科学业绩，成为现代营养学的主要奠基人。

经过许多科学家的艰苦努力，使人们对营养素的认识逐渐扩大和深入。1810 年普鲁斯特（J. L. Wollastor）发现了亮氨酸，这是人类认识的第一种氨基酸。至 1935 年罗斯（W. C. Rose）论证了苏氨酸为止，已经有 20 多种氨基酸被发现。1823 年谢弗勒尔（M. E. Cherveul）发现了脂肪的化学性质，初步提出了脂肪的结构。1912 年冯克（C. Funk）认识到食物中除了蛋白质、脂肪、碳水化合物和矿质元素之外，还存在含氮的生命必需物质，这种物质被称为生命胺（Vitamine）。1913 年麦科勒姆（E. McCollum）和戴维斯（M. Davis）发现了维生素 A。1928 年伯尔（G. &M. Burr）证明了亚油酸是人体必需的脂肪酸。1938 年罗斯（W. C. Rose）论证了 8 种氨基酸是成年人体所必需的。从这以后到 1940 年，4 种脂溶性维生素和 8 种水溶性维生素被陆续发现，只有叶酸、维生素 B_{12} 是 1940 年以后才发现的（1941 年发现叶酸；1964—1965 年发现维生素 B_{12}）。与此同时，矿物质的研究也大量开展，该时期已发现了 20 种矿质元素。

营养学的研究领域也不断拓展，除了研究能量与营养素（蛋白质、脂肪、碳水化合物、维生素、矿物质等）外，对植物化学物（Phytochemicals）与人类健康的影响研究也越来越关注。由于分析技术的提升（如电子显微镜、超速离心机、放射性和稳定性同位素、放射免疫分析和原子吸收光谱的出现），细胞营养学和分子营养学迅速发展，到 1960 年人们开始研究营养素之间的交互关系，相关营养的研究文献数量猛增。随着分子生物学理论、实验技术以及计算机技术在生命科学领域的各个学科的渗透及应用，产生了许多新兴学科，分子营养学就是营养学与现代分子生物学原理与技术有机结合而产生的一门新兴边缘学科。此外，组学技术的发展，也促进了基因组学、转录组学及蛋白质组学在营养学中的应用。

在微观研究领域继续深入发展的同时，营养学对宏观方面的研究也开始得到越来越多的关注，引发了诸如公共营养学（Public nutrition）等的兴起。1941 年，美国首次提出各社会人群膳食营养素供给量的建议（Recommended dietary allowance，RDA），此后许多国家也提出了自己的营养素供给量建议。自 20 世纪 90 年代初期，英国等欧洲国家先后提出了一些新的概念或术语，如美国和加拿大的营养学界在 RDA 基础上进一步发展形成了比较系统的新概念——膳食营养素参考摄入量（Dietary reference intakes），简称 DRIs。许多国家为了在全社会推行公共营养的保证、监督与管理，除加强科学研究外，还通过制定营养指导方针、推进营养立法、建立国家监督管理机构等，使现代营养学更富于宏观性和社会实践性。

3. 中国现代营养学的发展

我国现代营养科学起步较晚，是在 20 世纪初创立的。一般认为，中国现代营养学发展主要有两个脉络：一是基于以中医药为基础的传统理论和实践，直至现在这一宝库仍在发掘、整理、应用与提高；二是基于国外现代营养学引进基础上的研究、融合与发展。中国传统营养学历史悠久，但对于营养学的论述主要限于经验汇总和立足于"阴阳五行学说"的抽象演绎，缺乏实验技术科学的基础，一定程度上制约了其充分而快速的发展。西方现代营养学传入我国后，东西文化与科技迅速融合，为我国现代营养学的进一步研究打下了基础。

1913—1924年为我国现代营养学发展的萌芽时期。这一时期，国内医学院、农学院日益增加，人才设备等也随之增进，研究工作问世者日益增多。

1927—1937年为我国现代营养学的成长时期，国内各门科学都有很大发展，生物化学与营养学也随之发达。在这段时期内，北京协和医学院生化系对营养研究起了带头作用，同时各地研究机构也不断兴起。

1937年日本全面入侵，我国各学术机关纷纷西迁，设备器材大多简陋，图书器材也无法补充，研究人员也不整齐，在这之后的十几年间，中国现代营养学的研究在内忧外患中艰苦发展。1938年中央卫生实验院营养所首任所长吴宪教授（图1-12）参与起草的《中国民众最低限度之营养需要》在中华医学会特刊等以中英文发表。吴宪教授因在营养学科建设和国际交往中立下不巧功勋，被称为"中国营养学之父"。

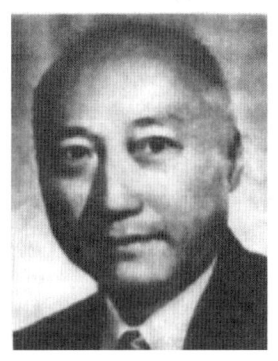

图1-12 吴宪

1941年、1945年中央卫生实验院先后召开了全国第一次、第二次营养学会议，商讨决定许多基本营养问题，并于第一次全国营养学会议上酝酿组织成立中国营养学会，1945年中国营养学会正式成立。

新中国成立后，我国现代营养学开始进入稳定快速的发展时期。从事营养学科学研究工作的机构得以扩大和加强，成立了许多新的研究机构，中央卫生实验院营养所改组为中央卫生研究院营养学系。

1952年新中国第一版《食物成分表》（内附我国第一个"营养需要量表"）出版，1955年我国第一个《每日膳食营养素供给量（RDA）》（发表在第二版《食物成分表》附录中）颁布。1962年《膳食营养素供给量（RDA）》重新修订（发表在第三版《食物成分表》附录中）。1980年、1988年中国营养学会对《膳食营养素供给量（RDA）》又进行修订，分别在《营养学报》发布。

1959年进行了新中国成立以来第一次全国营养调查（调查结果未公布），此后1982年、1992年、2002年、2010—2012年、2015—2017年又分别进行了五次全国营养调查。

2000年中国营养学会参考国际营养界的最新进展，在原有RDA概念基础上提出了《中国居民膳食营养素参考摄入量（DRIs）》，发布于《营养学报》上，即《中国居民膳食营养素参考摄入量（DRIs）》（2000版）。2013年、2023年又分别修订了2次，推出《中国居民膳食营养素参考摄入量（DRIs）》2013版、2023版。有关《中国居民膳食营养素参考摄入量（DRIs）》及其最新版内容，我们将在本教材模块三详细探讨。

中国营养学会先后制定了1989版、1997版、2007版、2016版《中国居民膳食指南》（1997版起同步推出《中国居民膳食宝塔》）。2022年4月26日《中国居民膳食指南（2022）》发布，制定周期由原来的十年一版缩短为五年一修订，实现与国际上发达国家的接轨。有关《中国居民膳食指南》及其最新版内容，我们将在本教材模块五详细探讨。

改革开放后，我国营养科学的发展进入"快车道"，在营养工作与营养政策上取得巨大成就，为国民身体素质的提高与"健康中国"建设发挥了巨大作用。

1992年FAO/WHO在罗马召开了世界营养会议，通过了《世界营养宣言》和《改善营养行动计划》，国务院随即在1993年颁发了《九十年代中国食物结构改革与发展纲要》。1997年经国务院批准，国务院办公厅发布了《中国营养改善行动计划》，2002年《中国食物与营养发展纲要（2001—2010年）》正式发布。之后，《营养改善工作管理办法》（原国家卫生部，2010-73号）、《中国食物与营养发展纲要（2014—2020）》（国务院办公厅，国办发〔2014〕3号）、《中国营养改善行动计划》〔国务院办公厅，国办发〔1997〕45号（2016年10月18日颁布）〕先后颁布。

2016年，中共中央、国务院印发《"健康中国2030"规划纲要》，"以人民健康为中心"是此规划纲要的核心，"全民健康"是建设健康中国的根本目的，"到2050年，建成与社会主义现代化国家相适应的健康国家"是规划纲要的战略目标。2017年，国务院又发布了《国民营养计划（2017—2030年）》，国民营养工作被提升到国家发展与民族振兴的重要位置。

2015年在中国营养学会倡议下，以"健康中国，营养先行"为口号的"全民营养周"（National nutrition week，NNW）正式设立。2017年全民营养周作为"推动营养教育科普宣传常态化"的内容之一，列入《国民营养计划（2017—2030年）》，全民营养周上升为国家倡导的全民科普活动，成为新时代建设健康中国的重要内容。

思政之窗

科学家介绍：我国生物化学与现代营养学创始者及主要组建者

吴宪（1893—1959）北京协和医学院生物化学系主任（1925），中央卫生实验院营养研究所所长（1944），中央卫生实验院北平分院院长（1946），被誉为中国营养学之父。

万昕（1896—1994）北京协和医学院生化系助教（1929），卫生署营养学专员（1935），陆军军医学校生化系主任、营养研究所所长（1941），国际医学院生化系主任（1945），东南医学院生化系主任（1949），安徽医学院生化教研室主任、图书馆馆长（1952）。

郑集（1900—2010）中国科学社生物研究所营养研究组组长（1934），中央大学医学院生化系主任、营养研究所所长（1935），南京大学生物系教授（1952）。被誉为"世界最长寿教授""世界最高龄作家"。

侯祥川（1899—1982）上海雷士德医学研究所生理组营养学研究员（1938），中央卫生实验院营养研究所代所长（1945），第二军医大学生化教研室主任（1949），军事医学科学院军队卫生营养研究所热带营养研究室主任（1958）。

实践训练

项目1-1　当地特色美食与饮食文化调查

■决策/计划阶段

我国传统饮食文化历史悠久，有"五谷为养"的蒸煮文化，"医食同源"的食疗文化，另有面食文化、米食文化、豆腐文化、粥文化、茶文化、酒文化等。

同学们的家乡或者学校所在地居民的舌尖美食和饮食文化是怎样的？根据班级人数分成若干项目组（如4~5人/组），开展项目学习。借助线上网络调查、线下"田园调查"，对此开展研学与调查，并在小组及全班进行分享与交流。

■ **准备阶段**

（1）了解何为"网络学习（调查）""田园调查"。
（2）熟悉"网络学习（调查）""田园调查"的方法与步骤。
（3）做好调查的各项准备工作。
①熟悉常见搜索引擎。
②了解常见专业网站网址、官微等。
③当地博物馆、特色美食街区等资料的获取。
④小组材料与工具准备：《食品营养与健康实践工作手册》、记录用笔等，手机、平板电脑或个人电脑等网络学习工具。

■ **实施阶段**

任务1-1-1　当地特色美食与饮食文化的网络调查

1. 实施步骤
（1）将当地（家乡或者学校所在地）饮食习惯与饮食文化分解为几个"关键词"（如"某地区""美食""饮食""文化""习惯"等），将这些"关键词"作为查找当地饮食习惯与饮食文化的索引。
（2）利用网络搜索引擎，在搜索栏输入"关键词"，一站式搜索查找当地饮食习惯与饮食文化方面的相关信息。
（3）通过当地的特色公众号或手机APP，获取相关资料和信息。
（4）记录并分类整理搜索到的当地特色美食与饮食文化的相关资料。
（5）以小组为单位，汇总整理形成调查报告。

2. 注意事项
（1）由于网络的公开性和开放性，在网络上信息是海量的，即使通过特定关键词搜索到的信息庞杂且真假难辨，学习者在网络学习时必须重视信息的甄别和筛选。
（2）通过网络筛查到的有价值信息也不能直接拿来使用，需要进行提炼、加工与归纳，内化形成自己的学习成果。

任务1-1-2　当地特色美食与饮食文化的田园调查

"田园调查"是指实地参与现场的调查研究工作，也称"田野研究"。它是借助直接观察法的实践活动来获取第一手资料，是开展某个主题研学活动或科研工作的重要前置步骤之一。

1. 实施步骤

(1) 参观当地综合性博物馆、民俗风情博物馆等，了解和记录当地的特产以及与地方特色饮食相关资料。

(2) 走访当地有名的美食特色街区，或地方特殊饭店与菜馆，了解当地特色小吃、特色菜等舌尖上的美食，并分析其口感与营养特点。

(3) 实地考察当地的农贸市场，向在农贸市场摆摊的农民了解当地一年四季地产蔬菜、瓜果等。

(4) 考察当地的乡村、古镇，了解当地的饮食习惯和民间传说。

(5) 以小组为单位，汇总整理形成调查报告。

2. 注意事项

(1) 在走访、参观和考察途中要注意人身及财产安全，提倡小组成员结伴而行。

(2) 走访、参观和考察时应注意自己的行为举止，体现出当代大学生应有的修养和文明素质。

■ **检查/评价阶段**

完成本项目实验/实践报告与检查/评价报告，详见《食品营养与健康实践工作手册》。

 拓展提升

项目1-2　认识食品营养健康产业

■ **决策/计划阶段**

食品工业承担着为我国14亿人提供安全放心、营养健康食品的重任，是国民经济的支柱产业、民生产业，食品营养健康产业是具有巨大市场潜力的新兴产业。对初学者而言，采用线上线下相结合的认识学习活动对提高本地区食品营养健康产业及其特色企业的感性认识有所裨益。

根据班级人数分成若干项目组（如4~5人/组），开展项目学习。有条件的学校可以以全班为单位，集体参观考察当地某食品营养健康型企业（也可以小组为单位，结伴考察家乡的食品营养健康型企业）。

■ **准备阶段**

(1) 了解何为"网络学习（调查）""认识实习"。

(2) 熟悉"网络学习（调查）""认识实习"的方法与步骤。

(3) 做好网络学习认识实习的准备工作。

①熟悉常见搜索引擎。

②了解常见专业网站网址、官微等。

③小组材料与工具准备：《食品营养与健康实践工作手册》、记录用笔等，手机、平板电脑或个人电脑等网络学习工具。

④当地企业名单、信息等资料的获取前期准备。

实施阶段

任务1-2-1　我国食品营养健康产业的网络学习

网络学习是互联网时代的重要学习方式与途径之一，它是指通过计算机网络或手机等数码电子设备，进行的一种自主和协作学习活动。相对传统学习活动而言，网络学习拥有丰富的可共享的网络化学习资源，突破了传统学习的时空限制，在教学中可以起到"源于教材、高于教材"的效果。

1. 实施步骤

（1）按照需要学习的内容提炼出若干组"关键词"，将"关键词"作为查找相关学习资料的索引。

（2）利用常见中外文资源库（图1-13），在搜索栏输入"关键词"来搜索查找食品营养和健康产业方面的相关信息。

（3）通过专业性较强、特定领域的手机APP，获取相关资料和信息。可通过学校图书馆各种数据库来进行查找。图书馆常见的电子资料库有中国知网、万方、维普、Web of science等。

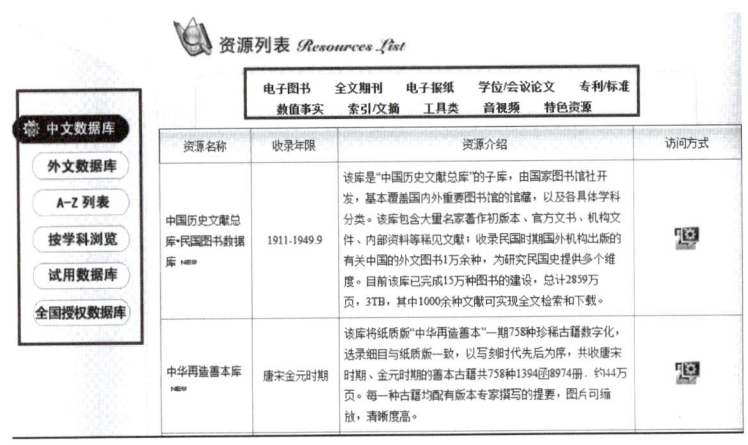

图1-13　常见中外文资源库

（4）关注中国营养学会等本专业领域权威的官网和官微，以及其他食品营养与健康类专业机构、产业行业和的专业微信公众号等获得所需信息。

（5）网络信息的筛选、加工与处理，根据网络学习的要求，最后形成小组学习成果（考察报告）。

（6）小组内拓展讨论：其他网络学习的方法与途径有哪些？

2. 注意事项

（1）由于网络的公开性和开放性，在网络上信息是海量的，即使通过特定关键词搜索到的信息庞杂且真假难辨，学习者在网络学习时必须重视信息的甄别和筛选。

（2）通过网络筛查到的有价值信息也不能直接"拿来主义"，需要进行提炼、加工与归纳，内化形成自己的学习成果。

任务 1-2-2　当地食品营养健康企业的认识实习

社会是个大课堂，走出高校、走向企业可以获得不一样的学习体验。行业调研与参观可以拓宽我们的视野，获取与书本、课堂上不同的知识和体验，它使我们在实践中了解社会的需求、在实践中巩固自己的知识。

参观活动建议以项目组为单位，在家乡或当地分散进行。也可以全班为单位由任课教师主持、小组长协助等形式开展集体参考考察。

1. 实施步骤

（1）通过国家企业信用信息公示系统（图1-14）或其他企业查找的专业网站搜索，或咨询相关人员，了解当地的食品营养与健康产业的分布情况，列出当地可供食品营养与健康型企业名单。

（2）遴选出可供认识实习的当地某食品营养与健康企业，了解该企业的相关资料，如企业的性质、主要产品等，再了解该企业的企业文化、生产经营理念等，以便在与企业相关负责人沟通时找到契合点。

（3）拟好参观考察重点了解内容与注意事项。

（4）与目标参观见习企业相关负责人沟通，协商参观见习事宜。若对方接受参观见习，应告知对方参观诉求和目的，以便企业设计安排参观方案。

（5）与目标参观见习企业相关负责人详谈落实参观方案（参观见习的时间、人数、内容等）。

（6）落实参观的交通、参观线路、安全等方面的问题。

（7）实施参观活动。

（8）以小组为单位，形成调查报告。

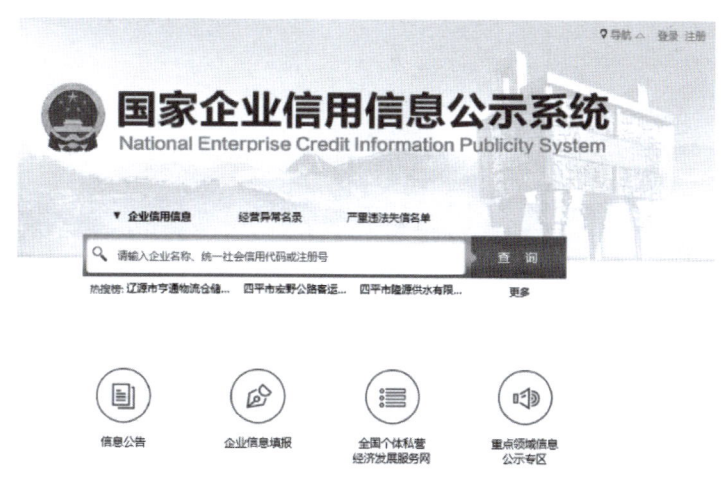

图1-14　国家企业信用信息公示系统

2. 注意事项

（1）认识实习前需详细了解参观见习企业的规章制度及安全守则，以便在参观考察时严格遵守。若参观时发生冲突,要及时与企业相关负责人友好协商解决。

(2)大型参观活动若需要包车解决交通问题,还需签订租车协议落实人身保险等相关细节问题。

(3)大型参观活动开展前,还应派代表去企业踩点,了解参观线路等具体情况,确保参观顺利进行。

■ 检查/评价阶段

完成本项目实验/实践报告与检查/评价报告,详见《食品营养与健康实践工作手册》。

模块二

营养早知道：人体常规营养调查与评价

学习目标

■ **知识与技能（Knowledge & Skills）**

掌握成人体格测量与营养评价、体成分分析与健康评价等基本知识与操作；能使用常见人体测量仪器与分析设备；掌握儿童体格测量与营养评价的基本知识与操作；能对大学生为代表的成年咨询对象进行体质营养评价、营养不良临床检查与咨询。

■ **过程与方法（Process & Steps）**

了解项目学习、任务驱动式学习，体验角色扮演、合作学习等学习形式；掌握综合应用知识分析与解决自己或咨询对象体质营养问题的过程与方法；掌握人体健康信息采集的一般过程与方法。

■ **情感态度与价值观（Emotional Attitude & Values）**

培养健康意识、营养意识、科学素养，树立大健康观、"治未病"理念；树立团队意识和合作精神；学习前辈营养师爱岗敬业、认真负责、服务于民、平等待人、科学求实、精益求精、开拓创新的职业道德以及社会责任感与担当精神，培养劳模精神、劳动精神、创新意识、工匠精神。

模块导入

日常生活中，人们常常会遇到这样的问题："什么样的体型才是标准的、才算健康完美的？""营养学意义上的超重或是肥胖、消瘦是如何判断的？"有的人还会遇到"我一到黄昏傍晚时分就看不清东西，并伴有畏光等症状，是否缺乏哪种营养素啊？"等困惑。要解决这些现实问题，我们需要用到人体体格测量与营养评价、营养缺乏临床检查等营养调查方面的知识与技能。

在本模块中,我们将围绕成人常规营养调查主题开展相关知识与技能的学习,有条件的学校可联系周边幼儿园与小学,或借助虚拟仿真软件开展儿童体测与营养评价实践教学活动。

本模块的实践内容及工作任务如下。

1. 技能训练:训练成人体格测量与评价技能,开展体格营养状况的"自查自诊",做到自身营养早知道,以便对自己的体质营养问题进行早期评估与预警。

2. 营养师上线:充当营养师或营养指导员,对前来咨询的疑似营养不良者进行体征判断与营养指导,开展营养师角色体验活动。

思维导图

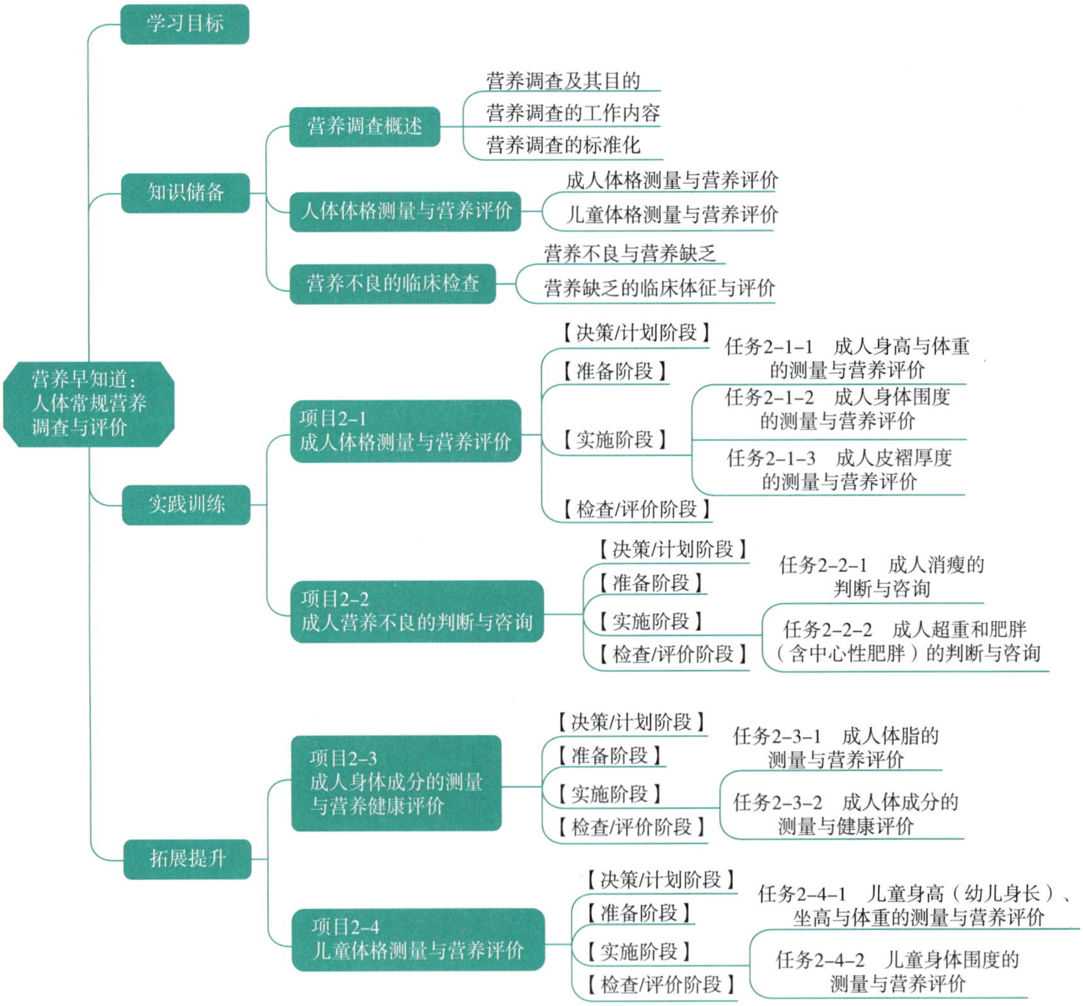

营养早知道:人体常规营养调查与评价

- 学习目标
- 知识储备
  - 营养调查概述
    - 营养调查及其目的
    - 营养调查的工作内容
    - 营养调查的标准化
  - 人体体格测量与营养评价
    - 成人体格测量与营养评价
    - 儿童体格测量与营养评价
  - 营养不良的临床检查
    - 营养不良与营养缺乏
    - 营养缺乏的临床体征与评价
- 实践训练
  - 项目2-1 成人体格测量与营养评价
    - 【决策/计划阶段】
    - 【准备阶段】
    - 【实施阶段】
      - 任务2-1-1 成人身高与体重的测量与营养评价
      - 任务2-1-2 成人身体围度的测量与营养评价
      - 任务2-1-3 成人皮褶厚度的测量与营养评价
    - 【检查/评价阶段】
  - 项目2-2 成人营养不良的判断与咨询
    - 【决策/计划阶段】
    - 【准备阶段】
    - 【实施阶段】
      - 任务2-2-1 成人消瘦的判断与咨询
      - 任务2-2-2 成人超重和肥胖(含中心性肥胖)的判断与咨询
    - 【检查/评价阶段】
- 拓展提升
  - 项目2-3 成人身体成分的测量与营养健康评价
    - 【决策/计划阶段】
    - 【准备阶段】
    - 【实施阶段】
      - 任务2-3-1 成人体脂的测量与营养评价
      - 任务2-3-2 成人体成分的测量与健康评价
    - 【检查/评价阶段】
  - 项目2-4 儿童体格测量与营养评价
    - 【决策/计划阶段】
    - 【准备阶段】
    - 【实施阶段】
      - 任务2-4-1 儿童身高(幼儿身长)、坐高与体重的测量与营养评价
      - 任务2-4-2 儿童身体围度的测量与营养评价
    - 【检查/评价阶段】

 知识储备

知识点一
营养调查概述

一、营养调查及其目的

营养调查全称"营养状况调查",它是指为了掌握某一个体(或人群)的营养状况,运用各种科学手段(测量、检查、检验等),准确了解其各种营养指标的水平,用来判定其当前营养状况而开展的一系列调查活动。

营养调查是全面了解人群膳食结构和营养状况的重要手段。人体营养状态评价、营养不良的判别与防治,是建立在营养调查基础上的。营养调查主要有以下三方面的目的。

(1) 了解与营养状况有密切关系的居民体质与健康状态,发现营养失衡的人群,为进一步营养监测和研究营养政策提供基础情况。

(2) 了解居民膳食摄取情况及其与营养供给量之间的对比情况。

(3) 进行某些综合性或专题性科学研究,如某些地方病、营养相关疾病与营养的关系,研究某些生理常数、营养水平判定指标等。

二、营养调查的工作内容

营养调查的工作内容包括体格测量、临床检查、生化检验(实验室检查)和膳食调查四方面,并在此基础上对被调查者个体进行营养状况的综合判定和对人群营养条件、问题、改进措施进行研究分析。

$$\text{营养调查}\begin{cases}\text{体格测量:体质营养状况评价}\\\text{临床检查:营养缺乏或不良筛查}\\\text{生化检验:人体营养水平检验与评价}\\\text{膳食调查:膳食营养状况评价}\end{cases}$$

1. 体格测量

体格测量是人体体质营养评价的基本手段,临床上消瘦、超重/肥胖等的判别,都是借助体格测量的评价指标来进行的。利用身体形态和人体测量资料,可以很好地反映人体营养状况。超重、肥胖及饮食相关慢性疾病的预防与饮食营养防治的同时,也需要进行体格测量、体重管理与体重控制。

2. 临床检查

人体营养缺乏或不良的临床检查是根据症状和体征,来调查个体或群体的营养不良和缺乏症,是临床上一种营养失调的检查手段。临床检查既包括营养缺乏症的临床症状与体征检查,也包括糖尿病、高血压等营养相关慢性病临床症状和体征检查。

3. 生化检验

人体营养水平的生化检验指的是借助生化、生理实验手段，对人体头发、血液、尿液、粪便等测试，发现人体临床营养不足症、营养储备水平低下或营养过剩，以便较早掌握营养失调征兆和变化动态，及时采取必要的预防措施。有时为研究某些有关因素对人体营养状态的影响，也会对其营养水平进行研究测定。

4. 膳食调查

膳食调查是营养调查工作中的一个基本组成部分，它本身又是相对独立的内容。单独的膳食调查结果就可以成为对所调查个体或人群改善营养和进行咨询、指导的主要工作依据。膳食调查的目的是了解在一定时间内调查对象通过膳食所摄取的能量和各种营养素的数量和质量，借此来评定正常营养需要能得到满足的程度。膳食调查通常采用方法有称量法（称重法）、记账法、称重记账法、24h回顾法、频率法（膳食史法）、24h回顾法结合频率法、化学分析法等。

人体体格测量、营养缺乏或不足的临床检查是日常生活中，人们可以不借助专业仪器或仅使用常规专业工具与设备，就可以进行测量、检查、分析与判断的两种方法与手段，是本模块为初学者安排的学习内容。

三、营养调查的标准化

1. 标准化的概念

根据 GB/T 20000.1—2014《标准化工作指南 第1部分：标准化和相关活动的通用术语》，标准化（Standardization）是指为了在既定范围内获得最佳秩序，促进共同效应，对现实问题或潜在问题确立共同使用和重复使用的条款以及编制、发布和应用文件的活动。

通俗地讲，标准化是指制定共同的和重复使用的规则（即标准）的活动过程。凡是具有多次重复使用属性的对象，都可以进行标准化。标准化的实质是"通过制定、发布和实施标准，达到统一"，其根本目的是"在一定范围内获得最佳秩序和效益"。

我国针对营养调查的主要标准有国家标准、卫生行业标准以及中字头学会（协会）制定的团体标准三大系列。

本模块涉及的营养调查内容为人体体质营养测量与评价，现行的人体测量与体质营养评价主要标准有 GB/T 31178—2014《儿童青少年发育水平的综合评价》、WS/T 586—2018《学龄儿童青少年超重与肥胖筛查》、WS/T 428—2013《成人体重判定》、WS/T 424—2013《人群健康监测人体测量方法》等（图2-1）。

2. 与标准化相关的概念

（1）标准　是指对某项活动或其结果规定共同的和重复使用的规则、导则或特征性的文件。其本质特征就是一种"统一规定"，即作为各方共同遵守的准则和依据。

（2）精确度　又称精密度，指以最小的差异重复测定一个个体的能力。

（3）准确度　指测定值和"真值"相同的程度，即以尽可能的程度使所测值代表真实值的能力。

（4）真值　又称真实值，是最能反映被测个体体格的值。实际工作中，常将最有经验

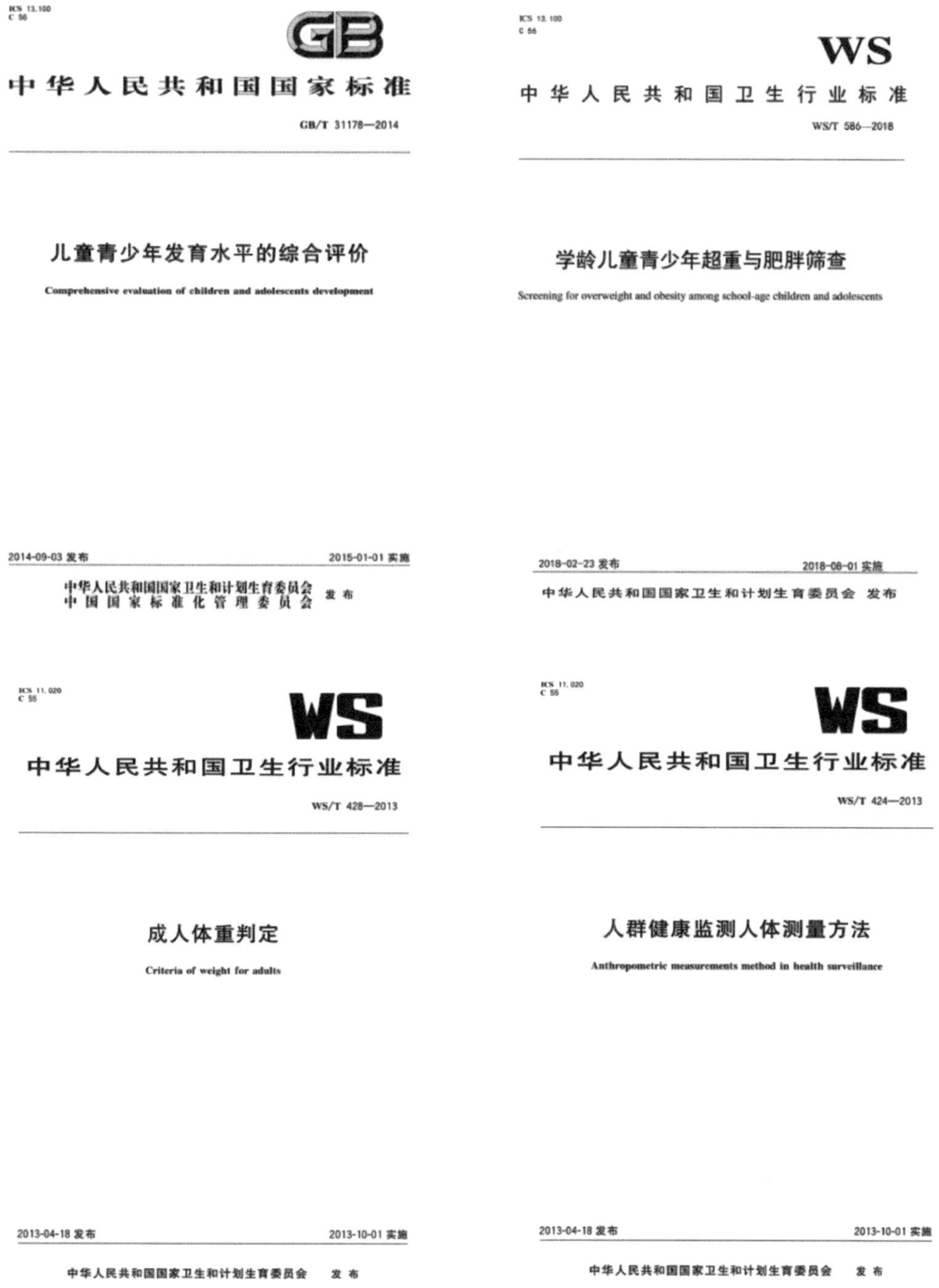
ICS 13.100
C 56
GB
中华人民共和国国家标准
GB/T 31178—2014
儿童青少年发育水平的综合评价
Comprehensive evaluation of children and adolescents development
2014-09-03 发布 2015-01-01 实施
中华人民共和国国家卫生和计划生育委员会
中国国家标准化管理委员会 发布

ICS 13.100
C 56
WS
中华人民共和国卫生行业标准
WS/T 586—2018
学龄儿童青少年超重与肥胖筛查
Screening for overweight and obesity among school-age children and adolescents
2018-02-23 发布 2018-08-01 实施
中华人民共和国国家卫生和计划生育委员会 发布

ICS 11.020
C 55
WS
中华人民共和国卫生行业标准
WS/T 428—2013
成人体重判定
Criteria of weight for adults
2013-04-18 发布 2013-10-01 实施
中华人民共和国国家卫生和计划生育委员会 发布

ICS 11.020
C 55
WS
中华人民共和国卫生行业标准
WS/T 424—2013
人群健康监测人体测量方法
Anthropometric measurements method in health surveillance
2013-04-18 发布 2013-10-01 实施
中华人民共和国国家卫生和计划生育委员会 发布

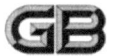

图 2-1 人体体质营养测量与评价主要标准

的调查人员所测得的数值，或者是多人多次测定同一个体的平均数值作为近似的“真值”。

3. 开展标准化营养调查的方法

营养调查想要获得可靠的数据，离不开使用统一的标准，即遵照统一（标准化）方法、程序和仪器，执行统一（标准化）操作规范，以达到一致的结果。通过标准化，使营养调查的精确度和准确度均尽量接近真值。

营养调查标准化必须在全部调查开始时进行，以使之后的工作质量从一开始就获得保证。比如，在正式进行体格测量前，特别是大型营养调查前，需对调查员进行标准化培训，并在培训前对调查员的预调查结果进行标准化分析，提出系统误差，有的放矢地进行训练，最终提高测量结果的准确度和精确度。

知识点二

人体体格测量与营养评价

体格的大小和生长速度是人体营养状况的灵敏指标。体格测量是评价人体营养状况的重要项目之一，是对被调查者个体进行体质营养状况评价以及对人群营养条件、营养问题及其改进措施进行研究分析的重要手段。

体格测量指标，是评价个体或群体营养状况的综合指标，借此可以反映出机体体质营养状况的整体水平。体格测量指标大体归为三类，即纵向测量指标、横向测量指标和重量测量指标。

体格测量指标
- 纵向测量指标：身高、身长、坐高、顶臀长等
- 横向测量指标：胸围、臀围、腰围、上臂围、大腿围、小腿围、头围、头前后径、头左右径等
- 重量测量指标：体重、皮褶厚度等

需要注意的是，不同年龄组选用的测量指标与评价指标不尽相同。如成人纵向测量指标主要为身高，儿童还有身长、坐高与顶臀长等。儿童横向测量指标包含头围、头前后径、头左右径等。重量测量指标中皮褶厚度因表示皮下脂肪厚度，故它还是体成分的测量指标之一。体成分、骨密度、腕骨X线等指标一般在深入调查时采用。

一、成人体格测量与营养评价

1. 成人体格测量及其常用指标

成人体格测量最常用的测量指标有身高、体重、体格围度、皮褶厚度等指标，并通过计算来反映和评价其能量和蛋白质的营养状况。

（1）身高与体重　身高和体重是反映人体能量和蛋白质营养状况的两个重要指标。身高和体重综合反映了蛋白质、能量以及其他一些营养素的摄入、利用和储备情况，反映了机体、肌肉、内脏的发育和潜在能力。

能量和宏量营养素供应不足时体重的变化更灵敏，因此体重常作为了解蛋白质与能量供应的重要观察指标。身高一般反映的是人体长期的能量和蛋白质的营养状况，而体重改变则可反映人体短期的能量和蛋白质的营养状况。

（2）体格围度　体格围度属于体格测量的横向测量指标。成人测量常测指标有上臂围、上臂紧张围、胸围、腰围、臀围等。

上臂围是上臂横切面的周长，一般量取肩峰至鹰嘴连线中点的臂围长。上臂紧张围与上臂松弛围二者之差可表示肌肉的发育状况。一般此差值越大说明肌肉发育状况

越好，反之说明脂肪发育状况良好。

胸围是表示胸腔容积、胸肌、背肌的发育和皮脂蓄积状况的重要指标，测量胸围可了解呼吸器官的发育程度以及成人健康情况。

腰围是预测人体腹部脂肪以及内脏器官周围脂肪是否堆积过多的一个重要指标，从而判断成人超重或肥胖。即使是对于体重正常者，腰围增粗也同样是患病风险升高的一个标志。

臀围则可反映髋部骨骼和肌肉的发育情况。腰臀比是间接反映腹型肥胖的良好指标，比值越大，腹型肥胖程度越高。

（3）皮褶厚度　皮褶厚度是指皮肤皱襞的厚度，因皮肤皱襞的厚度可以代表皮下脂肪的厚薄情况，所以常被用作推断全身脂肪含量、判断皮下脂肪发育情况和评价个体营养状况的一项重要指标。不同部位的皮褶厚度可反映人体不同部位皮下脂肪的分布情况。WHO 推荐选用肱三头肌、肩胛下角和脐旁三个具有代表性的测量点。

皮褶厚度代表性测量点 { 肱三头肌：代表肢体部位皮下脂肪堆积情况
肩胛下角：代表躯干部位皮下脂肪堆积情况
脐旁：代表腰腹部位皮下脂肪堆积情况

与前面所述评价体格状况的指标有所不同，利用皮褶厚度法计算得到的 Oeder 指数，实质上也是从体成分角度对人体体质营养状态进行评价的重要指标之一。

皮褶厚度法评价体格状况，具有仪器便于携带、适宜大面积调查等优点，但测量时对测量员的要求较高。此外，种族、性别等差异也会使皮下脂肪积累及敏感部位脂肪厚度有所区别。

2. 成人体质营养评价及其常用指标

成人体质营养评价是对成人营养不良的症状与体征（消瘦、超重/肥胖、中心性肥胖等）进行判别与筛查，其常用的评价指标有体重指数、肥胖度等反映全身营养状况的指标，腰围与腰臀比等反映人体局部营养状况的指标，以及体成分指标等。

（1）体重指数（BMI）　体重指数又称"身体质量指数"，英文为 Body mass index，故常用其英语的缩写 BMI 表示。BMI 是一种计算身高别体重指数，即体重除以身高的平方。

BMI 计算公式如下：

$$体重指数（BMI）=\frac{体重（kg）}{身高的平方（m^2）}$$

BMI 利用身高的平方纠正体重，有效地消除身材因素对体重的影响。BMI 使用前只需测量体重、身高，简便易行，适宜大面积普查使用，以及开展不同种族、不同人群间的比较。

中国、亚洲其他国家以及欧美国家 BMI 的诊断标准不尽相同。WHO 标准根据欧美国家人群得出，比较适合欧美国家，也方便国际间的比较。中国肥胖问题工作组（Working Group on Obesity in China，WGOC）标准则更利于反映我国人群超重与肥胖状态的实际情况，以便及时进行干预。

普通成人的 BMI 判断标准见表 2-1。

表 2-1　　　　　　　　　　体重指数（BMI）的判断标准　　　　　　　　　　单位：kg/m²

WGOC	WHO	判断
男性/女性≤18.5	男性/女性≤18.5	含量过低（消瘦）
男性/女性 18.5~23.9	男性/女性 18.5~24.9	中等（标准）
男性/女性≥24	男性/女性≥25	含量偏高（超重）
男性/女性≥28	男性/女性≥30	含量过高（肥胖）

注：WGOC 为国际生命科学学会中国办事处"中国肥胖问题工作组"的英语简写。

BMI 是目前应用较普遍的指标，已证实 BMI 与体脂率间存在高相关，能较好反映体脂积累。BMI 的主要缺点是没有考虑实际体成分，只适用于普通人群，对于某些特殊人群（如职业运动员、有健身健美习惯的特殊人群等），单纯用 BMI 就不能准确反映其超重和肥胖程度。

（2）腰围与腰臀比　腹部脂肪过度积聚称向心性肥胖，或称中心性肥胖、腹型肥胖。

腰围（Waist circumference，WC）与臀围的比值即腰臀比（Waist-to-hip ratio，WHR）是间接反映中心性肥胖的最好指标。WC、WHR 都能很好反映局部体型特点和人体腹部脂肪的多少，是诊断中心性肥胖的重要指标。腰围、腰臀比越大，中心性肥胖程度越高。

我国普通成人中心性肥胖的筛查标准见表 2-2。

表 2-2　　　　　　　　　我国普通成人中心性肥胖的筛查标准

腰围或腰臀比	判断
腰围（WC）男性≥85cm/女性≥80cm	中心性肥胖
腰臀比（WHR）男性>0.9/女性>0.85	中心性肥胖

研究表明，中心性肥胖易诱发糖尿病和血脂异常等心血管疾病，其对健康的影响大于依据 BMI 筛查的肥胖。即对于体重正常者，腰围增加同样是患病风险升高的一个标志。中心性肥胖与糖尿病、心血管疾病间的关系非常密切。一方面，就糖尿病患者而言，中心性肥胖不仅增加糖尿病的风险，还会增加糖尿病的血糖控制难度；另一方面，糖尿病是心血管疾病的重要危险因素，而合并中心性肥胖会进一步增加心血管疾病风险。所以，国内外医学界与营养界都推荐腰围（由此判断是否属于中心性肥胖）作为糖尿病的早期筛查指标。

（3）肥胖度　肥胖度又称"标准体重指数"，是指实际测量体重与标准体重的差值占标准体重的百分比。肥胖度也是反映超重和肥胖程度的常用指标。

肥胖度的计算公式如下：

$$肥胖度 = \frac{实测体重 - 标准体重}{标准体重} \times 100\%$$

根据 Broca 改良公式，标准体重（kg）= 身高（cm）-105

肥胖度的判断标准见表 2-3。

表2-3　　　　　　　　　　　　　肥胖度的判断标准

肥胖度（BF%）	判断
男性/女性＜-10%	含量过低（消瘦）
男性/女性-10%～10%	中等（标准）
男性/女性＞10%	含量偏高（超重）
男性/女性＞20%	含量过高（肥胖）

有研究显示：根据Broca改良公式估算"标准体重"，消瘦状态检出率明显比其他方法高，即"诊断点"存在右移现象，实际应用中需加以留意。

（4）Oeder指数　以皮褶厚度进行体成分评价时，一般可借助Oeder指数进行评价。

Oeder指数（mm）= 肱三头肌皮褶厚度（Triceps skinfold thickness，TSF，mm）+ 肩胛下角皮褶厚度（Subscapular skinfold thickness，SSF，mm）

Oeder指数（mm）的判断标准见表2-4。

表2-4　　　　　　　　　　　　　Oeder指数的判断标准

Oeder指数	判断
男性≤10mm/ 女性≤20mm	含量过低（消瘦）
男性10～40mm/ 女性20～50mm	中等（标准）
男性≥40mm/ 女性≥50mm	含量过高（肥胖）

（5）Vervaeck指数　Vervaeck指数是指体重与身高之比和胸围与身高之比的总和，常用于评价青年和大学生人群的体格发育情况。Vervaeck指数能充分反映人体纵轴、横轴和组织密度，它与心肺和呼吸机能关系密切，是一个很好的评价体质、体格状况的指数。

Vervaeck指数计算公式如下：

$$\text{Vervaeck 指数} = \frac{\text{体重（kg）} + \text{胸围（cm）}}{\text{身高（cm）}} \times 100$$

我国青年Vervaeck指数营养评价标准见表2-5。

表2-5　　　　　　　　　　我国青年Vervaeck指数营养评价标准

营养评价	男	17岁	18岁	19岁	20岁	21岁以上
	女		17岁	18岁	19岁	20岁以上
优		＞85.5	＞87.5	＞89.0	＞89.5	＞90.0
良		＞80.5	＞82.5	＞84.0	＞84.5	＞85.0
中		＞75.5	＞77.5	＞79.0	＞79.0	＞80.0
营养不良		＞70.5	＞72.5	＞74.0	＞74.4	＞75.0
重度营养不良		＜70.5	＜72.5	＜74.0	＜74.0	＜75.0

（6）体脂率（Body fat percentage，BF%）　体脂率又称体脂百分数，是指人体内脂

肪重量在人体总体重中所占的比例，反映人体内脂肪含量的多少。体脂率可由仪器测得，也可借助体重、腰围数据估算得到。

$$体脂率（BF\%）= \frac{身体脂肪总重量}{体重} \times 100\%$$

成年女性的体脂估算公式：

体脂肪重量（kg）=［腰围（cm）×0.74］-［体重（kg）×0.082+34.89］

成年男性的体脂估算公式：

体脂肪重量（kg）=［腰围（cm）×0.74］-［体重（kg）×0.082+44.74］

普通成年人体脂率的正常范围分别是女性20%~30%、男性10%~20%。成年女性的体脂率超过30%可视为肥胖；成年男性体脂率超过20%可视为肥胖。

当BMI筛查正常、体脂率却超标，就预示为"隐性肥胖"。所以，体脂率可以作为肥胖筛查的预警指标。

运动员的体脂率正常范围可随运动项目而定。一般男运动员为7%~15%，女运动员为12%~25%。而冰上运动、游泳运动等项目运动员需要体脂率比常人高一些。

二、儿童体格测量与营养评价

儿童正处在旺盛生长发育阶段，具有鲜明的社会人口学特征。儿童的年龄界定有不同的划分标准。广义上说，年满3周岁至不满18周岁（3~17岁）均可以称之为儿童，其中6~17岁称学龄儿童，3~5岁称学龄前儿童。狭义上的儿童，年龄界定为3~14岁。3岁以下一般称为婴幼儿，婴幼儿的体格测量方法与儿童有所不同，3岁以上儿童体格测量方法不适用于婴幼儿。

1. 儿童体格测量及其常用指标

（1）体重　体重是指身体的净重，它是反映人体横向生长围度、宽厚度及重量的整体指标。

儿童体重的粗略估计可用公式为：

标准体重（kg）= 年龄×2+7（3岁以下）

标准体重（kg）= 年龄×2+8（3岁~青春前期）

青春期是指由儿童阶段发展为成人阶段的过渡时期，是人身心发展的重要时期，一般女孩10~18岁，男孩12~20岁。青春前期通常是指青春期之前的几年。

儿童的体重在一定程度上可反映儿童的营养状况和骨骼、肌肉、皮下脂肪及内脏质量的综合情况，是反映儿童生长发育最重要也是最灵敏的指标。测量儿童体重，可跟踪儿童的生长发育状况。准确测量体重可及时发现儿童生长发育速度改变的有关趋势问题，如肥胖、消瘦趋势等。低体重（消瘦）表示营养摄入不足，且能反映新近的疾病如腹泻、麻疹或其他使体重减轻的疾病发生的频度。

（2）身高或身长　身高或身长受年龄、性别、遗传、种族、地区及体育锻炼等的影响，它反映的是人体骨骼纵向生长发育的情况。身高或身长是评价儿童的营养状况水平的重要指标之一，但它反映的是儿童长期营养状况，因为短期内影响生长发育的因素比如营养、疾病对身高的影响不明显。1982—2017年中国儿童青少年身高变化趋势见图2-2。

儿童身高的粗略估计可用以下公式：

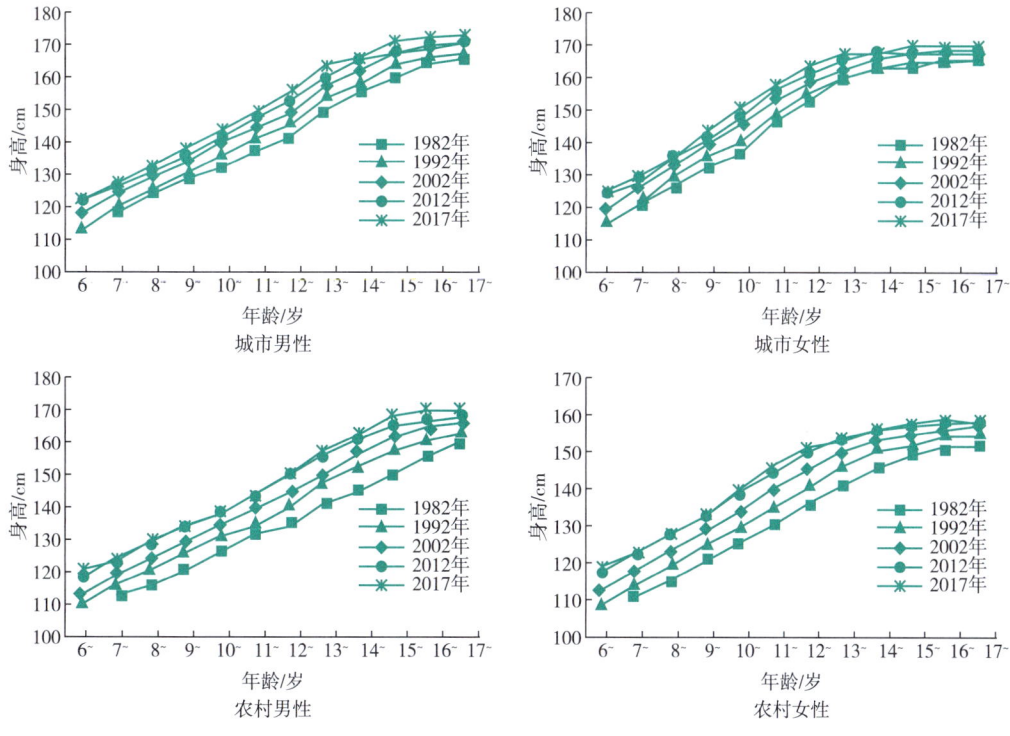

图 2-2 1982—2017 年中国儿童青少年身高变化趋势

$$身高（cm）= 年龄×7+70（3岁~青春前期）$$

3 岁以下婴幼儿的立位测量不准确，一般测量仰卧时的身长（头顶至臀长）。身长作为幼儿的纵向测量指标，主要与其骨骼的生长有关。身长反映婴幼儿纵向发育的情况，长期营养、疾病和其他不良环境因素的影响。

3 岁以下婴幼儿，在体测时还需测量头围，以更好了解其生长发育状况。

2. 儿童体质营养评价及其常用指标

（1）体重指数　体重指数主要反映儿童体型，以及肥胖与消瘦程度。其计算公式同成人，但儿童和青少年的身高和体重在不同人群或不同时期差异较大，故其 BMI 的评价标准与成人有差异，不能以成人 BMI 正常参考值来对儿童和青少年超重和肥胖进行判断，而是要考虑年龄和性别因素，即不同年龄、不同性别组的 BMI 正常参考值不同（表 2-6）。

表 2-6　中国学龄儿童青少年超重、肥胖筛查体重指数值分类标准　　单位：kg/m^2

年龄/岁	男生		女生	
	超重	肥胖	超重	肥胖
6.0~	16.4	17.7	16.2	17.5
6.5~	16.7	18.1	16.5	18.0
7.0~	17.0	18.7	16.8	18.5
7.5~	17.4	19.2	17.2	19.0

续表

年龄/岁	男生		女生	
	超重	肥胖	超重	肥胖
8.0~	17.8	19.7	17.6	19.4
8.5~	18.1	20.3	18.1	19.9
9.0~	18.5	20.8	18.5	20.4
9.5~	18.9	21.4	19.0	21.0
10.0~	19.2	21.9	19.5	21.5
10.5~	19.6	22.5	20.0	22.1
11.0~	19.9	23.0	20.5	22.7
11.5~	20.3	23.6	21.1	23.3
12.0~	20.7	24.1	21.5	23.9
12.5~	21.0	24.7	21.9	24.5
13.0~	21.4	25.2	22.2	25.0
13.5~	21.9	25.7	22.6	25.6
14.0~	22.3	26.1	22.8	25.9
14.5~	22.6	26.4	23.0	26.3
15.0~	22.9	26.6	23.2	26.6
15.5~	23.1	26.9	23.4	26.9
16.0~	23.3	27.1	23.6	27.1
16.5~	23.5	27.4	23.7	27.4
17.0~	23.7	27.6	23.8	27.6
17.5~	23.8	27.8	23.9	27.8
18.0~	24.0	28.0	24.0	28.0

使用体重指数评价儿童生长发育具有以下优点。

①简便而且准确，常用于判断儿童超重和肥胖。

②在同一年龄段变化趋势稳定，便于设定相同的界值点。

③在不同国家、不同群体间表现大致相同，适合进行跨国家、跨民族的比较。

但要注意的是，体重指数评价儿童生长发育只能反映全身营养状况，不能反映人体局部的体型特点。对儿童进行体质营养评价时，可以辅之以腰围、臀围、腰臀比等可反映人体局部的体型特点的指标，进行综合评价。

（2）Rohrer 指数　Rohrer 指数引入比重概念，可反映肌肉、骨骼、脂肪、内脏器官发育情况，用于评价学龄儿童和青少年的体格发育状况。

Rohrer 指数计算公式为：

$$\text{Rohrer 指数} = 体重（kg） \div [身高（cm）]^3 \times 10^7$$

Rohrer 指数在儿童 7 岁以后随年龄增长而上升，能较敏感地反映体型，但受身材高矮的影响较大。

儿童 Rohrer 指数评价可参照正常参考值（表 2-7）。

表 2-7　　　　　　　　　　　儿童 Rohrer 指数评价表

营养评价	Rohrer 指数
过度肥胖	>156
肥胖	140~156
中等	109~140
瘦弱	92~109
过度瘦弱	<92

（3）Kaup 指数　Kaup 指数适用于学龄前儿童的体格营养状况评价。其计算公式为：

$$Kaup 指数 = 体重（kg）\div [身高（cm）]^2 \times 10^4$$

儿童 Kaup 指数评价可参照正常参考值（表 2-8）。

表 2-8　　　　　　　　　　　儿童 Kaup 指数评价表

营养评价	Kaup 指数
肥胖	>22.0
优良	19~22
正常	15~19
消瘦	13~15
营养不良	10~13
消耗性疾病	<10

（4）比胸围　比胸围是身高别胸围指标，也可反映儿童胸围的发育情况。其计算公式为：

$$比胸围 = 胸围（cm）\div 身高（cm）\times 100$$

根据中国城市青少年调查数据，比胸围标准值为 50~55。

中国城市儿童青少年比胸围均值见表 2-9。

表 2-9　　　　　　　　　中国城市儿童青少年比胸围均值

年龄	比胸围	
	男	女
7	47.6	46.3
8	47.2	45.9
9	46.8	45.6
10	46.6	45.4
11	46.3	45.5

续表

年龄	比胸围	
	男	女
12	46.3	45.9
13	46.4	46.8
14	46.9	47.6
15	47.5	48.3
16	48.2	48.9
17	48.8	49.1
18~25	50.3	49.6

知识点三

营养不良的临床检查

一、营养不良与营养缺乏

日常生活中，人们常把营养不良与营养缺乏相混淆。实际上，营养不良与营养缺乏在营养学上是两个不同的概念。我们有必要在学习营养缺乏症的临床检查前，先了解一下什么是营养不良，营养不良有哪些常见类型。

1. 营养不良及其常见类型

能量与营养素摄入过多或过少，就会引发营养不良（Malnutrition）。营养不良包括营养缺乏、营养失衡（超重与肥胖）以及由肥胖引起的膳食营养相关慢性疾病等不同类型。

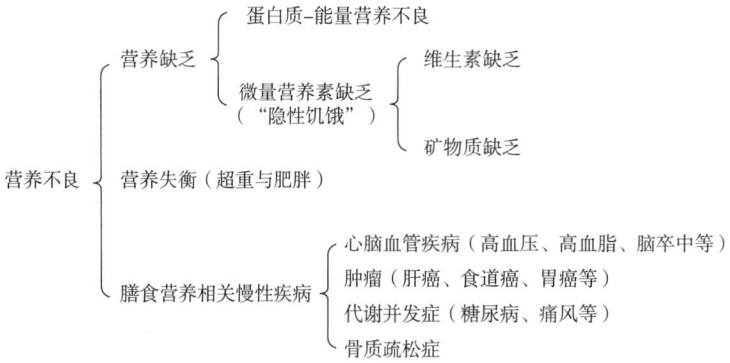

《国民营养计划（2017—2030年）》指出：近年来，我国人民生活水平不断提高，营养供给能力显著增强，国民营养健康状况明显改善。但仍面临居民营养不足与过剩并存、营养相关疾病多发、营养健康生活方式尚未普及等问题，成为影响国民健康的重要因素。因此，必须重视营养不良问题，保障国民营养健康。

《2020年全球营养报告》显示：当前世界上有1/9的人处于饥饿状态，1/3的人处于超重或肥胖。越来越多的国家面临营养不良的多重负担,即营养缺乏、超重与肥胖以及其他与膳食相关的非传染性疾病并存。超重与肥胖以及由此引起的膳食相关非传染性疾病已经远超营养缺乏的人数。面对营养不良的严峻形势,只有早诊断、早发现,才能防患于未然,及时进行干预与诊治。

2. 营养缺乏

营养缺乏(Under nutrition)又称营养不足,营养缺乏症是指长期严重缺乏一种或多种营养素而造成机体出现各种相应的临床表现或病症。

按其发病的原因,营养缺乏症可分为原发性营养缺乏症和继发性营养缺乏症。原发性营养缺乏又称饮食性营养缺乏,是由饮食中某种营养素摄入的量不足或者摄入的质不佳引起的。继发性营养缺乏又称条件性营养缺乏,是由于某种原因导致营养素摄入、吸收和利用障碍,或某种应激等原因,导致某些营养素需要量增加引起的。常见的营养缺乏症有蛋白质-能量营养不良(Protein-energy malnutrition,PEM)和微量营养素缺乏两大类。

蛋白质-能量营养不良是由于能量和蛋白质摄入不足引起的营养缺乏症,由摄入不足、需要量增加、消耗增加等因素引起,主要表征有水肿型(长期蛋白质摄入不足)、干瘦型(能量严重摄入不足,伴随蛋白质严重缺乏、皮下脂肪和肌肉的严重消耗)及混合型(长期蛋白质摄入不足加之能量严重摄入不足所致)三种。单纯的消瘦是由能量消耗与能量摄入的失衡引起的,当能量消耗大于能量摄入时(疾病、盲目节食与减肥等),就会引发消瘦的发生。消瘦是指人体脂肪减少,临床上表现为体重低于正常体重的相应范围。

微量营养素缺乏是由维生素、矿物质摄入不足引起,因其表征相对蛋白质-能量营养不良而言不太明显,而被称为"隐性饥饿"。其中,碘缺乏症、维生素A缺乏症和铁缺乏症被称为世界上三大微量营养素缺乏症。当前,我国以铁、钙、维生素A等为代表的微量营养素缺乏症在城乡地区仍普遍存在。其他微量营养素,如B族维生素、碘、锌、硒等,在人群中也有不同程度的缺乏,微量营养素缺乏问题不容忽视。

3. 超重/肥胖

超重(Overweight)与肥胖(Obesity)又称营养过剩、营养失衡,是人体摄入能量与营养素过多而导致的。WHO的数据显示,全球有近20亿成年人超重或肥胖。肥胖是指人体脂肪的过量储存或异常分布,表现为脂肪细胞的增多和(或)脂肪细胞体积的增大,即全身脂肪组织失去正常比例的一种状态。通常表现为体重的增加,超过了相应身高所确定的标准体重。

肥胖是由于长期能量摄入过多,超过机体能量消耗,体内多余能量转化为脂肪并过度积聚而引起的营养代谢失衡性疾病,是一种可以影响整个机体正常生理功能的生理过程。早在1997年,WHO就将肥胖宣布为一种疾病。肥胖可以分为单纯性肥胖和继发性肥胖。日常生活中的肥胖以单纯性肥胖为主,由长期能量摄入大于消耗引起。而继发性肥胖是一种由内分泌的失调导致激素改变引起的肥胖。根据我国国务院发布的《中国居民营养与慢性病状况报告(2020年)》,按照我国的超重/肥胖判断标准,城乡各年龄组居民超重/肥胖率持续上升(图2-3)。

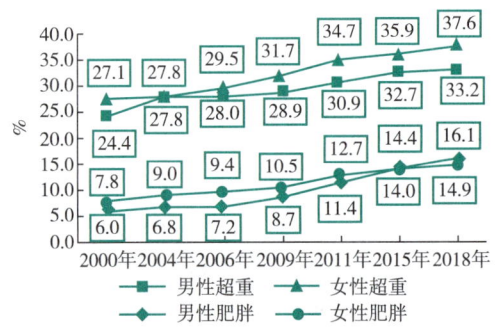

图 2-3　2000—2018 中国成人超重率与肥胖率变化趋势

超重和肥胖已经成为中国居民最突出营养问题之一，成年居民超重或肥胖率已超过50%，其中超过16%为肥胖。有超过一半的成年居民处于超重或肥胖状态。中国已经成为世界上肥胖和超重人数最多的国家。

引起肥胖的原因是多方面的，包括遗传因素、心理因素、环境因素以及不良的生活方式等。其中，不良的生活方式为重要因素，包括不良膳食行为（或称不良饮食习惯，如食物总能量和脂肪摄入过多、不良的进食习惯等）、久坐少动的"静态生活状态"等。应对超重与肥胖，拟从饮食、运动、行为管理、情感认知等角度综合干预。肥胖患病的饮食管理可从控制总能量、调整营养素分配、增加膳食纤维摄入、改变烹调方式、培养健康行为等方面入手。

4. 膳食营养相关慢性病

大量事实与证据证明，膳食营养相关慢性疾病已不仅是全球重大公共卫生问题，而且还是影响一个国家经济和社会发展的制约因素之一。在促进健康饮食的政策领域，每投入1美元，可获得12.82美元的回报（WHO《用较少的花费拯救生命：对非传染性疾病作出战略应对》，2018）。世界卫生组织的疾病负担研究数据显示：慢性病在中国所有疾病负担中约占70%。如果不能将非传染性的慢性病作为政府公共卫生的首要任务加以有效控制，未来不仅将进一步加剧劳动力短缺，而且还会削弱人力资本的质量。

（1）肥胖　肥胖既是一种独立的慢性代谢性疾病，又是高血压、高脂血症、2型糖尿病、心血管病、痛风、脑卒中和多种癌症的危险因素，是导致疾病负担的主要危险因素之一。随着经济水平的不断提高，超重与肥胖已经成为威胁公众健康及全社会流行的健康问题。

（2）高血压　高血压（Hypertensive disease）是指体循环动脉收缩期和（或）舒张期血压持续增高，当收缩压≥140mmHg和（或）舒张压≥90mmHg，即可诊断为高血压。一般认为高血压是在一定的遗传背景下，由多种后天因素（如血压调节异常、高钠饮食、精神神经因素、肥胖、吸烟、大量饮酒等）使血压的正常调节机制失代偿（Decompensation）所致。高血压的膳食营养防治时需要限制总热能和减体重，纠正不良饮食习惯、减少食盐及脂肪的摄入，补充适量优质蛋白质，注意补钾和钙，多吃蔬菜和水果，限制饮酒等。

（3）糖尿病　糖尿病（Diabetes mellitus，DM）是一组以慢性血葡萄糖（简称血糖）水平增高为特征的代谢性疾病，是由于机体胰岛素分泌缺陷和（或）其生物作用缺陷引起的。大多数糖尿病患者的典型临床表现为多饮、多食、多尿、体重减少，即"三多一少"。长期血糖水平增高会导致各种组织，特别是眼、肾、心脏、血管、神经的慢性损害及功能障碍。根据不同病因，糖尿病主要分为1型糖尿病（Type 1 diabetes mellitus，T1DM）和2型糖尿病（Type 2 diabetes mellitus，T2DM），前者因胰腺β细胞破坏导致胰岛素分泌缺乏所致，后者是以胰岛素抵抗（IR）为主的糖尿病。所谓胰岛素抵抗是指胰岛素作用的靶器官，对胰岛素作用的敏感性下降的一种状态，它是2型糖尿病发病的基础。糖尿病判断标准是空腹血糖6.1~7.0mmol/L，或餐后2h血糖7.8~11.1mmol/L。糖化血红蛋白（HbA1c）≥6.5%可作为诊断糖尿病的参考。

（4）高脂血症　高脂血症是指脂肪代谢或者运转异常，导致人体血液中的血脂含量超过正常范围，表现为血浆（清）中总胆固醇（Total cholesterol，TC）和（或）甘油三酯（Triglyceride，TG）过高或高密度脂蛋白过低。当总胆固醇≥5.2mmol/L和（或）甘油三酯≥1.7mmol/L水平时，即可诊断为高脂血症。高饱和脂肪酸（Saturated fatty acid，SFA）、反式脂肪酸（如人造黄油、起酥油等）饮食可诱发高脂血症。

我国膳食中碳水化合物的含量较高，人群中高甘油三酯血症也较为常见。调整饮食和改善生活方式是治疗高脂血症的基础，尤其对原发性高脂血症患者，更应首先选择饮食治疗。在进行药物降脂治疗时，饮食疗法也要同时进行。高脂血症的饮食管理，首先要防治肥胖，其次在饮食中减少钠盐、脂肪（尤其是饱和脂肪酸）、单双糖的摄入与增加膳食纤维摄入量、限制饮酒。

（5）痛风　痛风（Gout）是嘌呤代谢紊乱和（或）尿酸排泄障碍引起的血尿酸增高的一组异质性疾病，最早在西方富有的学者、名人中发现，故有"富贵病"之称。痛风的临床特点包括高尿酸血症（Hyperuricemia，HUA）、痛风性急性关节炎、痛风石沉积和关节畸形等。痛风有家族性发病倾向，饮食因素是最主要环境因素。高脂肪膳食可减少尿酸的排泄，从而升高血尿酸，外加高嘌呤饮食（如动物内脏、沙丁鱼、凤尾鱼、小鱼干、牡蛎、蛤蜊、浓肉汁、浓鸡汤及鱼汤、火锅汤等）及饮酒（酒精会抑制肾脏对尿酸的排泄），可诱发痛风。高蛋白饮食、减体重过快、间断性饥饿减体重等可诱发痛风或使痛风加重。痛风的膳食营养防治主要是控制总能量，防止超重或肥胖，调整膳食结构，多食蔬菜和水果。

二、营养缺乏的临床体征与评价

人体营养缺乏时，常常出现各种营养不良的征象。例如，食欲不振、消瘦等大多提示有能量及蛋白质不足；夜盲、畏光则提示有维生素A、维生素B_2的障碍，口腔检查中舌炎常表示核黄素缺乏等。

营养缺乏的临床检查是营养调查的常规方法之一，是日常判断营养素缺乏的重要手段。临床症状主要通过询问获得，体征需要检查者应用自己的感官或检查工具，对被检查者进行观察与评估。观察被检查者的脸色、体型、精神状态可以对其营养状况有一个初步估计；详细检查头发、眼、唇、口腔和皮肤等，可进一步推测何种营养素的缺乏。依据人体营养不良时会出现一系列的临床症状及体征，可寻找具有营养不良诊断意义的症候，收集被检查者营养与健康状况的资料。

人体常见营养素缺乏病的临床体征，临床检查项目及症状、体征与营养素缺乏的关系，分别见表2-10和表2-11。

表2-10　　　　　　　　　　人体常见营养素缺乏的临床体征

营养缺乏症	临床体征
蛋白质-能量营养不良症	幼儿：消瘦、生长发育迟缓或停止，皮下脂肪少，皮肤干燥、无弹性、色素沉着、水肿，肝脾大，头发稀少等 儿童和成年人：皮下脂肪减少或消失，体重降低，颧骨突起，水肿等
维生素A缺乏病	结膜、角膜干燥，夜盲症，毕脱斑，皮肤干燥、毛囊角化等
维生素B_1缺乏病	外周神经炎，皮肤感觉异常或迟钝，体弱、疲倦、失眠、胃肠症状、心动过速，甚至出现心衰和水肿等
维生素B_2缺乏病	口腔-生殖系综合征。口角炎，唇炎、舌炎、口腔黏膜溃疡，脂溢性皮炎，阴囊皮炎及会阴皮炎等
烟酸缺乏病	皮肤炎、腹泻、抑郁或痴呆等三"D"症状。皮炎，舌炎，舌裂，胃肠症状、失眠头痛精神不集中、肌肉震颤，有些患者甚至精神失常等
维生素C缺乏病	齿龈炎，齿龈肿痛，出血；全身点状出血，皮下、黏膜出血，重者皮下、肌肉和关节出血、血肿出现等
维生素D与钙缺乏病	幼儿：骨肿大，串珠肋，前囟未闭，颅骨软化，肌张力过低等 儿童：前额凸出，O形腿或X形腿，胸骨变形（哈氏沟，鸡胸） 成年人：骨质软化，骨痛、肌无力和骨压痛，骨质疏松等
碘缺乏病	地方性甲状腺肿可见甲状腺增生肥大，巨大肿块压迫气管可有呼吸困难；克汀病有智力低下和精神发育不全
锌缺乏病	生长迟缓、食欲缺乏、皮肤创伤不易愈合。性成熟延迟、第二性征发育障碍、性功能减退、精子产生过少等
硒缺乏	心脏扩大、急性心源性休克及严重心律失常，常可引起死亡

表2-11　　　　　　　　临床检查项目及症状、体征与营养素缺乏的关系

检查项目	症状、体征	缺乏的营养素
全身	消瘦、发育不良	能量、蛋白质、维生素、锌
	贫血	蛋白质、铁、叶酸、维生素B_{12}、维生素B_6、维生素C
皮肤	毛囊角化疹	维生素A
	皮炎（红斑摩擦疹）	维生素PP，其他
	脂溢性皮炎	维生素B_2
	出血	维生素C、维生素K
眼	角膜干燥、夜盲	维生素A
	角膜边缘充血	维生素B_2
	睑缘炎、畏光	维生素B_2、维生素A

续表

检查项目	症状、体征	缺乏的营养素
唇	口唇炎、口角炎、口角裂	维生素 B_2、维生素 PP
口腔	舌炎、舌猩红	维生素 PP、维生素 B_2、维生素 B_{12}
	舌肉红、地图舌、舌水肿（舌咬痕可见）	维生素 B_2、维生素 PP
	口内炎	维生素 PP、维生素 B_2、维生素 B_{12}
	牙龈炎、出血	维生素 C
骨	鸡胸、串珠胸	维生素 D、维生素 C
	O 形腿、X 形腿、骨软化症	
神经	多发性视神经炎、球后视神经炎	维生素 B_1
	精神病	维生素 B_1、维生素 PP
	中枢神经系统失调	维生素 B_{12}、维生素 B_6
循环	水肿	维生素 B_1、蛋白质
	右心肥大、舒张压下降	维生素 B_1
其他	甲状腺增大	碘
	肥胖症、糖尿病、血脂异常	各种营养素失调

需要注意的是，临床症状、体征与营养缺乏症之间并不是一一对应的，欲对被检查者营养不良进行最后确诊，还需结合人体营养水平的生化检验，来判断被检查者是否确实存在营养不良，以及进一步判断其营养不良的程度。

思政之窗

营养师的故事：百岁营养师查良锭

查良锭，祖籍浙江海宁，1916 年 5 月 10 日出生于天津，1974 年任北京协和医院营养部主任，1986 年退休。查良锭教授 103 岁接受采访时，"下病房、进厨房"的一番话可奉为营养师的经典，请听百岁营养师查教授铿锵有力的教诲：

我们那个时候有个习惯叫"下病房"，就是病人开饭时，要到所分管的病房去看病人的饮食情况，看看病人吃不吃、为什么不吃，是医嘱的问题还是别的什么问题？这些全要了解得一清二楚。作为一个营养专业人员，你不下病房接触病人、不了解病人等于"白搭"，因为你的服务对象是病人，你对服务对象不了解，怎么谈服务啊？另外，还要"进厨房"，要亲自为病人"尝膳"，你配制的膳食是要给病人吃的，这是你的任务，做得膳食要让病人能吃得进去，否则就是"纸上谈兵"！

人体体格测量与营养评价，是营养师的一项基本职业技能。营养师的服务对象是人（健康人群或疾病人群），除了严谨认真的工作品质外，还应该像百岁营养师查良锭教授那样，对服务对象多一些人文关怀，心里始终装着服务对象、多了解服务对象。

【思政之窗】
营养师的故事——
百岁营养师查良锭

我国著名的临床营养学家、被誉为"国宝级营养专家"的百岁营养师查良锭，为广大营养师及未来的营养师们，做出了很好的榜样。

实践训练

项目2-1　成人体格测量与营养评价

■ 决策/计划阶段

明确本模块的工作任务，达成共识后制订以下工作计划。

以大学生自我测评为例，根据班级人数分成若干项目组（如4~5人/组），开展项目学习。进行人体体格的互测互评，开展消瘦、超重/肥胖、中心性肥胖等的自我筛查、自我诊断，掌握成人身高、体重，上臂围、胸围、腰围、臀围等指标的测量方法与步骤，并初步了解自身的体质营养状况。

注：项目小组中率先掌握方法与步骤的同学，可晋升为"小助教"获得加分，协助老师指导并监督组内其他成员进行反复训练，直到熟练掌握方法与步骤为止。

■ 准备阶段

（1）完成成人体格测量与营养评价的相关知识储备工作。
（2）掌握成人体格测量的操作方法与步骤。
（3）掌握成人体质营养评价的相关指标与标准。
（4）测量时间规划：个体测量宜在早晨空腹排便之后，群体测量也可在上午10时左右进行。
（5）做好体格测量实验准备工作。
①方法与标准准备。
②个人着装准备。
③小组材料与工具准备。
《食品营养与健康实践工作手册》、笔、计算器。
身高测量工具：立尺、电子身高计和机械身高计（使用前校对零点）。
体重测量工具：机械秤、电子秤、刻度式体重计、电子式体重计（使用前校对零点）。
围度测量工具：无伸缩性的软尺。
皮褶厚度测量工具：皮褶厚度计（测量前仪器应校正压力并调零）。

■ 实施阶段

任务2-1-1　成人身高与体重的测量与营养评价

一、身高的测量

1. 实施步骤

（1）记录测量对象的基本信息　根据实验记录表询问并记录被测者的姓名、年龄、性别、职业以及测试日期与时间等基本信息。

（2）测量方法与步骤

①身高计的安装与校正。

②测试。被测者赤足、保持正确的身高测量立正姿势（图2-4）。立正是指上肢自然下垂，足跟并拢，足尖分开成60°，躯干自然挺直、头部正直，两眼平视前方，做到"三点靠立柱、两线呈水平"。"三点"是指足跟、骶骨部、两肩胛区；"两线"是指耳屏上缘、两眼眶下缘最低点连线。

③读数并记录。读数要求：双眼与压板平面等高，以cm为单位，精确到小数点后1位。

④测量结束。读数完毕，立即将水平压板轻轻推至安全高度，以防伤人。

2. 注意事项

（1）测量前校正仪器。

（2）三点靠立柱、两线呈水平。

（3）读数时两眼与压板等高。

（4）压板松紧要适度（头发蓬松者要压实，头顶发辫、发结要解开，饰物要取下）。

（5）测试前被测者不应进行体育活动和重体力活动。

【微课】成人身高的测量

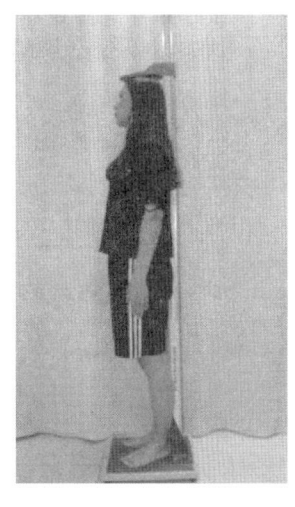

图2-4 身高测量

二、体重的测量

1. 实施步骤

（1）记录测量对象的基本信息　根据实验记录表询问并记录被测者的姓名、年龄、性别、职业以及测试日期与时间等基本信息。

（2）测量方法与步骤　被测者赤足、保持正确的体重测量体姿（图2-5）。

①被测者脱去外衣、鞋袜和帽子，只穿背心和短裤。

②站立于体重计中央。

③读数并记录。读数要求：读数以kg为单位，记录至小数点后1位。

（3）计算相应的评价指标　体重指数（BMI），肥胖度。

（4）营养评价　对照相应的参考标准值进行判断，然后给出营养评价，得出结论。

2. 注意事项

（1）测量前校正仪器，要观察杠杆秤是否有螺丝松动，并及时拧紧。

（2）测量体重前要询问被测者的身体状况等。

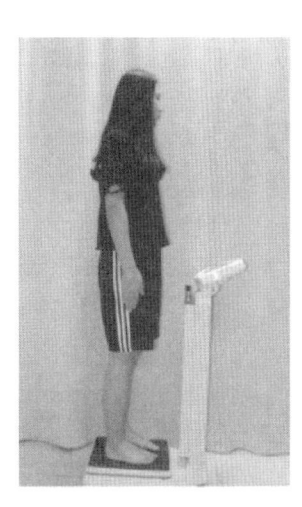

图2-5 体重测量

(3) 受试者站在秤台中央，上、下杠杆秤动作要轻。

(4) 测量体重前受试者不得进行体育活动和体力劳动。

任务 2-1-2　成人身体围度的测量与营养评价

一、上臂围的测量

1. 实施步骤

(1) 记录测量对象的基本信息　根据实验记录表询问并记录被测者的姓名、年龄、性别、职业以及测试日期与时间等基本信息。

(2) 测量方法与步骤　一名测试员手持围度测量工具软尺（图 2-6），另一位测试员从旁辅助，然后进行如下操作。

①测量上臂紧张围（上臂肱二头肌最大限度收缩时的围度）。被测者上臂斜平举约 45°，手掌向上握拳并用力屈肘；测量者站于其侧面或对面，将卷尺在上臂肱二头肌最粗处，绕一周后进行测量。测量固定点一般取左上臂自肩峰至鹰嘴连线中点。

②测量上臂松弛围（上臂肱二头肌最大限度松弛时的围度）。在测量上臂紧张围后，将卷尺保持原来的位置不动，令被测者将上臂缓慢伸直，将卷尺在上臂肱二头肌最粗处绕一周后进行测量。

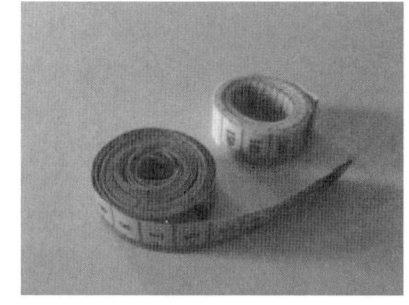

图 2-6　软尺

③读数并记录。读数要求：以 cm 为单位，精确到小数点后 1 位。测量 3 次，取平均值。

2. 注意事项

(1) 测量前检查围度测量工具软尺有无裂隙、变形。

(2) 要求受试者自然站立，手臂自然下垂，如果不要求上臂紧张围和上臂松弛围分开测量，那么肌肉不要紧张。

(3) 软尺的松紧要适度，过松过紧都会影响测量结果。

(4) 一般测量左臂。

二、胸围的测量

1. 实施步骤

(1) 记录测量对象的基本信息　根据实验记录表询问并记录被测者的姓名、年龄、性别、职业以及测试日期与时间等基本信息。

(2) 测量方法与步骤　一名测试员手持围度测量工具软尺（图 2-6），另一位测试员从旁辅助，然后进行如下操作。

①核对测量对象的基本信息。

②被测者保持正确的胸围测量体姿，勿用力挺胸或收腹，保持自然呼吸状态。

③两名测试员配合，一名测试员寻找左右软尺固定点（胸前固定点：男性及乳腺尚未突起的女童通常以被测者胸前乳头下缘为固定点；乳腺已突起的女性以胸骨中线第四肋间高度为固定点。背部固定点：两肩胛下角下缘）并准备读数，另一名观察软

尺是否水平。

④读数并记录。读数要求：在呼气末时读数，以 cm 为单位，精确到小数点后 1 位。测量 3 次，取平均值。

2. 注意事项

（1）测量前检查围度测量工具软尺有无裂隙、变形。

（2）被测者的站立姿势：应处于平静呼吸状态，两手自然平放或下垂，两眼平视前方，不能低头、含胸或挺胸、耸肩或驼背。

（3）在平静呼吸时读数。

（4）软尺的松紧要适度，过松过紧都会影响测量结果。

（5）测量时应由两名测试员配合，站在被测前者的测试人员找准胸前固定点，站在被测者后的测试人员协助找好背部测量点。

三、腰围的测量

1. 实施步骤

（1）记录测量对象的基本信息　根据实验记录表询问并记录被测者的姓名、年龄、性别、职业以及测试日期与时间等基本信息。

（2）测量方法与步骤　一名测试员手持围度测量工具软尺（图 2-6），另一位测试员从旁辅助，然后进行如下操作。

①核对测量对象的基本信息。

②被测者保持正确的腰围测量体姿（图 2-7），勿用力挺胸或收腹，保持自然呼吸状态。

③两名测试员配合，一名测试员寻找左右软尺固定点（测量固定点：肋下缘最底部和髂前上棘最高点连线的中点）并准备读数，另一名观察软尺是否水平。

④读数并记录。读数要求：在呼气末时读数，以 cm 为单位，精确到小数点后 1 位。测量三次，取平均值。

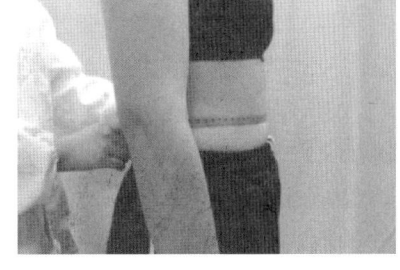

图 2-7　腰围测量

2. 注意事项

（1）测量前检查围度测量工具软尺有无裂隙、变形。

（2）注意被测者的站立姿势：测量时勿用力挺胸或收腹，要保持自然呼吸状态。

（3）注意在呼气末时读数，测量三次，取平均值。

（4）软尺要保证在水平位，松紧要适度，过松过紧都会影响测量结果。

【微课】成人腰围的测量

（5）测量误差不超过 1cm。

（6）测量时应由两名测试员配合，一名测试，另一名观察软尺是否水平。

四、臀围的测量

1. 实施步骤

（1）记录测量对象的基本信息　根据实验记录表询问并记录被测者的姓名、年龄、性别、职业以及测试日期与时间等基本信息。

（2）测量方法与步骤　一名测试员手持围度测量工具软尺（图2-6），另一位测试员从旁辅助，然后进行如下操作。

①核对测量对象的基本信息。

②被测者保持正确的臀围测量体姿（图2-8），放松两臀，自然站立，两眼平视前方，保持自然呼吸状态。

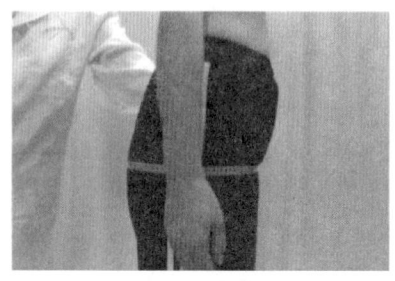

图2-8　臀围测量

③两名测试员配合，一名测试员寻找左右软尺固定点（测量固定点：前面是耻骨联合处，背面是臀大肌最凸处）并准备读数，另一名观察软尺是否水平。

④读数并记录。读数要求：在呼气末时读数，以cm为单位，精确到小数点后1位。测量3次，取平均值。

（3）计算相应的评价指标　腰围（WC），腰臀比（WHR）。

（4）营养评价　对照相应的参考标准值进行判断，然后给出营养评价，得出结论。

2. 注意事项

（1）测量前检查围度测量工具软尺有无裂隙、变形。

（2）注意被测者的站立姿势：测量时放松两臀，自然站立，两眼平视前方，保持自然呼吸状态。

（3）注意在呼气末时读数，测量三次，取平均值。

（4）软尺要保证在水平位，松紧要适度，过松或过紧都会影响测量结果。

（5）测量误差不超过1cm。

（6）测量时应由两名测试员配合，一名测试，另一名观察软尺是否水平。

【微课】
成人臀围
的测量

任务2-1-3　成人皮褶厚度的测量与营养评价

一、肱三头肌皮褶厚度的测量

1. 实施步骤

（1）记录信息　根据实验记录表询问并记录被测者的姓名、年龄、性别、职业等基本信息。

（2）测量方法与步骤　先用标准砝码调节皮褶厚度计（图2-9）的卡钳压力至标准范围内，然后进行如下操作。

①被测者保持肱三头肌皮褶厚度测量正确体姿（图2-10）：取站立位，自然站立，肩、臂自然放松，两臂垂直放在身体两侧，体重平均落在两腿上，被测部位充分裸露。

【微课】
成人肱三头肌皮褶
厚度的测量

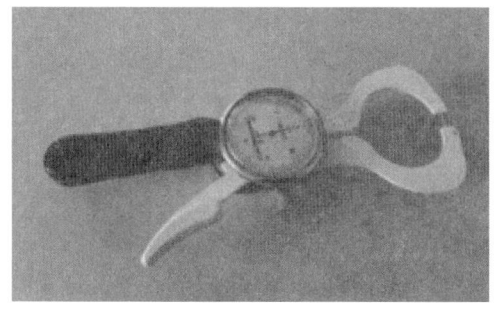

图 2-9 皮褶厚度计

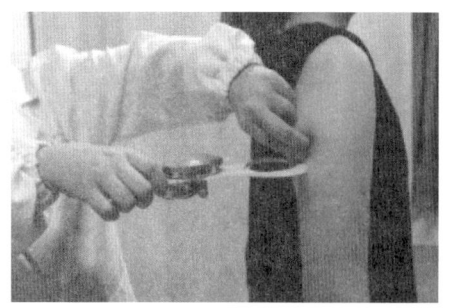

图 2-10 肱三头肌皮褶厚度测量

②测试人员找到肩峰、尺骨鹰嘴（肘部骨性突起）部位，并用油笔标记出右臂后面从肩峰到尺骨鹰嘴连线中点处（经验丰富者可略去此步）。

③在标上方约 2cm 处，用左手拇指和食指、中指将皮肤和皮下组织夹提起来。

④在该皮褶提起点的下方（约 1cm 处）用皮褶计测量其厚度，测量时皮褶计应与上臂垂直，右拇指松开皮褶计卡钳钳柄，使钳尖部充分夹住皮褶。

⑤在皮褶计指针快速回落后立即读数。

⑥读数要求：记录以 mm 为单位，精确到 0.1mm。重复测量 1 次，2 次测量的差值超过 2mm 则需要测第 3 次，取两次最接近的测量数值求平均值。

2. 注意事项

（1）受试者自然站立，肌肉不要紧张，体重平均落在两腿上。

（2）把皮肤与皮下组织一起夹提起来，但不能把肌肉提夹住。

（3）测量时皮褶厚度计应与上臂垂直，皮褶厚度计表盘面朝上。

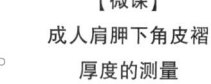

【微课】
成人肩胛下角皮褶厚度的测量

二、肩胛下角皮褶厚度的测量

1. 实施步骤

（1）记录信息　根据实验记录表询问并记录被测者的姓名、年龄、性别、职业以及测试日期与时间等基本信息。

（2）测量方法与步骤　先用标准砝码调节皮褶厚度计（图 2-9）的卡钳压力至标准范围内。然后进行如下操作。

①被测者保持肩胛下角皮褶厚度测量正确体姿（图 2-11）：取站立位，自然站立，肩、臂自然放松，两臂垂直放在身体两侧，体重平均落在两腿上，被测部位充分裸露。

②测试人员用油笔标出右肩胛下角位置（经验丰富者可略去此步）。

③在右肩胛骨下角下方 1cm 处，顺自然皮褶方向（即皮褶走向与脊柱成 45°），用左手拇指和食指、中指将被测部位皮肤和皮下组织夹提起来。

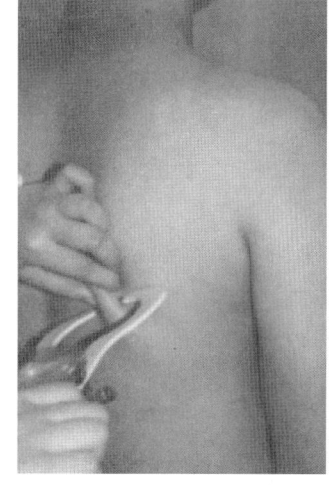

图 2-11 肩胛下角皮褶厚度测量

④在该皮褶提起点的下方（约1cm处）用皮褶厚度计测量其厚度，测量时皮褶厚度计应与被测皮褶垂直，右拇指松开皮褶厚度计卡钳钳柄，使钳尖部充分夹住皮褶。

⑤在皮褶厚度计指针快速回落后立即读数。

⑥读数要求：记录以mm为单位，精确到0.1mm。重复测量1次，2次测量的差值超过2mm则需要测第3次，取两次最接近的测量数值求平均值。

2. 注意事项

（1）受试者自然站立，肌肉不要紧张，体重平均落在两腿上。

（2）把皮肤与皮下组织一起夹提起来，但不能把肌肉提夹住。

（3）肩胛下角摸不清者，可让被测者先挺胸，找准肩胛下角后再恢复正确姿势。

三、髂嵴上皮褶厚度的测量

1. 实施步骤

（1）记录信息　根据实验记录表询问并记录被测者的姓名、年龄、性别、职业等基本信息。

（2）测量方法与步骤　先用标准砝码调节皮褶厚度计（图2-9）的卡钳压力至标准范围内。然后进行如下操作。

【微课】
成人髂嵴上皮褶
厚度的测量

①被测者保持髂嵴上皮褶厚度测量正确体姿（图2-12）：取站立位，自然站立，肩、臂自然放松，两臂垂直放在身体两侧，体重平均落在两腿上，被测部位充分裸露。

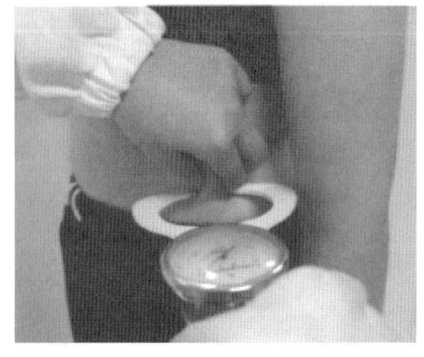

图2-12　髂嵴上皮褶厚度测量

②测试员站在被测者的右前侧，在被测者双侧腋中线肋下缘与髂前上棘最高点连线的中点处，用油性记号笔标记（经验丰富者可略去此步）。

③用左手拇指和食指、中指将标记处皮肤和皮下组织夹提起来，形成皮褶（皮褶延长与身体长轴成45°），注意不能把肌肉提夹住。

④右手握皮褶厚度计，测量距离中点1cm处的皮褶厚度。测量时皮褶计要与被测皮褶垂直，慢慢松开皮褶计卡钳钳柄，使钳夹部充分夹住皮褶。

⑤在皮褶计指针快速回落后立即读数。

⑥读数要求：记录以mm为单位，精确到0.1mm。重复测量1次，两次测量的差值超过2mm则需要测第3次，取两次最接近的测量数值求平均值。

（3）结束测量　读数完毕，测量员提醒被测者及时穿好衣物，避免受凉。

（4）计算相应的评价指标　Oeder指数。

（5）营养评价　对照相应的参考标准进行判断，然后给出营养评价，得出结论。

2. 注意事项

（1）受试者自然站立，肌肉不要紧张，体重平均落在两腿上。

（2）把皮肤与皮下组织一起夹提起来，但不能把肌肉提夹住。

(3) 测量时皮褶厚度计应与被测皮褶垂直，皮褶厚度计表盘面朝上。

检查/评价阶段

完成本项目实验/实践报告与检查/评价报告，详见《食品营养与健康实践工作手册》。

项目2-2　成人营养不良的判断与咨询

决策/计划阶段

明确本模块的工作任务，达成共识后制订以下工作计划。

以大学生自我测评为例，根据班级人数分成若干项目组（如4~5人/组），开展项目学习。以小组学习的方式进行模拟营养咨询练习。某大学营养咨询室来了两名刚刚参加完学校组织的新生体格测量测试、前来咨询的同学小李和小张（由2位同学扮演）。小李，女，18岁，她日常有饮食不规律、盲目节食减肥的行为，并疑似存在消瘦现象；小张，男，19岁，他日常喜欢喝含糖饮料，且多吃少动，疑似存在超重/肥胖现象。请营养师或营养指导员（由2~3位同学担任）按以下步骤分别对他们进行营养不良体征判断与指导。

准备阶段

（1）掌握体质营养评价的相关指标及参考标准。
（2）准备好相关的体格测量数据（身高、体重、围度等）。
（3）准备好体格评价用计算器、记录用笔及表格等。
（4）模拟营养咨询室应保持良好的室内环境：安静，照明良好，远离噪声，通风良好，使被检者免受外界的干扰。

实施阶段

任务2-2-1　成人消瘦的判断与咨询

消瘦一般是指人体脂肪减少，临床上表现为体重低于正常体重的相应范围以及其他相应的体格指标变化。

1. 实施步骤

（1）询问基本信息　按常规询问来访者小李的年龄、性别、职业等个人信息，并对小李进行病史、主诉进行询问，特别注意询问导致消瘦的相关信息，如最近饮食是否规律，食欲如何，常摄取的食物种类和名称，有无疾患等（膳食调查步骤可以先忽略）。

（2）核查记录、测量数据或现场测量　检查并记录咨询对象前期体格测量获取的相关测量数据（身高、体重、围度、皮褶厚度等）。

（3）计算相应的评价指标　肥胖度（标准体重指数）、体重指数（BMI）、Vervaeck指数、腰臀比（WHR）、Oeder指数。

（4）综合评价　对照相应的参考标准值进行评价，然后给出综合评价，得出结论。

（5）结果分析及指导　根据评价结果，参照成人消瘦综合评价指标和原因分析工作表，进行导致消瘦发生的可能原因分析，并对来访者提出适合的改善建议。

2. 注意事项

（1）体格测量数据要真实可靠。

（2）对咨询对象态度要友善、热情。

（3）询问病史时应注意重点获取导致消瘦发生的可能原因。

（4）遇到特殊体型者要体贴爱护、有同情心，更不能嘲笑或讥讽。

（5）注意对咨询对象体格数据等个人信息资料的保管与保密。

任务 2-2-2　成人超重和肥胖（含中心性肥胖）的判断与咨询

1. 实施步骤

（1）询问基本信息　按常规询问来访者小张的年龄、性别、职业等个人信息，并对小张进行病史、主诉进行询问，特别注意询问导致超重和肥胖的相关信息，如最近饮食是否规律，是否暴饮暴食，常摄取的食物种类和名称，有无疾患等，每日运动的情况（膳食调查步骤可以先忽略）。

（2）核查记录格测量数据或现场测量　检查并记录咨询对象前期体格测量获取的相关测量数据（身高、体重、围度、皮褶厚度等）。

（3）计算相应的评价指标　肥胖度（标准体重指数）、体重指数（BMI）、Vervaeck 指数、腰臀比（WHR）、Oeder 指数。

（4）综合评价　对照相应的参考标准值进行评价，然后给出综合评价，得出结论。

（5）结果分析及指导　根据评价结果，参照成人超重和肥胖综合评价指标和原因分析工作表，进行导致超重和肥胖发生的可能原因分析，并对来访者提出适合的改善建议。

2. 注意事项

（1）体格测量数据要真实可靠。

（2）对咨询对象态度要友善、热情。

（3）询问病史时应注意重点获取导致超重（肥胖）发生的可能原因。

（4）遇到特殊体型者要体贴爱护、有同情心，更不能嘲笑或讥讽。

（5）注意对咨询对象体格数据等个人信息资料的保管与保密。

■ **检查/评价阶段**

完成本项目实验/实践报告与检查/评价报告，详见《食品营养与健康实践工作手册》。

 拓展提升

项目 2-3　成人身体成分的测量与营养健康评价

■ **决策/计划阶段**

明确本模块的工作任务，达成共识后制订以下工作计划。

以大学生自我测评为例，根据班级人数分成若干项目组（如4~5人/组），开展项目学习。以小组学习或集体测量的方式进行身体成分的互测互评，开展消瘦、超重/肥胖、隐性肥胖等的自我筛查、自我诊断，以掌握成人体脂、身体成分的测量方法与步骤，从体成分角度了解自身的营养状况。

准备阶段

（1）完成体成分测量相关知识储备工作。
（2）掌握体成分测量的操作方法与步骤。
（3）掌握体成分健康评价的相关指标与标准。
（4）做好体成分测量实验准备工作。
①方法与标准准备。
②个人着装准备。
③小组材料与工具准备和调试。
《食品营养与健康实践工作手册》、笔、计算器。
体脂测量工具：体脂仪。
体成分测量工具：身体成分仪。
消毒用品：酒精棉球或含氯湿纸巾等。

日常隐性肥胖的筛查可以使用简易身体脂肪仪，便可获得人体脂肪含量（体脂）数据。

专业的体重管理机构一般使用身体成分仪对人体成分进行全面测量，除了人体脂肪外，还可测出蛋白质、矿物质、水分、肌肉与脂肪的含量及分布情况，并通过基本评估、内脏脂肪分析、节段分析、体重管理、肥胖分析、营养分析等，实行个性化精准监测与评价，对人体进行综合的健康评分。

（5）使用身体成分仪时如采用主机控制模式，还需提前做好被测人员信息汇总工作，如汇总个人基本信息资料（事先输入统一电子表格中，实验前导入测量仪器）。

实施阶段

任务 2-3-1　成人体脂的测量与营养评价

"知识储备"中我们介绍了借助体重、腰围数据计算体脂的方法（"间接计算法"），这里我们再进行"直接测量法"，使用仪器直接测得体脂率。

1. 实施步骤

以欧姆龙的身体脂肪仪（图2-13）为例，使用其他品牌或型号的仪器请参仪器说明；无设备条件的学校，可利用"间接计算法"计算体脂的估算数据。

（1）测量前准备及注意事项
①准备简易身体脂肪仪、个人基本信息资料（性别、年龄、身高、体重等）等。测量体

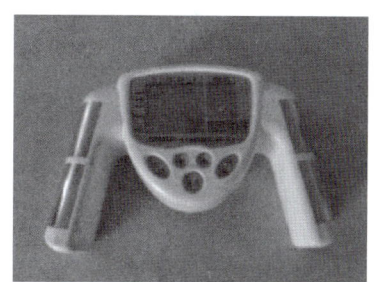

图 2-13　身体脂肪仪

成分的最佳时间为早晨吃饭前；如已进食，最好2h后进行。

②测量前不宜进行体育活动、体力活动或洗澡。

③测量前预先准备好个人身高、体重等信息资料。

(2) 正确测量姿势　测者保持体脂测量正确姿势。

①手持电极：手掌与手指均匀用力与电极接触，维持轻压直到测试结束。

②身体姿势：正常站立姿势，手握身体脂肪仪电极后将手臂平举，与身体呈垂直状；受试者身体保存放松，测试过程中身体不要过于紧张；工作人员和周边的测试者注意不要与受试者有皮肤接触。

(3) 测试

①按"电源"按钮。

②根据身体脂肪仪屏幕提示依次输入性别、年龄、身高、体重等受试者个人基本信息资料。

③按"测试"按钮。

④维持上述身体姿势直至身体脂肪仪屏幕显示体脂数据。

⑤记录数据，关闭电源。

(4) 营养评价　对照男女体脂率正常值范围，进行个体营养判断。

(5) 成因与对策讨论　组内分享交流测试结果，并以小组为单位评价隐性肥胖或消瘦的发生率，并讨论大学生可能存在的营养问题或隐患，分析其成因与对策。

2. 注意事项

(1) 体内有任何植入式电子设备（如心脏起搏器、骨骼固定器等）、金属或非金属植入物，禁止使用身体脂肪仪测量。

(2) 工作人员和周边的测试者注意不要与受试者有皮肤或肢体接触。

任务2-3-2　成人体成分的测量与健康评价

1. 实施步骤

以联想的身体成分仪（图2-14）为例，使用其他品牌或型号的仪器请参仪器说明。

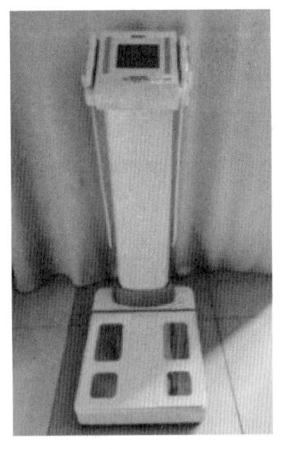

图2-14　身体成分仪

(1) 测量前准备

①测量体成分的最佳时间为早晨吃饭前；如已进食，最好2h后进行。

②测量前不宜进行体育活动、体力活动或洗澡。

③测量前做好个人资料输入工作。

④受试者应在按"测试"按钮之前在仪器上站好。

(2) 正确测量姿势　测者保持体成分测量正确体姿。

①手持电极：手掌与手指均匀用力与电极接触，维持轻压直到测试结束。

②足电极：分析时必须赤足；首先将脚后跟安放到后电极上；先将前脚板合适地踩在前电极上。

③身体姿势：正常的站立姿势下，手与足外展。具体要求如下。

a. 将手臂和身体分开，大腿分开，使腋窝处松开，尽量少与身体接触，手部不要接触胯部，建议测试过程中手臂外展15°以上。

b. 受试者身体保存放松，测试过程中身体不要过于紧张。

c. 测试时尽量去掉衣服和装饰品来获得净体重。

d. 工作人员和周边的测试者注意不要与受试者有皮肤接触。

（3）测试（以现场操作模式为例）

①按"测试"按钮：一切合格时屏幕会显示TESTING，下方有绿色滚动条纹，显示测试进程。

②测试完毕后在显示屏上会显示主要测试数据，此时受试者可把手电极放回手电极固定座，保存数据（或打印结果）。

③受试者从体成分仪上走下来。

④按"回主菜单"，体成分仪返回到消息输入界面，此时可以进行下一个人测试。

（注：以上操作也可由工作人员使用"PC主控测试"功能在所连接的计算机上统一操作。）

（4）健康评价　由测量仪式提供《健康评价报告》。

（5）成因与对策讨论　组内分享交流、互相解读《健康评价报告》，并以小组为单位评价大学生可能存在的健康问题或健康隐患，并分析其成因与对策。

2. 注意事项

（1）体内有任何植入式电子设备（如心脏起搏器、骨骼固定器等）、金属或非金属植入物，禁止使用身体脂肪仪测量。

（2）工作人员和周边的测试者注意不要与受试者有皮肤或肢体接触。

（3）测量时千万不要将手持电极掉到地上。

■ 检查/评价阶段

完成本项目实验/实践报告与检查/评价报告，详见《食品营养与健康实践工作手册》。

项目2-4　儿童体格测量与营养评价

■ 决策/计划阶段

明确本模块的工作任务，达成共识后制订以下工作计划。

根据班级人数分成若干项目组（如4~5人/组），开展项目学习。对某幼儿园儿童开展现场体格测量工作（或借助虚拟仿真软件），以掌握儿童身高、坐高、体重、头围、胸围等指标的测量方法与步骤，进行儿童消瘦、超重/肥胖、营养不良等的诊断，了解被测儿童的体质营养状况。

■ 准备阶段

（1）完成儿童体格测量与营养评价的相关知识储备工作。

(2) 掌握儿童体格测量的操作方法与步骤。

(3) 掌握儿童体质营养评价的相关指标与标准。

(4) 测量时间规划：个体测量宜在早晨空腹排便之后，群体测量也可在上午10时左右进行。

(5) 做好儿童体格测量实验准备工作。

①方法与标准准备。

②儿童着装准备。

③小组材料与工具准备。

《食品营养与健康实践工作手册》、笔、计算器。

身高测量工具：立尺、电子身高计和机械身高计（使用前校对零点）。

身长测量工具（幼儿）：标准量床或量板。

体重测量工具：7岁以下儿童采用杠杆式体重计；8岁以上和成人一样，采用机械磅秤、电子磅秤、刻度式体重计、电子式体重计。

围度测量工具：无伸缩性的软尺。

皮褶厚度测量工具：皮褶厚度计（测量前仪器应校正压力并调零）。

(6) 准备一个对儿童友好的良好室内环境。

■ 实施阶段

任务 2-4-1　儿童身高（幼儿身长）、坐高与体重的测量与营养评价

一、身高的测量

1. 实施步骤

(1) 记录测量对象的基本信息。

(2) 测量方法与步骤（同成人）。

①身高计的安装、校正。

②测试。被测者赤足、保持立正姿势。立正是指上肢自然下垂，足跟并拢，足尖分开成60°，躯干自然挺直、头部正直，两眼平视前方，做到"三点靠立柱、两点呈水平"。三点是指足跟、骶骨部、两肩胛区；两线是指耳屏上缘、两眼眶下缘最低点连线。

③读数并记录。读数要求：双眼与压板平面等高，以 cm 为单位，精确到小数点后1位。

④测量结束。读数完毕，立即将水平压板轻轻推至安全高度，以防伤人。

2. 注意事项

(1) 测量前校正仪器。

(2) 三点靠立柱、两线呈水平。

(3) 读数时两眼与压板等高。

(4) 压板松紧要适度（头发蓬松者要压实，头顶发辫、发结要解开，饰物要取下）。

(5) 测试前被测者不应进行体育活动和重体力活动。

二、身长的测量

小于3岁的幼儿或婴儿不便测试身高时，可进行身长的测量。

1. 实施步骤

(1) 记录测量对象的基本信息。

(2) 测量方法与步骤：测试员协助被测幼儿或婴儿保持身长测量正确体姿（图2-15）。

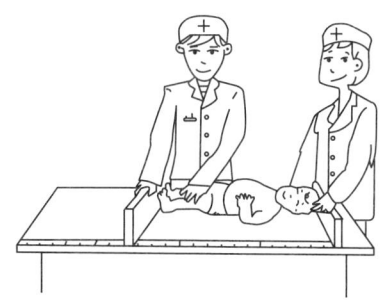

图 2-15 幼儿身长测量

①标准量床或量板放置平坦。

②测试。测试员协助脱去小儿鞋帽和厚衣裤，使其仰卧于量板中线上；幼儿头接触顶板，两侧耳廓上缘与眼眶下缘的连线与量板垂直；固定幼儿膝部，用右手滑动滑板，使之紧贴小儿足跟。

③读数并记录。读数要求：以 cm 为单位，精确到小数点后 1 位。

【动画】婴幼儿身长测量

④测量结束。

(3) 计算相应的评价指标：体重指数（BMI），Rorer 指数，Kaup 指数。

(4) 营养评价：对照相应的参考值进行判断，然后给出营养评价，得出结论。

2. 注意事项

(1) 幼儿头接触顶板，两侧耳廓上缘与眼眶下缘的连线与量板垂直。

(2) 顶板松紧要适度。

三、体重的测量

1. 实施步骤

(1) 记录测量对象的基本信息。

(2) 测量方法与步骤同成人。被测者保持体重测量正确体姿。

①被测者脱去外衣、鞋袜和帽子，只穿背心和短裤。

②站立于体重计中央。

③读数并记录。读数要求：读数以 kg 为单位，记录至小数点后 1 位。

2. 注意事项

(1) 测量前校正仪器，要观察杠杆秤是否有螺丝松动，并及时拧紧。

(2) 测量体重前要询问被测者的身体状况等。

(3) 受试者站在秤台中央，上、下杠杆秤动作要轻。

(4) 测量体重前受试者不得进行体育活动和体力劳动。

四、坐高的测量

1. 实施步骤

(1) 记录测量对象的基本信息。

(2) 测量方法与步骤

①（身高）坐高计的安装、校正。

②测试。被测者保持坐高测量正确体姿：被测者骶骨部、两肩胛区靠立柱，躯干自然挺直，头部正直，两眼平视前方，以保持耳屏的上缘与眼眶下缘呈水平位。两腿并拢，大腿与地面平行并与小腿呈直角。上肢自然下垂，双手不得支撑坐板，双足平踏在地面上。如受试者小腿较短，适当调节踏板高度以维持正确检测姿势。

③读数并记录。读数要求：双眼与压板平面等高，以 cm 为单位，精确到小数点后 1 位。

④测量结束。读数完毕，立即将水平压板轻轻推至安全高度，以防伤人。

2. 注意事项

(1) 测量前校正仪器。

(2) 读数时两眼与压板等高。

(3) 压板松紧要适度（头发蓬松者要压实，头顶发辫、发结要解开，饰物要取下）。

(4) 测试前被测者不应进行体育活动和重体力活动。

(5) 如无身高坐高计，可用普通身高计，另备不同高度的小椅子；身高计要靠墙放置，小椅子的靠背要紧靠身高计立柱。

任务 2-4-2 儿童身体围度的测量与营养评价

一、头围的测量

1. 实施步骤

(1) 记录测量对象的基本信息。

(2) 测量方法与步骤。被测者保持头围测量正确体姿，软尺放置位置见图 2-16。

【动画】婴幼儿头围测量

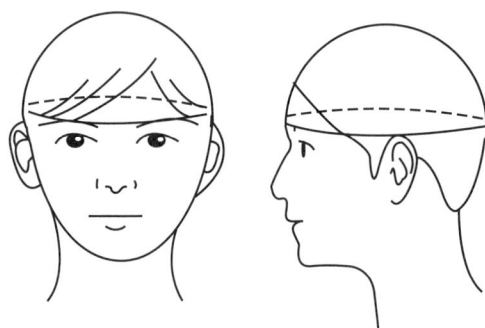

图 2-16 儿童头围测量

①记录测量对象的基本信息。

②被测者取坐位、立位、仰卧位均可，须脱去帽子、去除围巾或发辫等。

③两名测试员配合，一名测试员寻找左右软尺固定点（头部左右侧眉弓上缘；枕部固定点为枕骨粗隆，即后脑勺最突出的一点）并准备读数，另一名观察软尺是否水平。

④读数并记录。读数要求：以 cm 为单位，精确到小数点后 1 位，测量 3 次，取平均值。

2. 注意事项

（1）量前检查软尺有无裂隙、变形。

（2）长发者应将头发在软尺经过处上下分开。

（3）注意在平静呼吸时读数。

（4）软尺的松紧要适度，过松或过紧都会影响测量结果。

（5）消除儿童的恐惧心理，保证测量的顺利进行。

二、胸围的测量

1. 实施步骤

（1）记录测量对象的基本信息。

（2）测量方法与步骤

①记录测量对象的基本信息。

②被测者保持立正姿势，平静呼吸，两手自然平放或下垂，两眼平视前方。

③两名测试员配合，一名测试员寻找左右软尺固定点（胸前固定点：男性及乳腺尚未突起的女童，通常以被测者胸前乳头下缘为固定点；乳腺已突起的女性，以胸骨中线第四肋间高度为固定点。背部固定点：两肩胛下角下缘）并准备读数，另一名观察软尺是否水平。

④读数并记录。读数要求：在平静呼吸时读数，以 cm 为单位，精确到小数点后 1 位。测量 3 次，取平均值。

（3）计算相应的评价指标：比胸围（结合任务 2-4-1 测得的身高数据计算）。

（4）营养评价：对照相应的参考标准进行判断，然后给出营养评价，得出结论。

2. 注意事项

（1）测量前检查软尺有无裂隙、变形。

（2）注意被测者的站立姿势：应处于平静呼吸状态，两手自然平放或下垂，两眼平视前方，不能低头，不能含胸或挺胸，不能耸肩或驼背。

（3）注意在平静呼吸时读数。

（4）软尺的松紧要适度，过松过紧都会影响测量结果。

（5）测量时应由两名测试员配合，站在被测前的测试人员找准胸前固定点，站在被测者后的测试人员协助找好背部测量点。

（6）肩胛下角摸不清者，可让被测者先挺胸，找准肩胛下角后再恢复正确姿势。

▌检查/评价阶段

完成本项目实验/实践报告与检查/评价报告，详见《食品营养与健康实践工作手册》。

模块三

供需要平衡：每日能量与营养素需求的确定

 学习目标

■ **知识与技能（Knowledge & Skills）**

掌握膳食营养素参考摄入量（DRIs）基本知识与应用，能查阅《中国居民膳食营养素参考摄入量（2023版）》相关表格；掌握人体能量与营养素基础知识与基本理论；能够使用 DRIs 数据表及要因计算法等方法，为自己或咨询对象确定每天的能量需要与营养素需求。

■ **过程与方法（Process & Steps）**

了解项目学习、任务驱动式学习，体验角色扮演、合作学习等学习形式，掌握分析与解决自己或咨询对象能量与营养问题的过程与方法。

■ **情感态度与价值观（Emotional Attitude & Values）**

培养健康意识、营养意识，树立大健康观、"治未病"理念；树立团队意识和合作精神；弘扬营养科学（家）精神、培育科学素养、科学探究意识；培养营养师职业道德，培养劳动精神、创新意识、工匠精神。

模块导入

营养不是多多益善，合理、恰当就行！人体能量与营养素摄入过多或过少，会引发超重与肥胖、消瘦或"隐性饥饿"（营养素缺乏）等现象。那么，能量与营养素摄入多少才算是过多或过少呢？别急，《中国居民膳食营养素参考摄入量》会回答您的这个问题！

在本模块知识储备部分，我们将首先学习膳食营养素参考摄入量相关知识，在此基础上着重学习能量与六大营养素等营养学基本知识与理论，这是我们学习食品营养、公共营养、疾病营养、人群营养等营养学领域内容的重要基础，也是我们开展日常合理饮食实践和后续进一步学习营养配餐类课程的理论依据。

本模块的实践内容及工作任务如下。

1. 技能训练：使用查表法确定目标人群每日能量与营养素需要量。
2. 营养师上线：充当营养师或营养指导员，使用计算法为前来咨询的大学生确定每日能量目标值。

思维导图

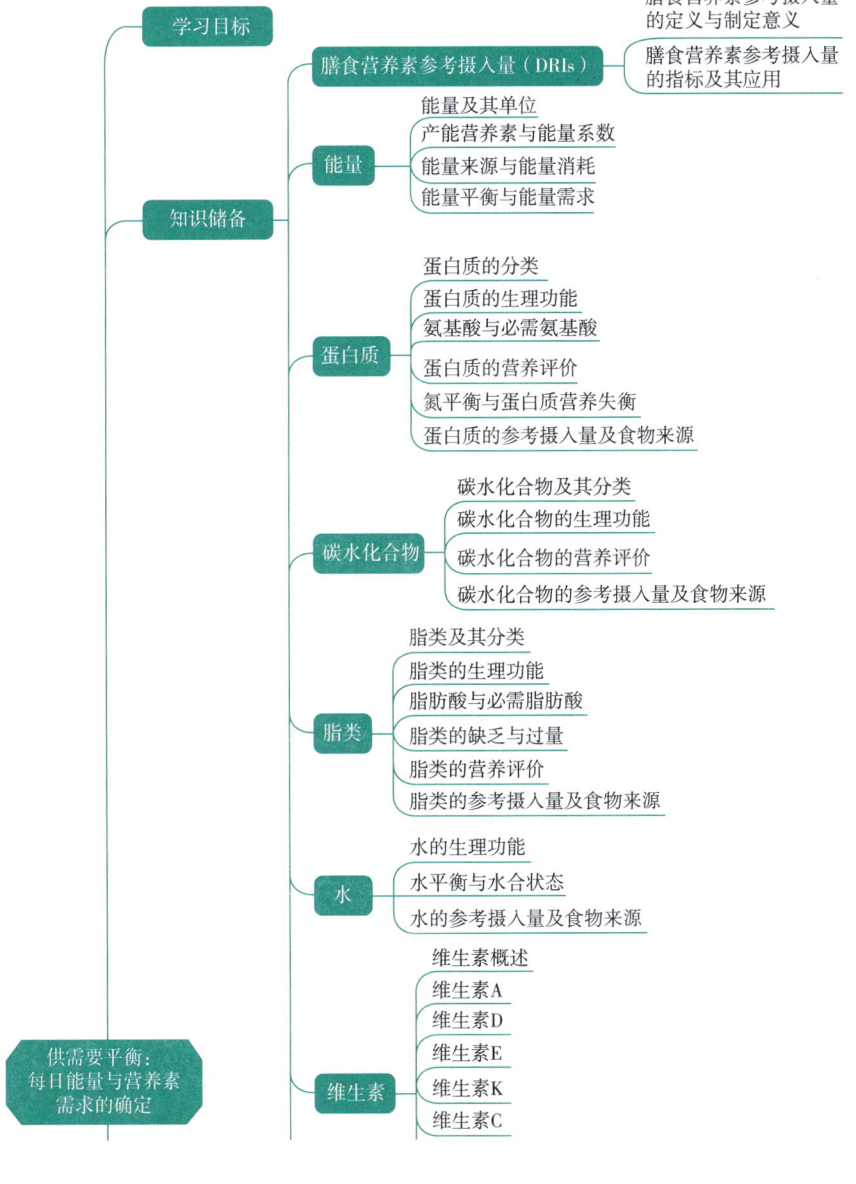

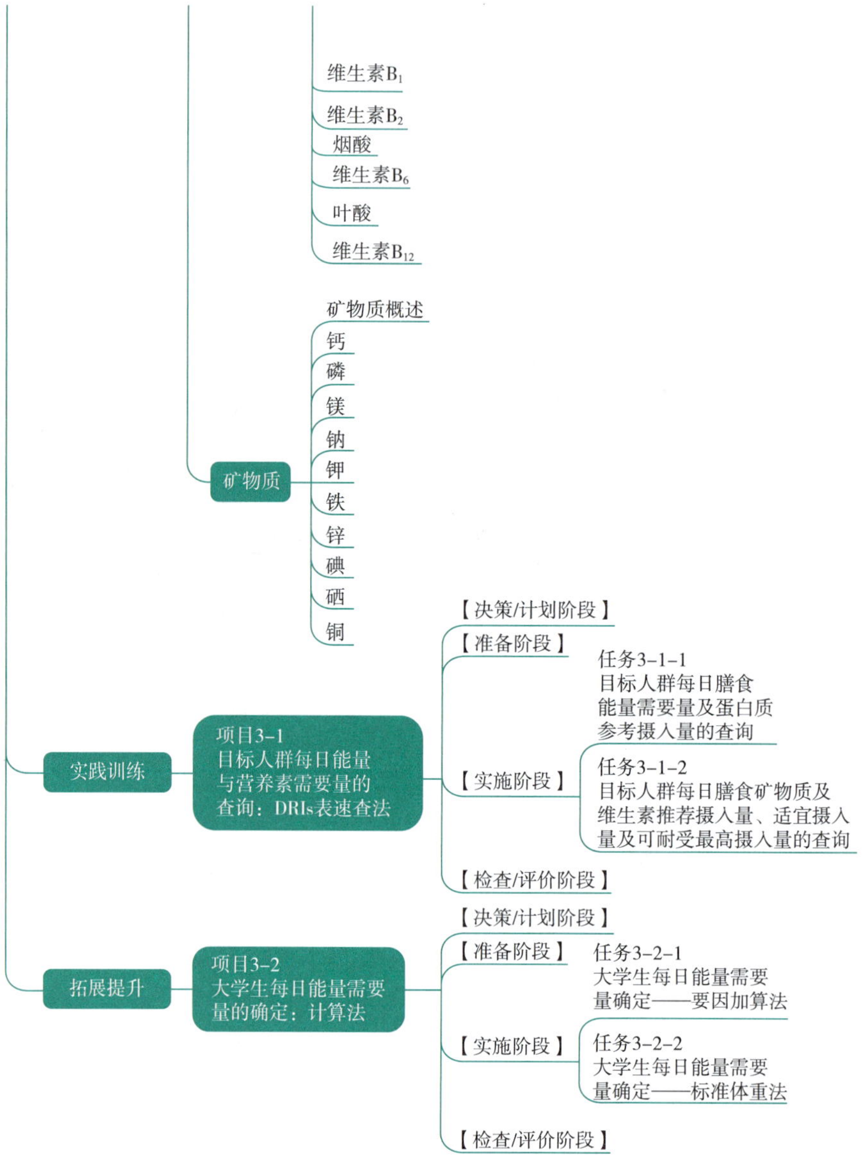

```
                      ┌ 维生素B₁
                      ├ 维生素B₂
                      ├ 烟酸
                      ├ 维生素B₆
                      ├ 叶酸
                      └ 维生素B₁₂

              ┌ 矿物质概述
              ├ 钙
              ├ 磷
              ├ 镁
              ├ 钠
   矿物质 ─────┤ 钾
              ├ 铁
              ├ 锌
              ├ 碘
              ├ 硒
              └ 铜
```

实践训练 — 项目3-1 目标人群每日能量与营养素需要量的查询：DRIs表速查法
- 【决策/计划阶段】
- 【准备阶段】— 任务3-1-1 目标人群每日膳食能量需要量及蛋白质参考摄入量的查询
- 【实施阶段】— 任务3-1-2 目标人群每日膳食矿物质及维生素推荐摄入量、适宜摄入量及可耐受最高摄入量的查询
- 【检查/评价阶段】

拓展提升 — 项目3-2 大学生每日能量需要量的确定：计算法
- 【决策/计划阶段】
- 【准备阶段】— 任务3-2-1 大学生每日能量需要量确定——要因加算法
- 【实施阶段】— 任务3-2-2 大学生每日能量需要量确定——标准体重法
- 【检查/评价阶段】

 知识储备

知识点一

膳食营养素参考摄入量（DRIs）

一、膳食营养素参考摄入量的定义与制定意义

1. 膳食营养素参考摄入量的定义及其演变

膳食营养素参考摄入量（Dietary reference intakes，DRIs）是为了保证健康个体和群体合理摄入营养素，避免缺乏和过量，推荐的每日平均营养素摄入量的一组科学参

考值或标准。膳食营养素参考摄入量包含了不同年龄段人群的膳食能量和营养素的参考值，涵盖了不同人群的基本需要、适宜需要以及安全用量等不同用途，统称为膳食营养素参考摄入量。膳食营养素参考摄入量适用于健康个体，也包括没有明显健康问题的人。

【微课】
膳食营养素参考
摄入量的应用

膳食营养素参考摄入量（DRIs）是在膳食营养素供给量（RDA）的基础上发展起来的。我国膳食营养供给量（RDA）发布于1955年，其最早的基本版本是我国1938年发布的《中国民众最低限度之营养需要》，其后又经过了多次修订。20世纪90年代初期，美国和加拿大的营养学界进一步明确了膳食营养素供给量的范围，提出了比较系统的膳食营养素参考摄入量概念。2000年，根据国际营养学新进展，我国也在原膳食营养素供给量的基础上研制出《中国居民膳食营养素参考摄入量（2000版）》，第一次系统制定了平均需要量（Estimated average requirement，EAR）、推荐摄入量（Recommended nutrient intake，RNI）、适宜摄入量（Adequate intake，AI）和可耐受最高摄入量（Tolerable upper intake level，UL）4个营养水平指标体系。从原先的膳食营养素供给量到现在的膳食营养素参考摄入量，我国居民的膳食营养素参考摄入量实现了从单一营养水平指标向多营养水平指标的跨越。

2013年5月，我国发布了《中国居民膳食营养素参考摄入量（2013版）》，其营养水平指标体系又在2000版4个营养水平指标的基础上，新增加了宏量营养素可接受范围（Acceptable macronutrient distribution ranqes，AMDR）、预防非传染性慢性病的建议摄入量（Proposed intakes for preventing non-communicable chronic diseases，PI-NCD）和植物化合物特定建议值（Specific proposed levels，SPL）3个预防慢性病的营养水平指标。

《中国居民膳食营养素参考摄入量（2023版）》以科学性、先进性、整体性、延续性为修订原则，主要对包括能量、营养素及其他膳食成分的20个年龄组（含孕妇与乳母）的不同参考摄入量、共70余个营养素和其他膳食成分进行了重新修订与确认。2023版保留了2013版的7指标体系，其中，平均需要量（EAR）、推荐摄入量（RNI）、适宜摄入量（AI）、可耐受最高摄入量（UL）、宏量营养素可接受范围（AMDR）的概念维持不变，预防非传染性慢性疾病的建议摄入量（PI-NCD）和植物化合物特定建议值（SPL）两个概念保留但作了适当修改。

2. 《中国居民膳食营养素参考摄入量》的制定意义

《中国居民膳食营养素参考摄入量》的制定与修订，是落实《国民营养计划（2017—2030年）》重要工作的重要举措，对于制定我国营养健康政策及其重要技术指标、食品营养标准、营养支持和干预、膳食调查指导和评估、新食品研发，以及保障国民健康和膳食营养素合理摄入、预防营养缺乏和过量、减少慢性病发生危险具有十分重要的意义。膳食营养素参考摄入量的推出与使用，使人们在自身营养的摄入量控制问题上有据可考，它给出了日常推荐的能量与各种营养素的摄入量，并对各种营养素的理化性质、生理功能、营养评价及主要食物来源等方面进行了系统的论述，对各营养素的参考值都提供了丰富的科学研究依据。

具体而言,《中国居民膳食营养素参考摄入量》的制定具有以下意义。

(1) 适用于营养科技人员对中国居民群体或个体进行膳食营养评价和膳食设计。

(2) 可为管理者制定国家食物营养发展规划和营养相关标准提供科学依据。

(3) 对营养食品的研发和评价具有重要的参考价值。

其中,膳食评价与膳食设计(膳食计划)是膳食营养素参考摄入量在专业领域应用的两个常用方面。在膳食评价方面,膳食营养素参考摄入量作为衡量个体(群体)实际摄入能量与营养素的量是否适宜的一个尺度;在膳食设计方面,膳食营养素参考摄入量则作为营养状况适宜的目标,为个体(群体)日常合理饮食提供建议。膳食评价相关内容,我们将在教材模块六详细探讨;膳食设计相关内容请在营养配餐类相关课程进一步学习。

二、膳食营养素参考摄入量的指标及其应用

《中国居民膳食营养素参考摄入量(2023版)》有7个营养水平指标。

《中国居民膳食营养素参考摄入量(2023版)》指标体系
- 平均需要量(EAR)
- 推荐摄入量(RNI)
- 适宜摄入量(AI)
- 可耐受最高摄入量(UL)
- 宏量营养素可接受范围(AMDR)
- 降低膳食相关非传染性疾病风险的建议摄入量(PI-NCD)
- 特定建议值(SPL)

1. 平均需要量

(1) 定义 平均需要量(EAR)是指某一特定性别、年龄及生理状况群体中个体对某营养素需要量的平均值。按照平均需要量水平摄入某一营养素,根据某些指标判断可以满足某一特定性别、年龄及生理状况群体中50%个体需要量的摄入水平,但不能满足群体中另外50%个体对该营养素的需要。

(2) 主要用途 平均需要量是制定推荐摄入量的基础,也可用于评价或计划群体的膳食摄入量,或判断个体某营养素摄入量不足的可能性。由于某些营养素的研究尚缺乏足够的个体需要量资料,因此并非所有的营养素都能制定平均需要量。

2. 推荐摄入量

(1) 定义 推荐摄入量(RNI)是指可以满足某一特定性别、年龄及生理状况群体中绝大多数个体(97%~98%)需要量的某种营养素摄入水平。长期摄入推荐摄入量水平某种营养素,可以满足身体对该营养素的需要,维持组织中有适当的营养素储备及机体健康。

(2) 主要用途 推荐摄入量相当于传统意义上的膳食营养素供给量(RDA),主要用途是作为个体每日摄入该营养素的目标值。

3. 适宜摄入量

(1) 定义 适宜摄入量(AI)是指通过观察或实验获得的健康群体某种营养素的

摄入量。当某种营养素的个体需要量研究资料不足而不能制定 EAR、从而无法推算 RNI 时，可通过设定适宜摄入量来代替推荐摄入量。

（2）主要用途　适宜摄入量也可以用作目标群体中的个体某个营养素摄入的目标，可满足该群体中绝大多数个体的需要。但值得注意，适宜摄入量和推荐摄入量的区别在于适宜摄入量的准确性远不如推荐摄入量，且可能高于推荐摄入量。因此，使用适宜摄入量作为推荐标准时要比使用推荐摄入量更加谨慎。

4. 可耐受最高摄入量

（1）定义　可耐受最高摄入量（UL）是指平均每日可以摄入营养素或其他膳食成分的最高限量。

"可耐受"意味着这一摄入量水平在生物学上一般是可以耐受的。可耐受最高摄入量不是一个建议的摄入水平，它的制定是基于最大无作用剂量，加上安全系数。对一般群体而言，摄入量达可耐受最高摄入量水平对几乎所有个体均不致健康损害，但并不表示摄入量达此水平对人体健康是有益的。目前有些营养素还没有足够的资料来制定可耐受最高摄入量，但未定可耐受最高摄入量并不意味着过多摄入该营养素没有潜在的危害（图 3-1）。

（2）主要用途　可耐受最高摄入量可以用作限制过多摄入的标准。在制定个体和群体膳食时，应使营养素摄入量低于可耐受最高摄入量，以避免营养素过量摄入时可能造成的危害。

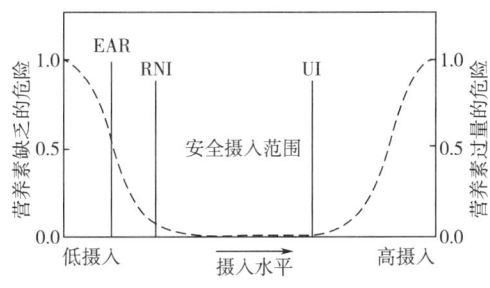

图 3-1　营养素安全摄入范围示意图

5. 宏量营养素的可接受范围

（1）定义　宏量营养素的可接受范围（AMDR）是指脂肪、蛋白质、碳水化合物理想的摄入量范围，该范围可以满足这些必需营养素的需要，并且有利于降低慢性病的发生风险，常以占能量摄入量的百分比表示。

（2）主要用途　宏量营养素的可接受范围的关键特征是适宜摄入量范围值具有下限和上限，即被认为对健康有预期影响的最低或最高阈值。如果一个人的摄入量低于或高于此范围，则可能会增加慢性病的发生风险，从而影响长期健康。

6. 降低膳食相关非传染性疾病风险的建议摄入量

（1）定义　降低膳食相关非传染性疾病风险的建议摄入量（PI-NCD）简称建议摄入量（PI），是以膳食相关非传染性慢性疾病（NCD）一级预防为目标，提出的必需营养素的每日摄入量（水平）。

（2）主要用途　当膳食相关非传染性慢性疾病易感人群的某些营养素摄入量达到

降低膳食相关非传染性疾病风险的建议摄入量时，可以降低膳食相关非传染性慢性疾病发生风险。

7. 特定建议值

（1）定义 特定建议值（SPL）是以降低成年人膳食相关非传染性疾病风险为目标，提出的其他膳食成分（Other dietary components）的每日摄入量（水平）。

（2）主要用途 特定建议值专用于给出其他膳食成分的建议值，当该成分的摄入量达到特定建议值，可能有利于降低疾病的发生风险或死亡率。

知识点二

能量

一、能量及其单位

能量（Energy）与物质代谢息息相关，可维持各种生理和身体活动的正常进行。在人体内，能量维持体温的恒定并不断地向环境散发，维持内脏器官的化学和物理活动、肌肉活动、体温调节及其生长发育。能量的主要形式有电能（神经传导）、机械能（肌肉收缩）、化学能（化学合成）和热能（体温）等。

国际上通用的能量单位是焦耳（Joule，J），是机械能单位。1J 是指以 1N 将 1kg 物体移动 1m 所需的能量。1N 是质量 1kg 的物体获得 $1m/s^2$ 的加速度所需的力。我们日常使用的卡（Calorie）是热能单位，是 1mL 水在 1atm 从 15℃ 上升到 16℃ 所需的热量。

能量国际单位与常用单位的换算关系如下：

1 卡（cal）= 4.184 焦耳（J），1cal = 4.184J

1 千卡（kcal）= 4.184 千焦（kJ）

1000 千卡（kcal）= 4.184 兆焦（MJ）

二、产能营养素与能量系数

人体能量来自食物中的碳水化合物、脂肪和蛋白质，这三类营养素因此又被称为能量营养素、生热营养素或产能营养素。这些能源物质中所蕴藏的化学能，在体内经过生物氧化过程，生成三磷酸腺苷（ATP），供给机体能量。

1g 能量营养素在体外燃烧所释放出的热量称为物理燃烧值或物理能值。物理能值可通过弹式热量计测得。三大能量营养素的物理能值分别为：

碳水化合物　17.15kJ/g（4.1kcal/g）

脂肪　　　　39.54kJ/g（9.45kcal/g）

蛋白质　　　18.2kJ/g（4.35kcal/g）

1g 能量营养素在体内完全氧化时所产生的能量值，称为"食物的能量系数"，旧称"食物的热价"或"生理能值"，食物的能量系数是通过体外燃烧实验而推算得到的。

食物中的这些能源物质在人体内并不能100%消化和吸收,会有部分通过粪便排出体外而损失,消化和吸收率取决于食物本身情况(如营养素含量、食物的基质)、食物的加工和烹饪方式、人体的生理状况(如疾病期、特殊生理期)等因素。一般混合膳食中的碳水化合物、脂肪、蛋白质的吸收率分别以98%、95%和92%计算,即:

1g 碳水化合物产生能量为 17.15kJ×98% = 16.8kJ(4.0kcal)

1g 脂肪产生能量为 39.54kJ×95% = 37.5kJ(9.0kcal)

1g 蛋白质产生能量为 18.2kJ×92% = 16.7kJ(4.0kcal)

因此,WHO/FAO 推荐的食物中三大能量营养素的生理能值(能量系数)分别为:

碳水化合物　　16.8kJ/g(4.0kcal/g)

脂肪　　　　　37.5kJ/g(9.0kcal/g)

蛋白质　　　　16.7kJ/g(4.0kcal/g)

乙醇虽不是营养素,但摄入体内氧化后也会释放能量,其能量系数为 29.3kJ(7.0kcal)。膳食调查时酗酒者摄入酒精所产生的能量部分不能忽略。

三、能量来源与能量消耗

1. 能量需要与来源

根据 FAO/WHO/UNU 联合专家委员会的定义:能量需要量(Estimated energy requirement,EER)是指能平衡人体能量消耗以维持体态、身体结构以及需要进行理想的身体活动,以致长期取得健康状态的食物能量水平。对于某个群体而言,膳食能量摄入水平是指在这群体中,营养状态与健康状态良好者的需要量。

能量在体内的储存形式为三磷酸腺苷(ATP)、磷酸肌酸和高能硫酯键。ATP 是高能分子,ATP 水解末端的高能磷酸键释放自由基为机体各项生理活动提供能量。通常情况下 ATP 在酶的作用下水解最外侧的高能磷酸键,生成腺苷二磷酸(ADP)和磷酸,并释放大量的能量供细胞各项活动利用。ATP、ADP 等可以相互转换。

碳水化合物、脂肪、蛋白质在有氧条件下彻底氧化生成二氧化碳与水,并将储存在分子内的化学能释放出来,转移、储存在 ATP 分子内。生命活动需要不断消耗 ATP,机体于是不断分解自身储存的生热营养素,来保证对生命活动 ATP 的持续供应。可以说,ATP 是人体能量的直接来源,其在机体内起能量的直接供体作用。碳水化合物、脂肪、蛋白质三大生热营养素是人体能量的间接来源(图 3-2)。

2. 能量消耗

FAO/WHO/UNU 联合专家委员会曾提出:个人能量需要决定于四个可变数,即身体活动、体格大小和组成成分、年龄、气候及其他生态学因素。因此,体格大小和体成分相同的人如居住在相同环境、相同的生活条件下,将有相同的能量需要。而同年龄和同性别的人中,身体活动是能量消耗变异的重要因素。

人体能量消耗(Total energy expenditure,TEE)包括以下四个方面:

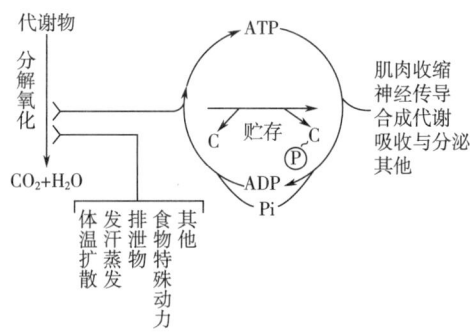

图 3-2 体内能量的转化、储存及消耗示意图

（1）基础代谢能量消耗 基础代谢能量消耗（Basal energy expenditure，BEE）是指人体维持正常生理功能和内环境稳定及交感神经系统活动所消耗的能量。一般在室温 18~25℃，禁食 12h 后，静卧、放松而又清醒时测定。此时能量仅用于维持体温和呼吸、血液循环及其他器官的最基本的生理活动需要。消耗的能量是维持生命的最低能量消耗，占人体一日总能量的 60%~70%。

基础代谢率（Basal metabolic rate，BMR）是指人体处于基础代谢状态下，每小时每平方米体表面积（或每千克体重）的能量消耗。基础代谢率与年龄、性别、体格大小和体型有关。基础代谢消耗的主要方面有：肝 32%、脑 21%、心 10%、肺 9%、肾 7%、其他 21%。可利用身高、体重等指标计算出每天的基础代谢的能量消耗。

由于基础代谢率的测定比较困难，WHO 于 1985 年提出用静息代谢率（Resting metabolic rate，RMR）代替基础代谢率。静息代谢率测定时，全身处于休息状态，禁食仅需 4h。静息代谢率的值略高于基础代谢率。

基础代谢主要由瘦体组织（Lean body mass）产生。人体的基础代谢不仅存在着个体之间的差异，自身的基础代谢也常有变化。影响人体基础代谢的因素有以下几方面：

①体型与体成分的影响。体表面积大者，散发能量也多。所以同等体重者，瘦高者的基础代谢高于矮胖者。瘦体组织比重大、肌肉发达者，基础代谢水平高。

②不同生理、病理状况的影响。男性一般比女性高 6%~10%。儿童和孕妇的基础代谢相对较高，怀孕后期上升 15%~25%。成年后随年龄增长，基础代谢水平不断下降，如 40 岁以上者、50 岁以上者、60 岁以上者和 70 岁以上者，其基础代谢水平分别下降 5%、10%、20%、30%。

人在生病发热时，能改变基础代谢的能量消耗。体温升高 1℃，基础代谢增加 13%。甲状腺等有关激素水平异常时，也能改变基础代谢的能量消耗。甲亢时上升 75%~100%，甲状腺机能低下减少 30%~40%。另外，睡眠时也会比清醒时低 10%。

③环境条件的影响。炎热或寒冷、过多摄食、精神紧张等都可使基础代谢水平升高，这种情况被称之为适应性生热作用（Adaptive thermogenesis）。反之，在禁食、饥饿或少食时，基础代谢水平也相应降低。

④尼古丁和咖啡因的影响。尼古丁和咖啡因等可以刺激基础代谢水平升高。

（2）食物的热效应 食物的热效应（Thermic effect of food，TEF）又称食物特殊动力学（Specific dynamic action/effect，SDA/SDE），它是指人体因摄取食物引起的机体能量代谢的额外增加现象，即人体摄食后一系列消化、吸收、利用以及营养素代谢等过程中所消耗的能量。一般成人摄入混合食物时，食物热效应约占总能量的10%。

不同食物的热效应不等。食物的热效应占食物本身产热量的百分比，蛋白质达30%，碳水化合物5%~6%，脂肪4%~5%。这与营养素消化吸收后转变成ATP的量以及转变成组织成分时消耗的能量有关。

产生食物热效应的原因如下。

①各营养素消化吸收后转变成ATP储存的效率不一样，蛋白质为32%~34%，脂肪和碳水化合物为38%~40%。

②只有30%~40%的能量储备以ATP的形式储存，多余的只能以体温形式释放。

③食物脂肪消化吸收后直接储存于脂肪组织消耗能量最少；食物碳水化合物消化吸收后的葡萄糖转变成糖原或脂肪消耗能量较高；而食物蛋白质中的氨基酸合成人体蛋白质，或代谢转化为糖和脂肪，消耗能量最多。

（3）身体活动能量消耗　身体活动能量消耗（Activity energy expenditure，AEE）是指各种机体活动所消耗的能量。身体活动所消耗的能量约占人体总能量消耗的15%~30%。身体活动能量消耗变化最大，也是人体控制能量消耗、保持能量平衡维持健康最重要的部分。

身体活动所消耗能量多少与肌肉发达程度、体重和活动时间、强度等因素有关。肌肉越发达者，活动时消耗能量越多；体重大者，做相同的运动所消耗的能量也越多；活动时间越长、强度越大、消耗能量越多。

（4）特殊人群的能量消耗　特殊人群的能量消耗包括生长发育、组织合成等的能量消耗。比如，对于生长期的婴幼儿、儿童、青少年，还要额外消耗生长发育所需的能量，一般为总能量的25%~15%。此外，孕妇的组织沉积（胎儿、母体子宫及胎盘等）、乳母维持母亲和儿童健康前提下的乳汁分泌等也要额外消耗能量。

$$
\text{人体能量消耗（TEE）} \begin{cases} \text{基础代谢能量消耗（BEE）：占60\%~70\%} \\ \text{食物的热效应（TEF）：占5\%~10\%} \\ \text{身体活动能量消耗（AEE）：占15\%~30\%} \\ \text{生长发育、怀孕、哺乳能量消耗（特殊人群能量消耗）} \end{cases}
$$

四、能量平衡与能量需求

1. 能量平衡

根据热力学第一定律——能量守恒定律，人体摄入食物的总能量减去消耗的能量，应该相当于体内能量的变化。根据WHO的定义，人体为维持体重、体成分以及为维持长期健康进行必要的理想身体活动，需要从食物中摄入与能量消耗相平衡的食物能量，称为人体能量需要量。要保持能量平衡，必须做到能量需要量（EER）与能量消耗量（TEE）要保持平衡。

【微课】能量的来源与消耗

$$\text{能量需要量（EER）} = \text{能量消耗量（TEE）}$$

人体能量平衡与否，与健康的关系极大。能量平衡是体重变化的核心因素。

能量的推荐摄入量与营养素的推荐摄入量不同，它以平均需要量为基础，不设置可耐受的最高摄入量。为了与其他营养素加以区别，美国/加拿大引入估计能量需要量（EER）的概念，即针对特定个体或人群、保持能量平衡的平均膳食能量摄入量。

人体能量的平衡，除了能量需要量与消耗量维持平衡外，其来源也要比例恰当。人体的能量来源于食物中蛋白质、脂肪和碳水化合物三大能量营养素。根据《中国居民膳食营养素参考摄入量（2023版）》，6~50岁人群蛋白质、脂肪和碳水化合物占总能量的适宜比例分别为10%~20%、20%~30%和50%~65%（表3-1）。

表3-1　　　　　　　　膳食宏量营养素可接受范围（AMDR）　　　　　　单位：%E

年龄/阶段	碳水化合物	总脂肪	蛋白质	年龄/阶段	碳水化合物	总脂肪	蛋白质
0岁~	—	48（AI）	—	18岁~	50~65	20~30	10~20
0.5岁~	—	40（AI）	—	30岁~	50~65	20~30	10~20
1岁~	50~65	35（AI）	—	50岁~	50~65	20~30	10~20
4岁~	50~65	20~30	8~20	65岁~	50~65	20~30	15~20
6岁~	50~65	20~30	10~20	75岁~	50~65	20~30	15~20
7岁~	50~65	20~30	10~20	孕早期	50~65	20~30	10~20
11岁~	50~65	20~30	10~20	孕中期	50~65	20~30	10~20
12岁~	50~65	20~30	10~20	孕晚期	50~65	20~30	10~20
15岁~	50~65	20~30	10~20	乳母	50~65	20~30	10~20

能量摄入过多，已在西方国家造成严重的健康问题，肥胖、高血压、心脏病、糖尿病和某些癌症发病率明显高于其他国家，我国近些年来也有类似的危险趋势。能量摄入不足，可造成体力下降、工作效率低下。体内脂肪储存减少，身体对环境的适应能力和抗病能力也因此而下降。体重太低的女性，性成熟延迟，易生产低体重婴儿。年老时能量摄入不足会增加营养不良的危险。

如果一个体重正常的人欲保持体重恒定不变，则人体能量摄入必须与能量消耗平衡。当然，不同的个体或同一个体在不同条件下对于食物中能量的利用率不尽相同，比如能量在代谢过程中可能被浪费掉或被保存起来的问题。因此，实际生活中的情况要复杂得多。

2. 能量需求及其确定方法

常用的能量需要量确定方法有要因加算法、直接查表法、膳食调查法、一日活动记录法、测量法等。

（1）要因加算法　要因加算法又称"身体活动水平法"，确定人体能量需求时采用身体活动水平（Physical activity level，PAL）来估算人群总能量消耗。

PAL数据的获取，是通过代表人群"双标水法"测定的TEE及BEE（经测定或公式估算得）来进行评估的，PAL为TEE与BEE的比值。由于正常情况下机体能量需要量（EER）与能量消耗量（TEE）相当，因此可以推算出机体能量需要量的计算公式：

能量需要量（EER）=能量消耗量（TEE）=（基础代谢能量消耗（BEE）×身体活动水平（PAL）

中国成人身体活动水平分级建议见表3-2，表中PAL采用了《中国居民膳食营养素参考摄入量（2023版）》新修订的数据。

表3-2　　　　　　　　　　中国成人身体活动水平分级建议

活动水平	职业工作时间分配	工作内容举例	PAL
轻	75%时间坐或站立 25%时间站立活动	办公室工作、修理电器钟表、售货员、商店服务员、化学实验操作、教师讲课等	1.40
中	25%时间坐或站立 75%时间特殊职业活动	学生日常活动、机动车驾驶、电工安装、车床操作、仅供切割	1.70
重	40%时间坐或站立 60%时间特殊职业活动	非机械化农业劳动、炼钢、舞蹈、体育活动、装卸、采矿等	2.00

（2）直接查表法　　对于健康人群而言，最简便获取每日能量需要量的方法就是"直接查表法"，即查《中国居民膳食营养素参考摄入量（2023版）》。在查表前需要获得性别、年龄、职业等信息，判断其PAL等级。《中国居民膳食营养素参考摄入量（2023版）》对不同年龄、不同身体活动水平人群膳食能量需要量进行了最新修订（表3-3）。

表3-3　　　　　不同年龄阶段人群膳食能量需要量（EER）　　　　单位：kcal/d

年龄/阶段	PAL I [a]		PAL II [b]		PAL III [c]	
	男性	女性	男性	女性	男性	女性
0岁~	—	—	90kcal/（kg·d）	90kcal/（kg·d）	—	—
0.5岁~	—	—	75kcal/（kg·d）	75kcal/（kg·d）	—	—
1岁~	—	—	900	800	—	—
2岁~	—	—	1100	1000	—	—
3岁~	—	—	1250	1150	—	—
4岁~	—	—	1300	1250	—	—
5岁~	—	—	1400	1300	—	—
6岁~	1400	1300	1600	1450	1800	1650
7岁~	1500	1350	1700	1550	1900	1750
8岁~	1600	1450	1850	1700	2100	1900
9岁~	1700	1550	1950	1800	2200	2000
10岁~	1800	1650	2050	1900	2300	2100
11岁~	1900	1750	2200	2000	2450	2250
12岁~	2300	1950	2600	2200	2900	2450
15岁~	2600	2100	2950	2350	3300	2650
18岁~	2150	1700	2550	2100	3000	2450
30岁~	2050	1700	2500	2050	2950	2400
50岁~	1950	1600	2400	1950	2800	2300

续表

年龄/阶段	PAL I[a]		PAL II[b]		PAL III[c]	
	男性	女性	男性	女性	男性	女性
65 岁~	1900	1550	2300	1850	—	—
75 岁~	1800	1500	2200	1750	—	—
孕早期	—	+0	—	+0	—	+0
孕中期	—	+250	—	+250	—	+250
孕晚期	—	+400	—	+400	—	+400
乳母	—	+400	—	+400	—	+400

注：PAL I[a]、PAL II[b]、PAL III[c] 表示分别代表低强度、中等强度和高强度身体活动水平。
—表示未制定或未涉及。
+表示在相应年龄阶段的成年女性需要量基础上增加的需要量。

（3）膳食调查法　膳食调查法确定人体能量需求，其主要依据是正常成人食物摄入量与能量的消耗量基本持平。

（4）一日活动记录法　一日活动记录法即记录一天 24h 的活动情况，并查表获取各类活动能耗率，计算获得每天总耗能的方法（表3-4）。

表 3-4　　　　　　　　　　一日活动记录法案例

活动	能耗率/ [kcal/ (kg·h)]	活动时间/h	耗能/kcal
睡眠	0.91	8	437
办公室工作	1.8	8	864
个人卫生	3.1	0.5	93
走路	3.7	1.5	333
看书看电视	1.39	3	250
休息（躺）	1.08	2	130
吃饭	1.9	1	114
合计	—	24	2221

（5）测量法　测量法确定人体能量需求，分为直接测量法及间接测量法。

直接测量法需将受试者放入四周被水包围的小室，人体释放的能量可全部被水吸收而使水温升高，根据水温的变化和水量，即可计算出释放的总热量。

间接测量法测定营养素在体内氧化产生 CO_2 和消耗的 O_2，利用呼吸商方法计算能量的需要量。

知识点三

蛋白质

蛋白质是一切生命的物质基础。组成蛋白质的主要元素有碳（50%~55%）、氢

（6.7%~7.3%）、氧（19%~24%）、氮（13%~19%）及硫（0%~4%）等。

人体中蛋白质占人体重量的16%~20%。由于碳水化合物和脂肪中仅含碳、氢、氧，不含氮，所以蛋白质是体内唯一的氮源，碳水化合物和脂肪不能代替蛋白质。

一、蛋白质的分类

食物蛋白质的营养价值取决于所含氨基酸的种类和数量。根据营养价值的不同，蛋白质可分为完全蛋白质、半完全蛋白质和不完全蛋白质三类。

（1）完全蛋白质　所含必需氨基酸种类齐全、数量充足、比例适当，不但能维持成人的健康，并能促进儿童生长发育。如乳类中的酪蛋白、乳清蛋白，蛋类中的卵白蛋白、卵磷蛋白，肉类中的清蛋白、肌蛋白，大豆中的大豆蛋白，小麦中的麦谷蛋白，玉米中的谷蛋白等。

（2）半完全蛋白质　所含必需氨基酸种类齐全，但有的氨基酸数量不足，比例不适当，可以维持生命，但不能促进生长发育。如小麦中的麦胶蛋白等。

（3）不完全蛋白质　所含必需氨基酸种类不全，既不能维持生命，也不能促进生长发育。如玉米中的玉米胶蛋白，动物结缔组织和肉皮中的胶质蛋白，豌豆中的豆球蛋白等。

二、蛋白质的生理功能

蛋白质的生理功能包括结构、调节与供能等三个主要方面，此外还可维持皮肤的弹性与韧性等其他功能。

1. 结构功能：构成人体细胞和组织的重要成分、体内生物活性物质

蛋白质是构成人体细胞、组织、器官结构的主要物质，起构成和修复组织的作用。儿童青少年的生长发育、孕妇和乳母孕育和哺喂新生命、成人体内细胞和组织的更新、机体各种损伤修补、疾病的恢复等，都需要合成大量的蛋白质。摄入适量的蛋白质将有利于儿童生长发育、成人体内蛋白质更新以及疾病康复。

蛋白质是体内多种具有重要生理功能的生物活性物质的构成成分。例如，催化体内物质代谢和生理生化过程的蛋白酶，调节各种代谢活动和生理生化反应的蛋白类激素，携带和运输氧的血红蛋白，参与和维持肌肉收缩的肌纤凝蛋白、肌钙蛋白和肌动蛋白，在体内运输维生素A、铁等营养素所需的专用结合蛋白等。某些氨基酸代谢产生的神经递质（如5-羟色胺），参与了神经冲动的传导。

2. 调节功能：免疫功能、维持体内环境稳定

蛋白质是构成免疫器官、免疫细胞以及免疫活性物质（如抗体、细胞因子）的物质基础。免疫细胞及免疫球蛋白可以直接抵御外来微生物及其他有害物质的入侵。大量研究显示，几乎所有形式的免疫功能均受蛋白质营养状况的影响。

蛋白质在维持体内环境稳定等方面具有多种重要作用。如血液中的清蛋白、球蛋白参与调节和维持体内的酸碱平衡、胶体渗透压、水分在体内的正常分布，维持内环境的稳定以进行各种代谢活动（如神经冲动的传导、信息传递及思维活动等），细胞间

信息的传递，遗传信息传递和表达等，均与蛋白质有关。

3. 供给能量

蛋白质在体内降解成氨基酸后，经脱氨基作用生成的 α-酮酸，可直接或间接经三羧酸循环氧化分解，并释放能量，是人体能量来源之一。但蛋白质的供能功能是蛋白质的次要功能，可由碳水化合物和脂肪所代替。当机体摄入蛋白质超过其对蛋白质的需要时，多余的蛋白质可发生氧化分解产生能量。

4. 其他

蛋白质中蛋氨酸是体内重要的甲基供体之一，很多含氮物质如肌酸、松果素、肾上腺素、肉碱等在生物合成时须由蛋氨酸提供甲基。甲基化在蛋白质和核酸的修饰加工方面也极为重要。此外，牛磺酸（一种氨基磺酸）在胎儿和婴儿中枢神经系统和视觉系统发育中起关键作用。

三、氨基酸与必需氨基酸

1. 必需氨基酸

蛋白质是由许多氨基酸以肽键连接在一起，由于氨基酸的种类、数量、排列次序和空间结构的千差万别，就构成了无数种功能各异的蛋白质。蛋白质被分解时的次级结构称肽。

氨基酸（Amino acid）是组成蛋白质的基本单位，氨基酸分子中具有氨基和羧基。不同的氨基酸组成构成了性质功能各不相同的蛋白质。构成人体蛋白质的氨基酸有 20 种，根据来源分别称非必需氨基酸、必需氨基酸、半必需氨基酸（Nonessential amino acid）。

人体不能合成或合成速度不能满足机体需要，必须从食物中直接获得的氨基酸称为必需氨基酸（Essential amino acid，EAA）。成人体内必需氨基酸有 8 种，即异亮氨酸、亮氨酸、赖氨酸、蛋氨酸、苯丙氨酸、苏氨酸、色氨酸、缬氨酸。儿童必需氨基酸为 9 种，除上述 8 种外，组氨酸也是其必需氨基酸（表 3-5）。半胱氨酸和酪氨酸又称条件必需氨基酸（Conditionally essential amino acid）。

表 3-5　　　　　　　　　　构成人体蛋白质的氨基酸

氨基酸	英文	氨基酸	英文
必需氨基酸		精氨酸	Arginine（Arg）
异亮氨酸	Isoleucine（Ile）	天门冬氨酸	Aspartic acid（Asp）
亮氨酸	Leucine（Leu）	天门冬酰胺	Asparagine（Asn）
赖氨酸	Lysine（Lys）	谷氨酸	Glutamic acid（Glu）
蛋氨酸	Methionine（Met）	谷氨酰胺	Glutamine（Gln）
苯丙氨酸	Phenylalanine（Phe）	甘氨酸	Glycine（Gly）
苏氨酸	Threonine（Thr）	脯氨酸	Proline（Pro）
色氨酸	Tryptophan（Trp）	丝氨酸	Serine（Ser）
缬氨酸	Valine（Val）	**条件必需氨基酸**	
组氨酸*	Histidine（His）	半胱氨酸	Cysteine（Cys）
非必需氨基酸		酪氨酸	Tyrosine（Tyr）
丙氨酸	Alanine（Ala）		

注：*组氨酸对婴儿而言，也是必需氨基酸。

2. 氨基酸模式

人体蛋白质与食物蛋白质在必需氨基酸的种类和含量上存在差异,在营养学上常用氨基酸模式来反映这种差异。

氨基酸模式(Amino acid pattern)是指某种蛋白质中各种必需氨基酸的构成比例。计算方法是将该种蛋白质中的色氨酸含量定为1,分别计算出其他必需氨基酸的相应比值,这一系列的比值就是该种蛋白质的氨基酸模式。

当食物蛋白质的氨基酸模式与人体蛋白质越接近时,必需氨基酸被机体利用的程度也越高,食物蛋白质的营养价值也相对越高。反之,食物蛋白质中限制氨基酸种类多时,其营养价值相对较低(表3-6)。

表3-6　　　　　　　　　人体和几种常见食物蛋白质的氨基酸模式

氨基酸	人体	全鸡蛋	鸡蛋清	牛奶	猪瘦肉	牛肉	大豆	面粉	大米
异亮氨酸	4	2.5	3.3	3	3.4	3.2	3	2.3	2.5
亮氨酸	7	4	5.6	6.4	6.3	5.6	5.1	4.4	5.1
赖氨酸	5.5	3.1	4.3	5.4	5.7	5.8	4.4	1.5	2.3
蛋氨酸+半胱氨酸	3.5	2.3	3.9	2.4	2.5	2.8	1.7	2.7	2.4
苯丙氨酸+酪氨酸	6	3.6	6.3	6.1	6	4.9	6.4	5.1	5.8
苏氨酸	4	2.1	2.7	2.7	3.5	3	2.7	1.8	2.3
缬氨酸	5	2.5	4	3.5	3.9	3.2	3.5	2.7	3.4
色氨酸	1	1	1	1	1	1	1	1	1

3. 参考蛋白与限制氨基酸

所谓参考蛋白(Reference protein),就是指可用来测定其他蛋白质质量的标准蛋白。全鸡蛋蛋白质的氨基酸模式与人体蛋白质的氨基酸模式接近,故在实验中常被作为参考蛋白,用于评价蛋白质的质量。

限制氨基酸(Limiting amino acid)是指食物蛋白质中一种或几种必需氨基酸相对含量较低,导致其他的必需氨基酸在体内不能被充分利用而浪费,造成其蛋白质营养价值降低,这些含量相对较低的必需氨基酸,称为限制氨基酸。

4. 蛋白质的互补作用

两种或两种以上食物蛋白质混合食用,其中所含有的必需氨基酸可实现取长补短、相互补充,达到较好的比例,从而提高蛋白质利用率的作用,称为蛋白质的互补作用(Protein complementary action)。

充分发挥食物蛋白质的互补作用需遵循以下三条原则。

(1)属远　食物间的生物学种属越远越好,如动物性和植物性食物之间的混合,比单纯植物性食物之间的混合要好。

(2)多样　膳食中搭配的食物种类越多越好。

(3)同餐　食用时间越近越好,同时食用最好,因为合成组织器官的蛋白质,需要各种氨基酸都同时到达组织,才能发挥互补作用,增加蛋白质利用率。

四、蛋白质的营养评价

评价食物蛋白质的营养价值，对于食品品质的鉴定、新的食品资源的研究和开发、指导人群膳食等许多方面，都是十分重要的。各种食物的蛋白质含量、氨基酸模式等都不一样，人体对不同蛋白质的消化、吸收和利用程度也存在差异。营养学上主要从食物蛋白质含量、被消化吸收的程度和被人体利用程度三方面对蛋白质质量进行评价。

1. 蛋白质含量的评价

蛋白质含量的测算是评价食物蛋白质营养价值的基础。食物中蛋白质含量测定一般可使用凯氏（Kjeldahl）定氮法。

食物中蛋白质的含氮量一般是固定的，所以通过测定的氮含量并乘以相应的蛋白质换算系数，就可得到食物中蛋白质的含量。这种确定含氮量的方法称凯氏定氮法。

食物蛋白质的平均含氮量约为16%，即1g氮相当于6.25g蛋白质，6.25也因此被称为蛋白质换算系数或氮系数。对大多数动物性食物（如全蛋类、肉类、鱼类等）而言，蛋白质换算系数即为6.25，其他来源食物的蛋白质换算系数略有高低不同。如果食物来源明确，可以根据蛋白质的不同食物来源确定不同的换算系数。常见食物蛋白质的换算系数分别如下：乳及制品为6.38，大豆及其粗加工制品为5.71，坚果（花生、巴西果等）为5.46，大米为5.95，小米、燕麦、全麦粉为5.83。

食物蛋白质含量的计算公式如下：

$$样品中蛋白质的含量（g/100g）= 每克样品中含氮量（g）\times 氮换算系数$$

除了用实验测定法进行食物中蛋白质含量评价外，还可以用查表法（即查询《食物成分表》）来简易评价某种明确种类食物的蛋白质含量。

2. 蛋白质消化程度的评价

蛋白质消化率（Digestibility，D）是指蛋白质可被消化酶分解的程度，它不仅反映了蛋白质在消化道内被分解的程度，同时还反映消化后的氨基酸和肽被吸收的程度。蛋白质消化程度的高低是评价食物蛋白质质量高低的重要因素之一。

通常用消化率来评价蛋白质的营养价值，蛋白质的消化率越高，其营养价值也越高。消化率可用吸收氮占摄入氮的百分数表示，分为表观消化率和真消化率。

（1）表观消化率（Apparent digestibility）　在实际应用中，往往不考虑粪代谢氮，这种消化率叫做表观消化率。表观消化率吸收氮的计算：

$$吸收氮 = 食物氮 - 粪氮$$

表观消化率的计算公式如下：

$$蛋白质表观消化率（\%）= \frac{食物氮 - 粪氮}{食物氮} \times 100$$

（2）真消化率（True digestibility）　如果计算时考虑粪代谢氮，所得到的消化率叫做真消化率。真消化率吸收氮的计算：

$$吸收氮 = 食物氮 -（粪氮 - 粪代谢氮）$$

真消化率的计算公式如下：

$$蛋白质真消化率（\%） = \frac{食物氮 - （粪氮 - 粪代谢氮）}{食物氮} \times 100$$

几种常见食物及混合膳食的蛋白质消化率见表3-7。

表3-7　　　　　　　几种常见食物及混合膳食的蛋白质消化率　　　　　　单位：%

食物	真消化率	食物	真消化率	食物	真消化率
鸡 蛋	97±3	大米	88±4	大豆粉	87±7
牛 奶	95±3	面粉（精致）	96±4	菜豆	78
肉、鱼	94±3	燕麦	86±7	花生酱	88
玉 米	85±6	小米	79	中国混合膳	96

3. 蛋白质利用程度的评价

蛋白质利用程度的高低是评价食物蛋白质质量高低的又一重要因素。评价蛋白质利用程度的常用指标有蛋白质生物价、蛋白质净利用率、蛋白质功效比值、氨基酸评分等。

（1）蛋白质生物价（Biological value，BV）　是指蛋白质经过消化吸收后，进入机体可以储留和利用的部分，是反映食物蛋白质消化吸收后被机体利用程度的指标。生物价的值越高，表明其被机体利用的程度越高。生物价计算公式如下：

$$生物价（BV） = \frac{储留氮}{吸收氮} \times 100$$

储留氮 = 吸收氮 -（粪氮 - 粪代谢氮）-（尿氮 - 尿内源性氮）
吸收氮 = 食物氮 -（粪氮 - 粪代谢氮）

常用食物、几种混合食物蛋白质的生物价见表3-8和表3-9，可知混合食物的生物价比单一食物的生物价明显提高。

表3-8　　　　　　　　　　　常用食物蛋白质的生物价

蛋白质	生物价	蛋白质	生物价	蛋白质	生物价
鸡蛋黄	96	牛肉	76	玉米	60
全鸡蛋	94	白菜	76	花生	59
牛奶	90	猪肉	74	绿豆	58
鸡蛋白	83	小麦	67	小米	57
鱼	83	豆腐	65	生黄豆	57
大米	77	熟黄豆	64	高粱	56

表3-9　　　　　　　　　　几种混合食物蛋白质的生物价

混合百分比/%				混合食物蛋白质
高粱	玉米	小米	生黄豆	生物价
30	50		20	75
	75		25	76
	40	40	20	73

（2）蛋白质净利用率（Net protein utilization，NPU） 反应食物中蛋白质被利用的重要指标之一，即机体利用的蛋白质占食物中蛋白质的百分比。

NPU 因其同时考虑了食物蛋白质的消化和利用两个方面，因此用其评价食物蛋白质营养价值更为全面，更能全面反映被测食物蛋白质的实际利用程度。NPU 的计算公式如下：

$$蛋白质净利用率（\%）= 生物价 \times 消化率 = \frac{储留氮}{吸收氮} \times \frac{吸收氮}{食物氮} \times 100$$

（3）蛋白质功效比值（Protein efficiency ratio，PER） 指在严格规定的条件下，实验动物在实验期内平均每摄入 1g 蛋白质时所增加的体重克数，是一种以体重增加为基础进行蛋白质评价的方法。使用 PER 进行评价时，一般选择初断乳的雄性大鼠，用含 10% 被测蛋白质饲料喂养 28d，逐日记录进食量及每周称量体重，计算体重增加和摄入蛋白质的量的比值，即可获得蛋白质的功效比值（PER）。

$$蛋白质功效比值（PER）= \frac{动物体重增加（g）}{摄入蛋白质（g）}$$

（4）氨基酸评分（Amino acid score，AAS） 也称蛋白质化学评分，是用被测食物蛋白质的必需氨基酸评分模式（Amino acid scoring pattern）和推荐的理想模式（或参考蛋白质模式）进行比较而计算出比值，并找出其中的最低的比值（第一限制氨基酸评分值）。该比值扩大 100 倍即为该食物蛋白质的 AAS。可见，AAS 是反映蛋白质构成和利用率关系的指标。

$$氨基酸评分（AAS）= \frac{被测蛋白质每克氮（或蛋白质）中氨基酸量（mg）}{理想模式或参考蛋白质每克氮（或蛋白质）中氨基酸量（mg）} \times 100$$

确定某一食物蛋白质氨基酸评分（AAS）的步骤如下。
①计算被测蛋白质每种必需氨基酸的评分值。
②在上述计算结果中找出分值最低的氨基酸（第一限制氨基酸）的评分值。
③找出的最低比值乘以 100，即为该蛋白质的氨基酸评分。

AAS 计算比较简单，但没有考虑蛋白质消化率。美国食品与药物管理局（FDA）提出了经消化率修正的氨基酸评分方法，即修正的氨基酸评分（PDCAAS），使氨基酸评分更接近真实利用率。其计算公式如下：

$$修正的氨基酸评分（PDCAAS）= 氨基酸评分（AAS）\times 真消化率$$

五、氮平衡与蛋白质营养失衡

1. 氮平衡

氮平衡（Nitrogen balance，B）是反应机体蛋白质代谢情况的一种表示方法，反映的是蛋白质摄入量与排出量之间的对比关系。

$$B = I - (U + F + S)$$

其中，B：氮平衡；I：摄入氮；U：尿氮；F：粪氮；S：皮肤等氮损失。氮平衡/零氮平衡（Zero nitrogen balance）：摄入氮 = 排出氮；正氮平衡（Positive nitrogen balance）：摄入氮 > 排出氮；负氮平衡（Negative nitrogen balance）：摄入氮 < 排出氮。

体内的蛋白质处在合成与不断分解的动态过程中，人体每天有 1%~3% 的蛋白质被分解更新。

2. 蛋白质营养失衡

（1）蛋白质摄入过少　蛋白质-能量营养不良临床上可分为三种类型。

①水肿型营养不良（Kwashiorker 氏征）：指能量摄入基本满足而蛋白质严重不足引起的营养性疾病。

②消瘦型营养不良（Marasmus 氏征）：指蛋白质和能量摄入均严重不足的儿童营养性疾病。

③混合型营养不良：指蛋白质和能量均有不同程度的缺乏，常同时伴有维生素和其他营养素缺乏。

（2）蛋白质摄入过多　可引起摄入较多的动物脂肪和胆固醇、加重肾脏的负荷，还可造成含硫氨基酸摄入过多而加速骨骼中钙质的丢失、易产生骨质疏松（Osteoporosis）等。

六、蛋白质的参考摄入量及食物来源

1. 参考摄入量

蛋白质广泛存在于动植物性食物中。动物性蛋白质质量好，植物性蛋白质利用率较低。因此，日常饮食时要注意蛋白质互补，适当进行搭配是非常重要的。

《中国居民膳食营养素参考摄入量（2023版）》不同年龄段人群膳食蛋白质参考摄入量见表3-10。由表3-10所知：2023版新标准中，64岁及以下的成年人膳食蛋白质的AMDR由10%E~15%E调整为10%E~20%E，65岁及以上的成年人膳食蛋白质的AMDR则提高至15%E~20%E。

我国饮食以植物性食物为主，蛋白质RNI值在1.0~1.2g/kg体重。在膳食中一般要求优质蛋白质占膳食蛋白质总量的1/3以上，儿童及老年人要求优质蛋白质占膳食蛋白质总量的1/2以上。

表3-10　　不同年龄段人群膳食蛋白质参考摄入量

年龄/阶段	EAR/（g/d）		RNI/（g/d）		AMDR/%E
	男性	女性	男性	女性	
0岁~	—[a]	—	9（AI）	9（AI）	—
0.5岁~	20	—	17（AI）	17（AI）	—
1岁~	20	20	25	25	—
2岁~	20	20	25	25	—
3岁~	25	25	30	30	—
4岁~	25	25	30	30	8~20
5岁~	25	25	30	30	8~20
6岁~	30	30	35	35	10~20
7岁~	30	30	40	40	10~20
8岁~	35	35	40	40	10~20
9岁~	40	40	45	45	10~20
10岁~	40	40	50	50	10~20
11岁~	45	45	55	55	10~20

续表

年龄/阶段	EAR/ (g/d)		RNI/ (g/d)		AMDR/%E
	男性	女性	男性	女性	
12 岁~	55	50	70	60	10~20
15 岁~	60	50	75	60	10~20
18 岁~	60	50	65	55	10~20
30 岁~	60	50	65	55	10~20
50 岁~	60	50	65	55	10~20
65 岁~	60	50	72	62	15~20
75 岁~	60	50	72	62	15~20
孕早期	—	+0	—	+0	10~20
孕中期	—	+10	—	+15	10~20
孕晚期	—	+25	—	+30	10~20
乳母	—	+20	—	+25	10~20

注："—"表示未制定或未涉及；"+"表示在相应年龄阶段的成年女性需要量基础上增加的需要量。

2. 食物来源

植物性蛋白质中，谷类平均含蛋白质10%左右。粮谷类是中国人的传统主食，谷类蛋白质是国民膳食蛋白质的主要来源之一。豆类和坚果蛋白质含量丰富，含20%~40%；动物性蛋白质中，蛋类含11%~14%、乳类含3.0%、畜禽鱼类含蛋白质15%~22%。从营养价值而言，动物性蛋白质优于植物性蛋白质。

知识点四

碳水化合物

一、碳水化合物及其分类

碳水化合物是由碳、氢、氧三种元素组成的有机化合物，因其分子式中氢和氧的比例与水相同而得名，是含有多羟基醛类或酮类的一大类有机化合物。根据聚合度（Degree of polymerization，DP）来分类，碳水化合物可分为糖（DP 1~2）、寡糖（DP 3~9）和多糖（DP≥10）三类。

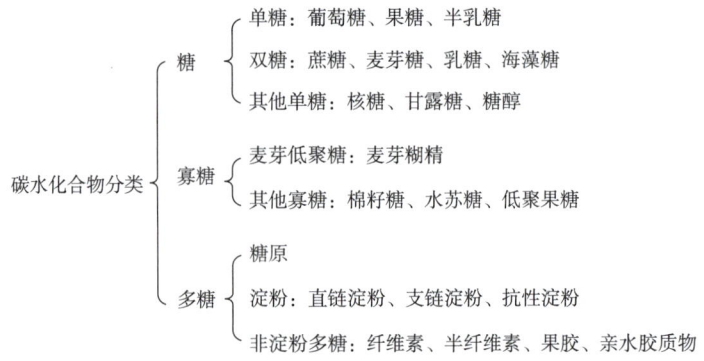

1. 单糖

单糖在结构上由3~9个碳原子构成,是保持糖的理化性质的最小单位,通常不能进一步水解。食物中的单糖主要有以下几种。

(1) 葡萄糖(Glucose)　葡萄糖是人类空腹时唯一游离存在的六碳糖,是一类具有右旋性和还原性的醛糖。

(2) 果糖(Fructose)　果糖为六碳酮糖,主要存在于水果及蜂蜜中。玉米糖浆含果糖40%~90%,是饮料、冷冻食品、糖果蜜饯生产的重要原料。果糖吸收后经肝脏转变成葡萄糖被人体利用,部分可转变为糖原、脂肪或乳酸。

(3) 半乳糖(Galactose)　半乳糖是乳糖的组成成分,半乳糖在人体中先转变成葡萄糖后被利用,母乳中的半乳糖是在体内合成的,而不是从食物中直接获得的。

(4) 其他单糖　其他单糖包括戊糖类,如核糖(Ribose)与脱氧核糖(Deoxyribose)、甘露糖(主要存在于水果和根、茎类蔬菜中)、糖醇类(如山梨醇、甘露醇、木糖醇等)。

2. 双糖

双糖是由两个相同或不相同的单糖分子上的羟基脱水生成的糖苷。常见的双糖有以下几种。

(1) 蔗糖(Sucrose)　由一分子葡萄糖和一分子果糖以α-糖苷键连接而成。日常食用的白糖即蔗糖,它是由甘蔗或甜菜提取而来的。

(2) 麦芽糖(Maltose)　由两分子葡萄糖以α-糖苷键连接而成,是淀粉的分解产物,存在于麦芽中。

(3) 乳糖(Lactose)　由一分子葡萄糖与一分子半乳糖以β-糖苷键连接而成,存在于乳中。

(4) 海藻糖(Trehalose)　由两分子葡萄糖组成,存在于真菌及细菌之中。

3. 寡糖

寡糖又称低聚糖,是由3~9个单糖构成的小分子多糖。重要的种类有以下几种。

(1) 棉籽糖(Raffinose)　由葡萄糖、果糖和半乳糖构成。

(2) 水苏糖(Stachyose)　由组成棉籽糖的三糖再加上一个半乳糖组成。

以上两种寡糖主要存在于豆类食品中,因在肠道中不被消化吸收,产生的气体和产物会造成肠胀气。有些寡糖可被肠道有益细菌利用,从而促进这些菌群的增加,具有保健作用。

4. 多糖

多糖是由≥10个单糖分子脱水缩合并借糖苷键连接而成的高分子聚合物。其中一部分可被人体消化吸收,如糖原、淀粉;另一部分不能被人体消化吸收,如膳食纤维。

(1) 糖原(Glycogen)　糖原为含有许多葡萄糖分子和支链的动物多糖(动物淀粉),由肝脏和肌肉合成和储存,又称肝糖原。食物中糖原很少。

(2) 淀粉(Starch)　淀粉是由许多葡萄糖组成的能被人体消化吸收的植物多糖,是人类碳水化合物的主要食物来源。据其结构可分为支链淀粉(Amylopectin)和直链淀粉(Amylose)。非淀粉多糖为淀粉之外的多糖类,包括纤维素、半纤维素、果胶以及亲水胶质物,是膳食纤维的主要形式。

（3）膳食纤维（Dietary Fiber，DF）　膳食纤维是一个营养学上的概念，不是对食物成分的精确描述。有观点认为膳食纤维也应包括不可消化的寡糖。不同国际组织和国家对膳食纤维的定义略有不同。中国营养学会2021年发布了《膳食纤维定义与来源科学共识》，明确了膳食纤维的定义，即膳食纤维是指聚合度（DP）≥3，不能被人体小肠消化吸收的，但对人体有健康意义的可食用的碳水化合物聚合物。

膳食纤维从化学结构和聚合度分类，可分为非淀粉多糖、抗性淀粉（糊精）、抗性低聚糖等。不同组分因化学结构不同，理化性质亦有所不同。

非淀粉多糖（Non-starch polysaccharide，NSP）是植物中主要的结构性多糖和储存性多糖，包括纤维素、半纤维素、植物多糖（如果胶、瓜尔胶）等。淀粉是碳水化合物的重要组成部分，抗性淀粉（Resistant starch，RS）是指由于物理包埋或化学聚合等因素，抵抗人体小肠α-淀粉酶降解的一类淀粉。低聚糖是聚合度（DP）为3~9的碳水化合物，某些天然存在于蔬菜、谷物和水果中的低聚半乳糖和低聚果糖，因不易被小肠消化而被列为不可消化的低聚糖或抗性低聚糖。抗性低聚糖多易溶于水，且不会形成黏滞的溶液，具有高发酵特性，部分可作为益生元（Prebiotics）。

膳食纤维与其他营养素有所不同。由于人类消化道中并无分解这类多糖（β-糖苷键连接）的酶，故人体不能像消化吸收其他营养素那样消化吸收膳食纤维。但膳食纤维在肠道保健方面发挥了重要的生理作用，比较明确的健康效益主要包括调节肠道菌群、改善排便和肠道健康、调控血糖和血脂等。目前倾向于把膳食纤维当作一类对人体健康有益的膳食成分。

二、碳水化合物的生理功能

在生活中，人体能量最主要来源于碳水化合物。随着近年来营养科学的发展，碳水化合物除提供能量以外的生理功能逐渐被人类所发现。

1. 提供和储存机体能量

碳水化合物是人类从膳食中取得能量最经济、最主要的途径。碳水化合物在体内氧化的最终产物为二氧化碳和水。当碳水化合物提供能量充足时，可发挥对蛋白质的节约作用和对脂肪的抗生酮作用。此外，中枢神经、红细胞只能靠葡萄糖提供能量，故碳水化合物对维持神经组织和红细胞功能有重要意义。

糖原是肌肉和肝脏中碳水化合物的储存形式。肝脏中糖原在机体需要时，分解为葡萄糖进入血液循环，提供机体对能量的需要；肌肉中的糖原只供自身的能量需要。

2. 构成组织和重要生命物质

碳水化合物以含糖复合物的形式参与机体成分的构成。如结缔组织中黏蛋白、神经组织中的糖脂等都是一些寡糖复合物；DNA和RNA中含大量核糖，在遗传物质中起着重要的作用。

3. 节约蛋白质作用

体内碳水化合物供给不足时，机体为满足自身对葡萄糖的需要，则会动用膳食蛋白质甚至是机体蛋白质，由糖原异生作用产生葡萄糖，长此以往将因体内蛋白质过度分解而对机体器官造成损害。当人体摄入足够的碳水化合物时，能预防过多的蛋白质进入糖异生途径,有利于发挥蛋白质特有的生理功能,这种作用称为碳水化合物的节约蛋白质作用。

4. 抗生酮作用

体内碳水化合物供给充足时,大量草酰乙酸生成,脂肪酸分解所产生的乙酰基与草酰乙酸结合,顺利进入三羧酸循环而被彻底氧化、产生能量。当碳水化合物供给不足时,脂肪酸则不能被彻底氧化,而产生大量的中间产物乙酰乙酸、β-羟基丁酸及丙酮,这三者统称为酮体。尽管肌肉等人体组织可利用酮体产生能量,但如果酮体生成过多,破坏机体的酸碱平衡,导致酸中毒,引起酮血症(Ketosis)。人体摄入足量的碳水化合物可预防体内酮体生成过多,这种现象称为碳水化合物的抗生酮作用。

5. 肠道保健作用

肠道保健作用主要由膳食纤维来发挥,膳食纤维主要从以下方面发挥对肠道的保健功能。

(1) 增强肠蠕动,利于粪便排除。

(2) 具有吸水膨胀功能,增加粪便体积,从而稀释肠道内有害物质的浓度及降低其吸收。

(3) 维持肠道正常菌群,有利于益生菌的生长,不利于厌氧菌的生长。

(4) 控制体重及降低血糖、血胆固醇等保健功能。

(5) 预防结肠癌的发生。

三、碳水化合物的营养评价

碳水化合物的营养价值可从食物血糖生成指数、食物血糖负荷等方面进行评价。

1. 食物血糖生成指数(Glycemic Index,GI)

食物血糖生成指数是指摄入食物后血糖升高的状态,相对于吃进葡萄糖时血糖升高情况的比例。GI 是反映食物引起人体血糖升高速度和程度的综合性指标。

$$食物血糖生成指数(GI) = \frac{含50g可利用碳水化合物试验食物餐后2h血糖应答曲线下的面积}{等量碳水化合物标准参考物餐后2h血糖应答曲线下的面积} \times 100$$

GI 分级与评价:≥70 为高 GI 食物,55~70 为中 GI 食物,≤55 为低 GI 食物。

人体餐后血糖水平除了与食物 GI 高低有关外,还与食物中所含碳水化合物的总量有密切关系。摄入少量的高 GI 食物时,尽管食物的碳水化合物易转化为血糖,但其对血糖总体水平的影响并不大。常见食物血糖生成指数见表 3-11。

表 3-11　　　　　　　　　　　常见食物血糖生成指数

食物名称	GI	食物名称	GI	食物名称	GI
大米饭	83	甘薯(红,煮)	77	菠萝	66
馒头(富强粉)	88	芋头(蒸)	48	香蕉(熟)	52
白面包	106	山药	51	猕猴桃	52
面包(全麦粉)	69	南瓜	75	柑橘	43
面条(小麦粉,湿)	82	藕粉	33	葡萄	43

续表

食物名称	GI	食物名称	GI	食物名称	GI
烙饼	80	苏打饼干	72	梨	36
油条	75	酸奶	48	苹果	36
玉米	55	牛奶	28	桃	28
玉米糁粥	52	胡萝卜	71	柚子	25
小米饭	71	扁豆	38	葡萄干	64
大麦粉	66	四季豆	27	樱桃	22
荞麦面条	59	绿豆	27	麦芽糖	105
燕麦麸	55	大豆（浸泡，煮）	18	葡萄糖	100
发芽精米	54	花生	14	绵白糖	84
马铃薯（煮）	66	芹菜	15	果糖	23
马铃薯泥	73	西瓜	72	蜂蜜	73

资料来源：《中国居民膳食指南（2022）》。

2. 食物血糖负荷（Glycemic Load，GL）

GI 值主要反映了碳水化合物的"质"，未能考虑实际摄入碳水化合物的"量"，单纯以 GI 高低选择食物可能会产生偏差。1997 年美国哈佛大学学者豪尔赫·萨尔梅隆（J、Salmerón）等将摄入碳水化合物的"质"和"量"结合起来考虑，提出了一个新的概念，即食物血糖负荷。

食物血糖负荷（GL）= 食物 GI×摄入该食物的实际可利用碳水化合物的含量（g）

GL 分级与评价：≥20 为高 GL 食物，11~19 为中 GL 食物，≤10 为低 GL 食物。

近年来，GI 和（或）GL 已被应用于营养相关慢性病的预防和控制的研究，特别是为糖尿病防治提供一种更科学合理的饮食、治疗方法和营养宣传教育工具。根据 T/CNSS 018—2023《预包装食品血糖生成指数标示规范》，产生低 GI 食品的企业，可通过登录"健康标识网"向中国营养学会提出申请，自愿使用"预包装食品低 GI 标示"（图 3-3），方便消费者对低 GI 食品的识别、判断与选购。

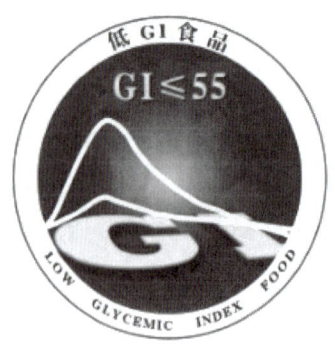

图 3-3 预包装食品低 GI 标示

四、碳水化合物的参考摄入量及食物来源

1. 参考摄入量

碳水化合物是人类生存的主要物质和生活中能量的最主要来源。研究表明：碳水化合物摄入量与全因死亡率间的关系呈 U 形曲线，过多或过少摄入碳水化合物均存在健康风险（图 3-4）。

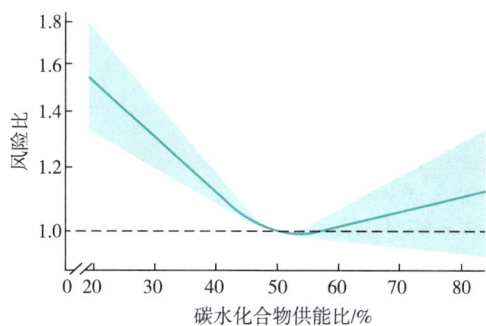

图 3-4　碳水化合物摄入量与全因死亡率的 U 形曲线

《中国居民膳食营养素参考摄入量（2023 版）》不同年龄段人群膳食碳水化合物的参考摄入量见表 3-12。2023 版新标准中，1 岁及以上各人群，膳食碳水化合物的 AMDR 均为 50%E~65%E。

日常生活中应注意增加膳食纤维的摄入、控制添加糖（食物或饮料中额外添加的糖，又称精制糖）等化学结构简单的碳水化合物的摄入。成人每人膳食纤维的适宜摄入量为 25~30g/d；添加糖供能占每天总能量 10% 以下，摄入量不超过 50g/d，最好不超过 25g/d（表 3-12）。

表 3-12　不同年龄段人群膳食碳水化合物的参考摄入量

年龄/阶段	总碳水化合物		膳食纤维	添加糖*
	EAR/（g/d）	AMDR/%E	AI/（g/d）	AMDR/%E
0 岁~	60（AI）	—	—	—
0.5 岁~	80（AI）	—	—	—
1 岁~	120	50~65	5~10	—
4 岁~	120	50~65	10~15	<10
7 岁~	120	50~65	15~20	<10
9 岁~	120	50~65	15~20	<10
12 岁~	150	50~65	20~25	<10
15 岁~	150	50~65	25~30	<10
18 岁~	120	50~65	25~30	<10

续表

年龄/阶段	总碳水化合物		膳食纤维	添加糖*
	EAR/（g/d）	AMDR/%E	AI/（g/d）	AMDR/%E
30岁~	120	50~65	25~30	<10
50岁~	120	50~65	25~30	<10
65岁~	120	50~65	25~30	<10
75岁~	120	50~65	25~30	<10
孕早期	+10	50~65	+0	<10
孕中期	+20	50~65	+4	<10
孕晚期	+35	50~65	+4	<10
乳母	+50	50~65	+4	<10

注：*添加糖每天不超过50g/d，最好低于25g/d。
"—"表示未制定；"+"表示在相应年龄阶段的成年女性需要量基础上增加的需要量。

2. 食物来源

膳食中淀粉的来源主要是谷类、薯类以及杂豆类食物。粮谷类一般含碳水化合物60%~80%，薯类中含量为15%~29%。另外杂豆类中为35%~70%，某些坚果类中含量也较高（如板栗为60%~70%）。一些蔬菜、水果类也含较多碳水化合物。

膳食中的膳食纤维大多来自天然食物的表皮，如谷类（全谷物）、蔬菜类、水果类、薯类、豆类、坚果类等。单糖和双糖的来源主要是蔗糖、糖果、甜食、糕点、甜味水果、含糖饮料和蜂蜜等。

知识点五

脂类

一、脂类及其分类

脂类（Lipids）是人体必需的宏量营养素之一，是脂肪和类脂的统称。营养学上具重要意义的脂类是甘油三酯、磷脂、固醇类。脂类的共同特点为不溶于水，易溶于有机溶剂、可溶解脂溶性物质（如脂溶性维生素）等。

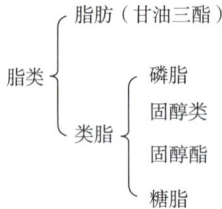

1. 脂肪

脂肪即甘油三酯（Triglycerides，TG），也称中性脂肪。脂肪可受营养状况和机体活动的影响而增减,故又称之为可变脂(Variable fats)或动脂。每个脂肪分子是由一个甘油分子和三个脂肪酸结合而成。人体内的甘油三酯不仅是机体重要的构成成分、体内的能量储存形式,也具有保护体温、保护内脏器官免受外力伤害等作用。食物中的甘油三酯除了给人体提供能量和脂肪酸以外,还有增加饱腹感、改善食物的感官性状、提供脂溶性维生素等作用。

2. 类脂

类脂约占总脂的5%,因不太受膳食和机体活动状况影响而较稳定,被称为固脂、定脂(Fixed lipids),主要包括磷脂(Phospholipids)、固醇类(Sterols)等。

磷脂是指甘油三酯中一个或两个脂肪酸被含磷的其他基团所取代的一类脂类物质,是细胞膜的构成成分。体内重要的磷脂有磷脂酰胆碱(卵磷脂)、磷脂酰乙醇胺(脑磷脂)等。

糖脂也是细胞膜的组成成分,重要的糖脂有脑苷脂和神经节苷脂。

固醇类也称甾醇类,具有环戊烷多氢菲的基本结构。固醇类包括动物体内的胆固醇(Cholesterol)和植物体内的植物固醇(Phytosterin或Phytosterol)。植物固醇又称植物甾醇。人体内90%的胆固醇存在于细胞之中,它也是细胞膜的重要成分。体内重要的固醇类是胆固醇(Cholesterol),胆固醇还是人体内许多重要的活性物质,如胆汁、性激素(如睾酮)、肾上腺素(如皮质醇)和维生素D等的合成材料。

二、脂类的生理功能

1. 脂肪的生理功能

脂肪的生理功能主要表现在以下几方面。

(1)构成身体成分　脂肪是人身体的重要组分,绝大部分是以甘油三酯的形式储存于脂肪组织内。脂肪组织所含脂肪细胞大多分布于腹腔、皮下、肌纤维间,可无限制地储存脂肪。正常成年人体脂含量,男性约占体重的10%~20%,女性约占体重的20%~30%。

(2)储存与供给能量　人体总能量的20%~30%由脂肪供给,储存脂肪是体内能量的储存形式。人体在休息状态下60%的能量来源于体内脂肪,而在运动或长时间饥饿时脂肪提供的能量更多。但是,机体不能利用脂肪酸分解的二碳化合物合成葡萄糖,故脂肪不能为脑、神经细胞及血细胞提供能量。

(3)供给必需脂肪酸、脂溶性维生素　脂肪提供人体必需脂肪酸,并促进脂溶性维生素的吸收。脂溶性维生素在食物中与脂类共存,脂类可协助脂溶性维生素的吸收。

(4)其他作用　脂肪还具有隔热保温、维护体温、保护脏器免受外力伤害,以及可增加饱腹感,改善食物的色、香、味从而促进食欲等辅助作用。

2. 类脂的生理功能

(1)维持生物膜的结构与功能　磷脂与胆固醇在维持生物膜的结构与功能上起重要作用。

(2)参与神经系统的构成　类脂是中枢神经系统的组成成分,参与脑和神经组织的构成。

（3）运输脂肪、改善脂肪的吸收　磷脂与蛋白质结合形成的脂蛋白，通过血液运送脂肪至身体各处，供各器官利用。磷脂是一种良好的乳化剂，有利于脂肪的吸收、转运和代谢。

（4）合成维生素和激素的前体　胆固醇可在体内转化成7-脱氢胆固醇，而后在皮肤中经紫外线照射后转变成维生素D_3。此外，胆固醇还是类固醇激素（孕激素、睾酮、雌激素、糖皮质激素和盐皮质激素）、胆汁酸等机体活性物质的合成原料。

三、脂肪酸与必需脂肪酸

1. 脂肪酸

脂肪酸（Fatty acid，FA）的化学通式为R—COOH，式中的R为由碳原子所组成的烷基链。

脂肪酸按碳链长短、饱和程度、空间构型分类如下：

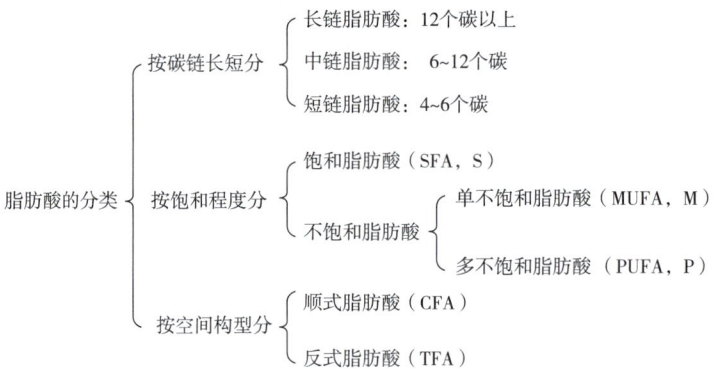

2. 必需脂肪酸

人体不可缺少而自身又不能合成，必须通过食物供给的脂肪酸，称为必需脂肪酸（Essential fatty acid，EFA），人体必需脂肪酸有两种，即$n-6$多不饱和脂肪酸系列的亚油酸（LA）和$n-3$多不饱和脂肪酸系列的α-亚麻酸。亚油酸（LA）和α-亚麻酸可以在体内分别合成人体所需的其他不可缺少的重要脂肪酸，如花生四烯酸（ARA）、二十碳五烯酸（EPA）和二十二碳六烯酸（DHA）等。

人体必需脂肪酸缺乏，可引起生长迟缓，生殖障碍，皮肤损伤以及肾脏、肝脏、神经和视觉方面的多种疾病。而过多的多不饱和脂肪酸的摄入，也可使体内有害的氧化物、过氧化物等增加，同样对身体可产生多种慢性危害。

必需脂肪酸在人体中具有以下功能。

（1）为磷脂的重要组成成分　磷脂是细胞膜的主要结构成分，所以必需脂肪酸与细胞膜的结构和功能直接相关。

（2）亚油酸是合成前列腺素的前体　前列腺素具有多种生理功能，如使血管扩张和收缩、神经刺激的传导等。

（3）与胆固醇的代谢有关　体内约70%的胆固醇与必需脂肪酸酯化成酯，被转运和代谢。

（4）参与动物精子的形成等　长期缺乏必需脂肪酸可导致不孕和泌乳障碍。

（5）与维持正常视力和认知过程有关 α-亚麻酸及其衍生物 DHA，在视网膜和大脑中含量较高，是维护视网膜光感功能与大脑认知功能的重要物质。

（6）可保护皮肤免受射线损伤 必需脂肪酸缺乏可使皮肤产生病变、受射线损伤。

四、脂类的缺乏与过量

人体摄入过低、过高脂肪均会带来危害。

日常膳食中脂类缺乏，主要引起必需脂肪酸缺乏，影响脂溶性维生素的吸收、最终造成脂溶性维生素缺乏，还可引起生长迟缓、生殖障碍、皮肤受损等。

脂肪摄入过量将造成肥胖，并导致高脂血症、动脉粥样硬化和冠心病等慢性病的发生。

五、脂类的营养评价

膳食脂肪的营养价值可从脂肪消化率、必需脂肪酸含量、各种脂肪酸比例和脂溶性维生素含量等方面进行评价。

1. 脂肪消化率

食物脂肪的消化率与其熔点密切相关。熔点低的脂肪，其消化率高、较易消化，多见于植物脂肪；反之，熔点高的脂肪，其消化率低、较难消化，多见于动物脂肪。含不饱和脂肪酸和短链脂肪酸越多的脂肪，熔点越低，越容易消化。

2. 必需脂肪酸含量

必需脂肪酸含量越高，其营养价值越优。一般植物油中亚油酸和 α-亚麻酸含量高于动物脂肪，其营养价值也优于动物脂肪。

3. 各种脂肪酸比例

机体对饱和脂肪酸（SFA）、单不饱和脂肪酸（MUFA）和多不饱和脂肪酸（PUFA）的需要不仅要有一定的数量，还应维持在一个合适的比例，一般推荐三者的比例宜为 1∶1∶1。

4. 脂溶性维生素含量

脂溶性维生素含量高的脂类，其营养价值也高。植物油中富含维生素 E，如谷类种子的胚油（如麦胚油）富含维生素 E，动物肝脏脂肪中富含维生素 A、维生素 D，营养价值很高。动物的皮下脂肪几乎不含脂溶性维生素，营养价值较低。

六、脂类的参考摄入量及食物来源

1. 参考摄入量

《中国居民膳食营养素参考摄入量（2023 版）》中不同年龄段人群膳食脂肪及脂肪酸的参考摄入量见表 3-13。由表 3-13 可知：成人膳食总脂肪 AMDR 为 20%E~30%E。为降低慢性病的发生，膳食总脂肪 AMDR 的上限不应超过 30%E；饱和脂肪酸 AMDR≤8%E，n-6 多不饱和脂肪酸的 AMDR 为 2.5%E~9.0%E，n-3 多不饱和脂肪酸的 AMDR 为 0.5%E~2.0%E。

表 3-13 不同年龄段人群膳食脂肪及脂肪酸的参考摄入量

年龄/阶段	总脂肪 AMDR/%E	饱和脂肪酸 AMDR/%E	n-6多不饱和脂肪酸 AMDR/%E	n-3多不饱和脂肪酸 AMDR/%E	亚油酸 AMDR/%E	亚麻酸 AMDR/%E	EPA+DHA AMDR/AI/(g/d)
0岁~	48 (AI)	—	—	—	8.0 (0.15g^a)	0.90	0.1^b
0.5岁~	40 (AI)	—	—	—	6.0	0.67	0.1^b
1岁~	35 (AI)	—	—	—	4.0	0.60	0.1^b
4岁~	20~30	<8	—	—	4.0	0.60	0.2
6岁~	20~30	<8	—	—	4.0	0.60	0.2
7岁~	20~30	<8	—	—	4.0	0.60	0.2
9岁~	20~30	<8	—	—	4.0	0.60	0.2
11岁~	20~30	<8	—	—	4.0	0.60	0.2
12岁~	20~30	<8	—	—	4.0	0.60	0.25
15岁~	20~30	<8	—	—	4.0	0.60	0.25
18岁~	20~30	<10	2.5~9.0	0.5~2.0	4.0	0.60	0.25~2.0 (AMDR)
30岁~	20~30	<10	2.5~9.0	0.5~2.0	4.0	0.60	0.25~2.0 (AMDR)
50岁~	20~30	<10	2.5~9.0	0.5~2.0	4.0	0.60	0.25~2.0 (AMDR)
65岁~	20~30	<10	2.5~9.0	0.5~2.0	4.0	0.60	0.25~2.0 (AMDR)
75岁~	20~30	<10	2.5~9.0	0.5~2.0	4.0	0.60	0.25~2.0 (AMDR)
孕早期	20~30	<10	2.5~9.0	0.5~2.0	+0	+0	0.25 (0.2^b)
孕中期	20~30	<10	2.5~9.0	0.5~2.0	+0	+0	0.25 (0.2^b)
孕晚期	20~30	<10	2.5~9.0	0.5~2.0	+0	+0	0.25 (0.2^b)
乳母	20~30	<10	2.5~9.0	0.5~2.0	+0	+0	0.25 (0.2^b)

注：a 表示花生四烯酸；b 表示 DHA。

"—"表示未制定；"+"表示在相应年龄阶段的成年女性需要量基础上增加的需要量。

调查显示日常膳食中 $n-6$ PUFA 与 $n-3$ PUFA 的摄入比例严重失调：

世界卫生组织推荐标准　　　　$n-6$ PUFA：$n-3$ PUFA<6：1

日常膳食　　　　　　　　　　$n-6$ PUFA：$n-3$ PUFA=20：1~30：1

因此，人们在日常饮食时，除了控制脂肪的总摄入量外，还需适当提高 $n-3$ PUFA

系列脂肪酸的摄入量，使 $n-6$ PUFA 与 $n-3$ PUFA 的摄入比例趋于合理。

2. 食物来源

脂肪丰富的食物为食用植物油、动物性脂肪和某些坚果类。

食用植物油含接近 100% 的脂肪。茶油和橄榄油中亚油酸含量为 79%～83%。葵花籽油、豆油、玉米油中的亚油酸含量也在 50% 以上。坚果类（如花生、核桃、西瓜子、榛子、葵花籽等）含脂肪量较高，最高可在 50% 以上，以亚油酸为主。

动物性脂肪中饱和脂肪酸含量较高，如猪、牛、羊等畜类。动物中禽类、鱼类含较多的多不饱和脂肪酸。

磷脂丰富的食物有蛋黄、瘦肉、脑、肝、肾等动物内脏，尤其蛋黄含卵磷脂最多，达 9.4%。大豆中磷脂含量为 1.5%～3%。

在通常的食物中，α-亚麻酸的含量是极少的，含量高的有亚麻籽油和紫苏油等。此外，白苏籽、火麻仁、核桃、蚕蛹、深海鱼等食物中也含有丰富的 α-亚麻酸及其衍生物，鱼贝类食物相对含二十碳五烯酸、二十二碳六烯酸较多。

知识点六

水

水是地球上最常见的物质之一，是维持生命的物质基础，没有水就没有生命。

水是人体中含量最多的成分。水在人体内的分布及含量，各年龄段人群有所不同，新生儿最多，约占体重的 80%；婴幼儿次之，约占体重的 70%；成年男子约为体重的 60%，女子为 50%～55%；60 岁以上男性为体重的 51.5%，女性为 45.5%。

一、水的生理功能

水不仅是人体最重要的组成成分，而且还具有调节生理功能的作用。水的主要生理功能如下。

（1）人体组织的主要成分　水是保持细胞形状及构成人体体液的必需物质。

（2）参与人体的新陈代谢　人的一切生命活动都需要水的参与。

（3）维持体液正常渗透压及电解质平衡　细胞内液和细胞外液的渗透压平衡，主要依靠水分子在细胞内外的自由渗透。

（4）调节体温　水的比热容比较大。经皮肤蒸发水分散热是维持人体体温恒定的重要途径。

（5）润滑与缓冲作用　水与黏性分子结合形成关节的润滑液、消化系统的消化液、呼吸系统等的黏液，可对器官、关节、肌肉等起润滑、缓冲等保护作用。

二、水平衡与水合状态

正常人每日水的摄入和排出处于动态平衡状态，即处于水平衡。

水平衡：水的摄入量=水的排出量

水的摄入和排出量每日维持在 2500mL 左右。摄入水包括饮水、食物水和内生水三大部分（表 3-14）。

表 3-14　　　　　　　　　　　正常成人每日水的出入量平衡

来源	摄入量/mL	排出途径	排出量/mL
饮水或饮料	1200	肾脏（尿）	1500
食物	1000	皮肤（蒸发）	500
内生水（代谢水）	300	肺（呼气）	350
		大肠（粪便）	150
合计	2500	合计	2500

当水缺乏时会出现缺水或脱水现象；当水过多，也可能引起水中毒。水摄入不足，将会影响人体的水合状态，进而影响认知和健康。因此，维持适宜水合状态对维持和促进机体健康具有重要意义。尿液指标（尿液渗透压、尿比重等）、血液指标（血浆渗透压等）是判断人体水合状态的常用指标。通过这些指标，判断自身水合状态，从而科学地指导饮水。

三、水的参考摄入量及食物来源

1. 参考摄入量

《中国居民膳食营养素参考摄入量（2023 版）》中不同年龄段人群水的适宜摄入量（AI）见表 3-15。由表 3-15 可知，成年人水的参考摄入量为：男性 AI 为 1700mL/d，女性 AI 为 1500mL/d。

按照 200mL 一杯水计算，成人每天喝水一般为 7~8 杯。由于个体对水的需要量受代谢、性别、年龄、身体活动、环境因素（温度、湿度等）及膳食调节等因素的影响，故个体对水的需要量变化很大，水的人群推荐量并不完全等同于个体每天的需要量。日常生活中到底应该喝多少水，还需根据实际情况自我调整。如运动较多、出汗多，需多饮水；天气炎热，也需多饮水；劳动强度大、出汗较多，更也需适当增加饮水量。

由于我国特定性别、年龄及生理状况人群水需要量的资料目前尚不充足，水摄入量和相关健康效应"剂量-反应关系"的科学研究与证据尚不充分，因此我国至今尚没制定水的平均需要量（EAR）、推荐摄入量（RNI）和可耐受最高摄入量（UL），仅制定了适宜摄入量（AI）。

表 3-15　　　　　　　　　　　水的适宜摄入量（AI）[a]　　　　　　　　　单位：mL/d

年龄/阶段	饮水量		总摄入量[b]	
	男性	女性	男性	女性
0 岁~	—		700[c]	

续表

年龄/阶段	饮水量		总摄入量[b]	
	男性	女性	男性	女性
0.5 岁~	—	—	900	
1 岁~	—	—	1300	
4 岁~	800		1600	
7 岁~	1000		1800	
12 岁~	1300	1100	2300	2000
15 岁~	1400	1200	2500	2200
18 岁~	1700	1500	3000	2700
65 岁~	1700	1500	3000	2700
孕早期	—	+0	—	+0
孕中期	—	+200	—	+300
孕晚期	—	+200	—	+300
乳母	—	+600	—	+1100

注：a 表示温和气候条件下，轻身体活动水平。在不同温度和/或不同强度身体活动水平时，应进行相应调整。
b 表示包括食物中的水以及饮水中的水。
c 表示纯母乳喂养婴儿无需额外补充水分。
"—"表示未制定；"+"表示在相应年龄阶段的成年女性需要量基础上增加的需要量。

2. 食物来源

每日摄入水的来源主要是饮水和食物水。食物水来源有主食、辅食、零食和汤。常见含水较多的食物（含水量≥80%）有液态乳、豆浆、饮料类，蔬菜类、水果类等，以及汤类、粥类。

日常饮水首选白开水，成年人也可饮用淡茶水；少饮或不饮含糖饮料，不用饮料代替白水；要学会主动饮水，并掌握"少量多次"原则；且要有意识地主动饮水，等到口渴再喝水往往对身体健康已形成伤害；一次饮水量不宜过多。

知识点七

维生素

一、维生素概述

1. 维生素的分类

维生素（Vitamin）是人和动物为维持正常的生理功能而必须从食物中获得的一类微量有机物质，在人体生长、代谢、发育过程中发挥着重要的作用。根据其溶解性，维生素可分为脂溶性维生素和水溶性维生素两大类。

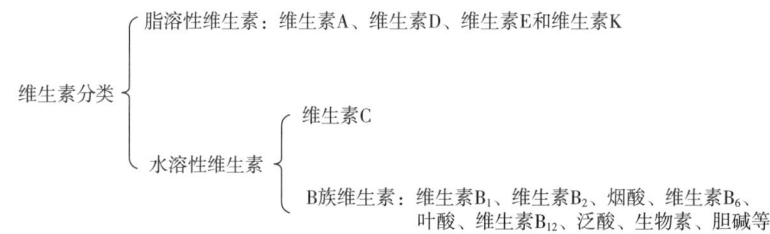

(1) 脂溶性维生素　脂溶性维生素是指不溶于水,可溶于脂肪、非极性溶剂(如苯、乙醚、氯仿)或极性较弱的乙醇等溶剂的一类维生素,包括维生素A、维生素D、维生素E和维生素K,主要存在于动植物脂肪和肝脏,与脂肪平行吸收,需要的胆盐参与乳化促进吸收,吸收的维生素形成乳糜微粒经淋巴管进入血液。

(2) 水溶性维生素　水溶性维生素是指易溶于水的一组维生素,在人体内仅有少量储存,易排出体外。在食物清洗、加工、烹饪过程中处理不当易损失。水溶性维生素及其代谢产物较易从尿中排出,因此可通过尿中维生素的检测而了解机体代谢情况。水溶性维生素包括B族维生素和维生素C,前者常见的有维生素B_1、维生素B_2、烟酸、维生素B_6、叶酸、维生素B_{12}、泛酸、生物素、胆碱等。

2. 维生素的共同特点

维生素是维持机体正常生理功能及细胞内特异代谢反应所必需的一类微量低分子有机化合物。维生素具有以下的共同特点。

(1) 以本体或前体形式存在于天然食物中。

(2) 体内不能合成,或合成数量很少,也不能大量储存,必须由食物供给。

(3) 机体生理剂量甚微(mg,μg),但在调节机体代谢方面起重要作用,机体长期缺乏某种维生素时会出现相应的缺乏症。

(4) 不构成组织,也不提供能量。

(5) 常以辅酶或辅基形式参与酶的功能。

3. 维生素的缺乏原因

人类营养素缺乏中以维生素缺乏最为多见。维生素缺乏是一个渐进的过程,当某种维生素长期摄入过低时便可发生维生素缺乏症。维生素缺乏一般由维生素摄入不足、吸收利用障碍、需要量相对增加等因素引起的,分为原发性维生素缺乏与继发性维生素缺乏、临床缺乏与亚临床缺乏。

(1) 维生素缺乏原因

①摄入量不足:食物供应不足、食物选择不当、烹调加工不当使维生素丢失和遭受破坏。

②吸收利用降低:咀嚼功能及胃肠道功能降低,肝、胆疾病患者由于胆汁分泌减少,慢性胃肠炎患者对维生素吸收利用也降低;膳食中脂肪过少,会减少脂溶性维生素的吸收。

③需要量增加:妊娠、哺乳期妇女,生长发育期儿童,特殊生活及工作环境的人群,疾病恢复期病人。长期用营养素补充剂也可能产生维生素依赖。

(2) 维生素缺乏分类

①按缺乏原因可分为原发性缺乏和继发性缺乏。

原发性缺乏：由膳食中维生素供给不足或生物利用率过低引起。

继发性缺乏（条件性维生素缺乏）：由生理或病理原因妨碍维生素的消化、吸收、利用，或因需要量增加、排泄或破坏增多而引起的。

②按缺乏程度可分为临床缺乏和亚临床缺乏。

临床缺乏：维生素缺乏出现临床症状。

亚临床缺乏（边缘缺乏）：没有维生素缺乏的临床症状，但可出现劳动效率降低和对疾病抵抗力下降。

二、维生素 A

维生素 A（Vitamin A）又名视黄醇（Retinol）、抗干眼症维生素，是指具有视黄醇生物活性的一大类化合物的总称。

广义的维生素 A 包括动物来源的视黄醇（Retinol）、视黄醛（Retinal）、视黄酸（Retinoic acid）、视黄基酯（Retinyleasters）等物质，以及植物来源的类胡萝卜素（Provitamin A carotenoids）。狭义的维生素 A 是指动物来源的视黄醇。目前已发现类胡萝卜素 600 种，但只有 50 多种能在体内转化生成视黄醇（这些类胡萝卜素被称为"维生素 A 原"），其中最重要的是 β-胡萝卜素。

维生素 A 可溶于脂肪和大多数有机溶剂，不溶于水，对酸、碱、热稳定，一般烹调与加工时不容易损失，但易被氧化和受紫外线破坏。

1. 生理功能

维生素 A 在人体的代谢功能中起着非常重要的作用，参与了机体众多的生理生化反应。

（1）维持正常视觉功能　维生素 A 在视网膜的视杆细胞中与视蛋白结合，生成对光敏感的视紫红质。

（2）维持上皮的正常生长和分化　维生素可 A 影响黏膜细胞中糖蛋白的生物合成，保持膜和上皮组织的正常结构和功能。视黄酸受体和视黄酸结合，刺激或抑制基因表达，对细胞分化起调控作用。

（3）维持和促进免疫功能　维生素 A 在人体免疫功能中发挥重要作用。有研究显示，类视黄酸通过核受体对靶基因的调控，可以提高细胞免疫功能，促进免疫细胞产生抗体，以及促进 T 淋巴细胞产生某些淋巴因子。维生素 A 缺乏时，免疫细胞内视黄酸受体表达相应下降，影响机体免疫功能。

（4）维持生长发育和生殖功能　生殖器官和哺乳动物的胚胎发生依赖视黄酸受体进行基因调节，因此，维生素 A 对细胞增殖和分化的调控具有重要作用。维生素 A 缺乏时，长骨形成与牙齿发育都出现障碍，男性睾丸萎缩，精子数量减少、活力下降。

（5）其他　研究显示，维生素 A 缺乏时，成骨细胞和破骨细胞间的平衡被破坏，骨质或过度增值，或不被吸收。维生素 A 还能够促进细胞终末分化、抑制细胞增殖、促进细胞凋亡，在组织恶变过程中发挥抗癌作用。

2. 吸收与代谢

（1）吸收　维生素 A 和 β-胡萝卜素在小肠中与胆盐和脂肪酸乳化后被主动吸收。影响维生素 A 和 β-胡萝卜素吸收的因素有促进与抑制两方面因素如下。

①促进因素：胆盐、脂肪、维生素E、磷脂、蛋白质。

②抑制因素：所有消化系统疾病。

膳食中视黄醇的吸收率为70%~90%，类胡萝卜素的吸收率为20%~50%。视黄醇为主动吸收，需要能量，其吸收速率高于属于维生素A原的类胡萝卜素。

（2）储存　维生素A与乳糜微粒结合由淋巴系统输送入肝，经脂化后，主要储存在肝星状细胞（80%~95%）和实质细胞。

影响人体维生素A储存的因素如下。

①维生素A摄入量：维生素A摄入量低时，维生素A储存速度快。

②机体储存：机体储存维生素A与释放维生素A的效率有关。

③膳食成分：低蛋白膳食增加储存。

④机体的生理状况：妊娠可增加维生素A储存，肝功能异常可影响维生素A的储存。

3. 缺乏与过量

维生素A缺乏是国际公认的四大营养缺乏症之一。维生素A营养状况可根据生化指标、临床体征，结合生理状况、膳食摄入情况进行综合评价。维生素A缺乏时会出现多种临床症状和生理功能异常等。

（1）出现眼部症状　暗适应时间延长、发生夜盲症与干眼症，结膜干燥出现毕脱斑（Bitot's spots），角膜软化症，失明。

（2）出现皮肤黏膜症状　皮肤干燥，出现角化过度的毛囊性丘疹。

（3）影响生长发育与生殖功能　可导致儿童生长发育迟缓，影响育龄男女生殖功能。

（4）影响免疫功能　可造成机体细胞免疫功能低下。

维生素A过量时可引起急性、慢性及致畸毒性。急性中毒表现为恶心、呕吐、头痛、眩晕、视觉模糊、肌肉失调、嗜睡、厌食等；慢性中毒表现为头痛、脱发、肝大、长骨末端疼痛、肌肉僵硬、皮肤瘙痒等，动物胚胎吸收、流产、出生缺陷等。多发生在一次或连续多次摄入成人摄入量100倍以上（长期10倍以上）。

4. 参考摄入量与食物来源

《中国居民膳食营养素参考摄入量（2023版）》中维生素A的参考摄入量（以18~29岁为例）为：男性RNI为770μg RE/d，女性RNI为660μg RE/d；UL为3000μg RE/d。

不同来源的维生素A其活性不一样，计算膳食维生素A摄入水平时需要使用统一单位进行统计，维生素A的单位为视黄醇当量（Retinal equivalent，RE）。

维生素A原类胡萝卜素，以β-胡萝卜素的活性最高。在人体内，6mg β-胡萝卜素可产生1mg视黄醇活性；而12mg其他类胡萝卜素仅可产生1mg视黄醇活性。

$$1\mu g 视黄醇 = 0.0035\mu mol 视黄醇 = 1\mu g\ RE$$

$$1\mu g\ \beta\text{-胡萝卜素} = 0.167\mu g\ RE$$

$$1\mu g\ 其他维生素A原 = 0.084\mu g\ RE$$

膳食或食物中总RE（μg）= 视黄醇（μg）+ β-胡萝卜素（μg）×0.167+其他维生素A原（μg）×0.084

或 = 视黄醇（μg）+ 1/6 β-胡萝卜素（μg）+ 1/12 其他维生素A原（μg）

$$1IU 维生素A = 0.3\mu g\ RE$$

视黄醇的最好来源是动物肝脏、乳类、蛋类、鱼卵、鱼肝油等，维生素A原的良好食物来源是深色蔬菜与水果。

三、维生素 D

维生素 D 又称钙化醇、抗佝偻病维生素,是指含环戊氢烯菲环结构并具有钙化醇生物活性的一大类物质。

维生素 D 以维生素 D_2(麦角钙化醇,Ergocalciferol)和维生素 D_3(胆钙化醇,Cholecalciferol)最为常见。维生素 D_2 由酵母菌或麦角中的麦角固醇经紫外光照射后的产物,维生素 D_3 来自食物中和体内皮下组织的 7-脱氢胆固醇经紫外光照射产生。

维生素 D 化学性质稳定,在中性和碱性溶液中耐热、不宜被氧化,但在光条件及在酸性溶液中则逐渐分解。

1. 生理功能

维生素 D 的主要生理作用是调节钙磷代谢,适应骨骼矿物化需要,在维持血清钙磷水平稳定中发挥重要作用。对骨骼正常矿化过程、肌肉收缩、神经传导以及细胞基本功能等也都是必需的。

(1)维持血钙和血磷稳态 1,25$(OH)_2$D 与甲状旁腺激素(PTH)共同发挥维持血钙和血磷水平稳态的作用,包括促进肠道钙吸收、骨钙吸收和肾钙重吸收。维生素 D 通过参与钙转运蛋白和骨基质蛋白基因的转录以及细胞周期蛋白基因转录的调节,增加成骨细胞和肠上皮细胞的分化,促进骨吸收和肠内钙转运。

(2)参与维持机体免疫功能 1,25$(OH)_2$D 有助于维持正常的先天性免疫和获得性免疫功能。许多免疫细胞如巨噬细胞、树突状细胞等,都存在维生素 D 受体(Vitamin D receptor,VDR),1,25$(OH)_2$D 可调节 T 细胞发育和 B 细胞的分化。

(3)在骨外组织发挥作用 维生素 D 可以进入许多骨外器官和组织(如肌肉、脑、胰腺、皮肤、性腺等)细胞核,调节这些细胞的分化。1,25$(OH)_2$D 可参与肌细胞内 Ca^{2+} 的稳态调节,影响肌肉收缩与合成;维生素 D 可调节神经细胞内 Ca^{2+} 的稳态、防止氧化损伤,维持多巴胺能神经递质系统功能。

2. 吸收与代谢

膳食中的维生素 D_3 在胆汁的作用下,在小肠乳化被吸收进入血液。

从膳食和皮肤两条途径获得的维生素 D_3 与血浆 α-球蛋白结合被转运至肝脏,在肝内经维生素 D_3-25-羟化酶作用下生成 25-OH-D_3 后被转运至肾脏,在维生素 D_3-1-羟化酶作用下生成 1,25$(OH)_2D_3$,即维生素 D 的活性形式。然后在蛋白的载运下,经血液到达小肠、骨等靶器官中发挥作用。

3. 缺乏与过量

维生素 D 缺乏主要由日光照射不足、食物供给不足、肠道吸收障碍等因素引起。维生素 D 营养状况可以通过膳食调查、实验室生化指标、功能检查以及临床体征检查等进行综合评价。

维生素 D 主要缺乏症有:小儿佝偻病(方颅、肋骨串珠、鸡胸、漏斗胸、X 型腿、O 型腿、手镯、脚镯等)、成人骨质软化症、老年人骨质疏松、手足痉挛症等。

维生素 D 过量时可产生食欲不振、体重减轻、恶心、呕吐、腹泻等中毒症状。还会因血清钙磷升高,最终发展成动脉、心肌、肺、肾、气管等软组织转移性钙化和肾结石。药物型摄入或注射过量时发生的中毒可导致死亡。

4. 参考摄入量与食物来源

《中国居民膳食营养素参考摄入量（2023版）》中维生素D的参考摄入量（以18~29岁为例）为：RNI10μg/d；UL50μg/d。

$$1IU\text{ 维生素 }D_3 = 0.025\text{μg 维生素 }D_3$$

维生素D的主要食物来源有海鱼（如沙丁鱼）、肝脏、蛋黄及鱼肝油制剂等。

四、维生素E

维生素E又名生育酚，是含苯并二氢吡喃结构、具有α-生育酚生物活性的一类物质。包括四种生育酚（Tocopherols，即α-T，β-T，γ-T，δ-T）、四种生育三烯酚（Tocotrienols，即α-TT，β-TT，γ-TT，δ-TT）。因α-生育酚生物活性最高，通常以α-生育酚作为维生素E的代表。

α-生育酚对热、酸稳定，对碱不稳定，对氧敏感，油脂酸败可加速其破坏。

1. 生理功能

（1）抗氧化作用　维生素E是脂溶性高效抗氧化剂，在体内保护细胞免受自由基损害。维生素E缺乏可使细胞抗氧化功能发生障碍，引起细胞损伤。维生素E与超氧化物歧化酶（SOD）、谷胱甘肽过氧化物酶（GSH-Px）一起构成体内抗氧化系统，其他的非酶抗氧化系统还有类胡萝卜素、维生素C、硒和谷胱甘肽等。

（2）维持生育功能　维生素E与动物的生殖功能和精子的生成有关。当维生素E缺乏时可出现睾丸萎缩及其上皮变性、孕育异常。人类尚未发现有因维生素E缺乏而引起不育症，不过临床上常用维生素E治疗先兆流产和习惯性流产。

（3）维持免疫功能　维生素E对维持正常免疫功能，特别是T淋巴细胞的功能具有重要作用。该作用已在动物模型和美国老年人群中得到证实。

（4）保持血液的正常功能　维生素E可维持红细胞的完整性，缺乏时引起红细胞数量减少及生存时间缩短，引起溶血性贫血。维生素E可调节血小板的黏附力和聚集作用，缺乏时血小板聚集和凝血作用增强，增加心肌梗死及脑卒中的危险性。

（5）促进蛋白质的更新合成　维生素E可促进核RNA更新蛋白质，促进某些酶蛋白的合成，降低分解代谢酶（如DNA酶、RNA酶、肌酸激酶）等的活性。

（6）可预防衰老　脂褐质（Lipofuscin）俗称老年斑，是细胞内某些成分被氧化分解后的沉积物。补充维生素E可减少脂褐质形成，改善皮肤弹性，使性腺萎缩减轻，提高免疫能力，维生素E在预防衰老中的作用日益被受到重视。

2. 缺乏与过量

维生素E的缺乏症很少发生于人类，偶有长期缺乏出现溶血性贫血的报道。维生素E的营养状况可以通过测定血浆和脂肪组织中维生素E的水平，以及维生素E缺乏的功能损害指标与临床缺乏症状等进行判断。

长期缺乏者血浆中维生素E浓度可降低，红细胞膜受损，红细胞寿命缩短，出现溶血性贫血，给予维生素E治疗可望好转。

维生素E其毒性相对较小。在动物实验中，大剂量维生素E可抑制生长、干扰甲状腺功能及血液凝固、使肝中脂类增加等。

3. 参考摄入量与食物来源

《中国居民膳食营养素参考摄入量（2023 版）》中维生素 E 的参考摄入量（以 18~29 岁为例）为：RNI：14mg α-TE/d；UL：700mg α-TE/d。

维生素 E 的单位以 α-生育酚当量（α-Tocopherol equivalence，α-TE，mg）表示。

膳食中维生素 E 总的 α-TE 计算公式如下：

$$\text{膳食中总 α-TE（mg）} = 1α\text{-生育酚（mg）}$$
$$+ 0.5β\text{-生育酚（mg）}$$
$$+ 0.1γ\text{-生育酚（mg）}$$
$$+ 0.02δ\text{-生育酚（mg）}$$
$$+ 0.3α\text{-三烯生育酚（mg）}$$

维生素 E 的适宜摄入量（AI）为 14mg α-TE/d；UL 值为 700mg α-TE/d。

$$1\text{IU 维生素 E} = 0.667\text{mg α-生育酚}$$

维生素 E 食物来源：含量丰富的食物有植物油、麦胚、坚果、豆类、谷类，以及蛋类、内脏、绿叶蔬菜等。

五、维生素 K

维生素 K 又名叶绿醌、凝血维生素，是一类萘醌的化合物。自然界有两种：叶绿醌（维生素 K_1）和甲萘醌（维生素 K_2）。前者由绿色植物分离所得，后者来源于细菌。维生素 K_3 为人工合成。

维生素 K 溶于脂肪及脂溶剂，不溶于水，对光和碱敏感，但对热和氧化剂相对稳定。

1. 生理功能

（1）发挥凝血功能　维生素 K 为肝脏凝血酶原和其他凝血因子合成必不可少的物质。调节凝血蛋白质合成，参与凝血因子 Ⅱ、Ⅶ、Ⅸ、Ⅹ 的合成，能够防止出血。

（2）促进骨形成、抑制骨吸收　维生素 K 作为辅酶参与骨中两种蛋白质骨钙素和 γ-羧基谷氨酸蛋白质（MGP）的形成，由此影响骨组织的代谢，在促进骨形成、抑制骨吸收方面发挥作用。

（3）抑制血管钙化　维生素 K 主要通过激活维生素 K 依赖性蛋白（VKDP）中的基质 Gla 蛋白（MGP）来抑制血管钙化。

2. 缺乏与过量

维生素 K 营养状况评价需了解患者病史、临床体征检查和实验室检测。维生素 K 缺乏时可引起低凝血酶原血症（Hypoprothrombinemia），血液凝固减缓，凝血所需的时间延长，有出血症状。新生儿、母乳喂养儿好发"新生儿出血症"。

维生素 K_3 有毒性，摄取过多可导致婴儿溶血性贫血、高胆红素血症和核黄疸症。

3. 参考摄入量与食物来源

《中国居民膳食营养素参考摄入量（2023 版）》中维生素 K 的参考摄入量（以成年人为例）为 RNI 80μg/d；UL 无规定。

维生素K广泛分布于动物和植物性食物中，在菠菜、甘蓝、肝脏等中含量较高。大多数膳食可以满足需要。母乳例外，其中维生素K含量低，甚至不能满足6月龄婴儿的需要。

六、维生素C

维生素C又称抗坏血酸、抗坏血病维生素，是一个含有六个碳原子的α-酮基内酯的酸性多羟化合物。

维生素C为强还原剂，遇空气（氧）、光、热、碱、金属离子，特别是氧化酶、痕量铜、微量铁都可促进氧化而失去活性；易溶于水，不溶于有机溶剂；具有两种存在形式，即还原型维生素C和氧化型维生素C。

1. 生理功能

维生素C具有氧化还原特性，是一种电子供体，在体内具有多种生理功能。

（1）抗氧化作用　维生素C具有较强的还原性，是作为一种较强的水溶性抗氧化剂，与脂溶性抗氧化剂一起，在体内还原超氧化物、羟自由基、次氯酸及其他活性氧化物，清除自由基，防止脂质过氧化反应。比如，维生素C可促进抗体形成、促进铁的吸收（可使Fe^{3+}还原为易吸收的Fe^{2+}）、维持巯基酶的活性、使叶酸还原为四氢叶酸、使高铁血红蛋白还原为具携氧功能的血红蛋白等；维生素C还可抵御低密度脂蛋白胆固醇的氧化，防止氧化型低密度脂蛋白胆固醇和泡沫细胞的形成，预防动脉粥样硬化的发生。

（2）羟化作用　维生素C作为羟化过程底物和酶的辅因子参与体内许多重要生物合成的羟化反应，如促进组织中胶原蛋白的形成、参与神经递质的合成（促进氨基酸合成神经递质5-羟色胺及去甲肾上腺素）、参与类固醇的代谢（促进胆固醇转化为胆汁酸的羟化过程）、促进肉碱的合成等。

（3）调节免疫功能　维生素C参与机体免疫调节。白细胞的吞噬功能依赖于血浆维生素C水平；较高浓度的维生素C能使二硫键还原为巯基（—SH），使胱氨酸还原为半胱氨酸，促进抗体的形成。

（4）其他作用　维生素C有助于对某些毒物（重金属离子Pb^{2+}、Hg^{2+}、As^{2+}、Cd^{2+}，苯，细菌毒素，某些药物）进行解毒，降低胃癌以及其他癌症发病风险。

2. 缺乏与过量

人类缺乏古洛糖酸内酯氧化酶，不能合成维生素C。维生素C营养状况评价，可根据膳食摄入水平调查、血液中含量、尿负荷试验、临床缺乏症状等进行判断。

维生素C典型缺乏症为坏血病（Scurvy），在临床上有多种表现症状。维生素C摄入不足30d出现轻微临床表现，50d出现临床症状，90d出现解剖学改变，100d可死亡。

（1）早期症状　体重减轻、四肢无力、衰弱、肌肉关节疼痛。成人齿龈松动、肿胀、感染发炎。

（2）出血　毛细血管脆性增加，皮肤瘀点、瘀斑；全身点状出血，起初仅出现于毛囊、齿龈，后发展可见皮下组织、肌肉、关节、腱鞘等处出血、血肿、瘀斑；严重时内脏、黏膜出血（鼻衄、血尿、便血、经血过多等），以及心包、胸腔、腹腔、腹膜、颅内出血。

（3）齿龈炎　齿龈出血（为坏血病的主要特征）、红肿、溃疡、感染、牙齿松动、短期内可脱落。成人和婴儿均可出现。

（4）伤口愈合缓慢　由于胶原合成障碍所致。

（5）骨质疏松或畸形　由于胶原合成障碍导致骨的有机质形成不良，骨钙化不正常导致骨质疏松。还可引起患儿假性瘫痪、蛙状体位，或出现"坏血病串珠"。

维生素C相对无毒，但大量摄入可出现不良反应，长期摄入过高而饮水较少，有增加尿路结石的危险。人体摄入后有少部分代谢成草酸，摄入量>500mg/d 时可能增加尿中草酸盐的排泄，增加尿路结石的危险。有肾结石的人和有肾功能损伤或进行血液透析的人也应避免大剂量维生素C。一次口服 2~8g 时可能出现腹泻症状、恶心、腹部痉挛、腹泻、铁吸收过度、红细胞破坏及泌尿道结石等副作用。

3. 参考摄入量与食物来源

《中国居民膳食营养素参考摄入量（2023 版）》中维生素 C 的参考摄入量（以成年人为例）为：RNI100mg/d；PI-NCD200mg/d；UL2000mg/d。

吸烟者对其需要量比不吸烟者高40%，某些药物（如阿司匹林、避孕药）以及心理紧张、高温环境，都可使需要量增大。

维生素C主要存在于新鲜蔬菜水果（如绿色蔬菜、酸性水果）中。植物种子（粮谷类、干豆类）不含维生素 C，动物性食物除肝、肾、血液外含量甚微。

蔬菜中的青椒、番茄及各种深色叶菜类，水果中的柑橘、柠檬、青枣、山楂、猕猴桃等维生素 C 含量十分丰富。

七、维生素 B_1

维生素 B_1 又称硫胺素、抗脚气病维生素，是人类发现最早的维生素之一。其分子是由一个嘧啶结构通过一个亚甲基连接在一个噻唑环上所构成。

维生素 B_1 溶于水、微溶于乙醇，耐酸、耐热，不易被氧化，但在碱性环境下加热时可迅速分解破坏；对亚硫酸盐极为敏感，在有亚硫酸盐存在时也可迅速分解破坏；某些食物（如鱼类等）含硫胺素酶，生吃鱼类时可在此酶的作用下使硫胺素失活。

1. 生理功能

（1）参与能量代谢　维生素 B_1 以硫胺素焦磷酸（TPP）辅酶形式参与体内糖代谢中的两个主要反应：一是 α-酮酸氧化脱羧作用，即丙酮酸转变为乙酰辅酶A与 α-酮戊二酸转变为琥珀酰辅酶A，经此反应后 α-酮酸才能进入柠檬酸循环彻底氧化；二是戊糖磷酸途径的转酮醇酶反应，此反应是合成核酸所需的戊糖、脂肪和类固醇合成所需NADPH 的重要来源。

（2）维持神经与肌肉功能　维生素 B_1 对维持神经、肌肉（特别是心肌）正常功能以及食欲、胃肠蠕动和消化液分泌有重要作用。神经组织所需能量主要由糖的氧化来供应。维生素 B_1 缺乏时，乙酰辅酶A生成减少，影响乙酰胆碱的合成。同时，由于对胆碱酯酶的抑制减弱，乙酰胆碱分解加强，影响神经传导。

2. 缺乏与过量

维生素 B_1 营养状况评价可以通过测定血液中含量、尿负荷试验、临床缺乏症状等进行判断。

维生素 B_1 典型缺乏症为脚气病，主要损害神经血管系统。临床上分为湿型脚气病、干型脚气病、混合型脚气病和婴儿脚气病等。

目前尚未见因摄入过量维生素 B_1 导致的过量症出现。

3. 参考摄入量与食物来源

《中国居民膳食营养素参考摄入量（2023版）》中维生素 B_1 的参考摄入量（以成年人为例）为：成人男性 RNI 1.4mg/d，成人女性 RNI 1.2mg/d。

维生素 B_1 食物来源广泛。其良好来源有谷类（全谷物）、豆类和坚果类，以及动物内脏（心、肝、肾）、瘦肉、禽蛋等。过度加工米、面时，会使维生素 B_1 大量丢失。

八、维生素 B_2

维生素 B_2 又称核黄素，由异咯嗪加核糖醇侧链组成。

在酸性溶液中维生素 B_2 对热稳定，在碱性环境中易于分解破坏。游离型核黄素对紫外光高度敏感，在酸性条件下可光解为光黄素，在碱性条件下光解为光色素而丧失生物活性。

1. 生理功能

（1）参与能量与物质代谢　维生素 B_2 在体内构成黄酶辅酶，参与能量与物质代谢。维生素 B_2 是体内多种氧化酶系统不可缺少的辅基部分，在体内构成黄素单核苷酸（FMN）和黄素腺嘌呤二核苷酸（FDA），与各种酶蛋白结合形成各种黄素蛋白，并且作为递氢体参与体内复杂的氧化还原反应。在氨基酸、脂肪酸和碳水化合物代谢中，逐步释放能量供细胞应用。

维生素 B_2 还参与维生素 B_6 和烟酸的代谢，防治缺铁性贫血（与体内铁的吸收、储存、动员有关），参与同型半胱氨酸代谢等。

（2）参与细胞的正常生长　在皮肤黏膜及经常歪曲处、细胞再生时，都需要维生素 B_2。如缺乏，小的损伤也不易愈合，被视为维生素 B_2 缺乏的特殊表现。

（3）参与维持抗氧化功能　维生素 B_2 作为谷胱甘肽还原酶的辅酶，可通过维持还原型谷胱甘肽的水平，发挥抗氧化作用。

2. 缺乏与过量

维生素 B_2 营养状况评价，可根据血液指标检测、尿负荷试验、临床缺乏症状等进行判断。典型缺乏症有"口腔生殖综合征"之称。主要表现为：口角炎、唇炎、舌炎、睑缘炎、结膜炎、脂溢性皮炎、阴囊皮炎等。

目前尚未见因摄入过量维生素 B_2 而导致中毒的报道。

3. 参考摄入量与食物来源

《中国居民膳食营养素参考摄入量（2023版）》中维生素 B_2 的参考摄入量（以成年人为例）为：男性 RNI 1.4mg/d，女性 RNI 1.2mg/d。

维生素 B_2 良好的食物来源主要是动物性食物，以肝、肾、心脏、蛋黄、乳类为丰富。植物性食物则绿叶蔬菜类及豆类含量较多。

九、烟酸

烟酸又名维生素PP、尼克酸、抗癞皮病维生素，是具有烟酸生物活性的吡啶-3-羧酸衍生物的总称，包括烟酸和烟酰胺。烟酸的基本结构为吡啶-3-羧酸，其酰胺化合物即为烟酰胺。

烟酸对酸、碱、光、热稳定，一般烹调损失较小。

1. 生理功能

（1）参与能量代谢　作为辅酶Ⅰ或烟酰胺腺嘌呤二核苷酸（NAD）、辅酶Ⅱ或烟酰胺腺嘌呤二核苷酸磷酸（NADP）的组成成分，烟酸在碳水化合物、脂肪和蛋白质的能量释放上起重要作用，是氧化还原反应的递氢者，是氢的供体或受体。

（2）参与体内物质转化　NAD作为各种ADP-核糖基化反应的底物，参与蛋白质的核糖基化过程，与DNA复制、修复和细胞分化有关。NADP在维生素B_6、泛酸和生物素存在下参与脂肪、类固醇等生物合成。

（3）与核酸的合成有关　葡萄糖通过磷酸戊糖代谢途径可产生5-磷酸核糖，这是体内产生合成核酸重要原料核糖的主要途径。而烟酸构成的辅酶Ⅰ和辅酶Ⅱ是葡萄糖磷酸戊糖代谢途径第一步生化反应中氢的传递者。

（4）葡萄糖耐量因子的重要成分　葡萄糖耐量因子是由三价铬、烟酸、谷胱甘肽组成的复合体，烟酸可能是胰岛素的辅助因子，有增加葡萄糖的利用及促进葡萄糖转化成脂肪的作用。

（5）调节血脂与胆固醇　烟酸可抑制肝脏甘油三酯合成，并降低极低密度脂蛋白（VLDL）分泌和升高高密度脂蛋白（HDL）分泌，从而降低血胆固醇、甘油三酯等的浓度、扩张血管，起到调节血脂、胆固醇的作用。

（6）保护神经系统　NAD促进神经细胞中DNA的修复，激活线粒体自噬，降低细胞内氧化应激水平，对以认知或记忆损伤为主的帕金森病、阿尔茨海默病等具有预防作用。

2. 缺乏与过量

烟酸营养状况评价，可根据膳食摄入水平调查、血液与尿中代谢产物含量、临床体征等进行判断。

烟酸典型缺乏症为癞皮病，典型症状为三"D"症状，即皮炎（Dermatitis）、腹泻（Diarrhea）、痴呆（Dementia）。初期症状为体重减轻、失眠、头痛等，继而出现皮肤、消化系统、神经系统症状，以及裸露皮肤及摩擦部位对称性晒斑样损伤，慢性皮炎为皮肤变厚、脱屑、色素沉着、杨梅舌、口腔黏膜溃疡，以及食欲不振、恶心、呕吐、腹痛、腹泻、失眠、乏力、抑郁、痴呆等症状。

3. 参考摄入量与食物来源

《中国居民膳食营养素参考摄入量（2023版）》中烟酸的参考摄入量（以成年人为例）为：男性RNI 15mg NE/d，女性RNI 12mg NE/d；UL为烟酸35mg NE/d，烟酰胺310mg/d。

烟酸除直接从食物中摄取外，还可在体内色氨酸转化而来，平均约 60mg 色氨酸转化为 1mg 烟酸。因此，膳食中烟酸含量应以烟酸当量（Niacin equivalent，NE）表示。

$$烟酸\ mgNE = 烟酸（mg）+ 1/60\ 色氨酸（mg）$$

烟酸广泛存在于动植物性食物中。但以玉米为主食的人群，易于发生癞皮病，原因是玉米中的烟酸主要为结合型不能为人体吸收，同时玉米中色氨酸又较低。

十、维生素 B_6

维生素 B_6 包括吡哆醇（Pyridoxin，PN）、吡哆醛（Pyridoxal，PL）和吡哆胺（Pyridoxamine，PM）三种衍生物，广泛存在于植物性和动物性食物中。

维生素 B_6 易溶于水与乙醇，在酸性溶液中耐热，在碱性溶液中不耐热，并对光敏感。

1. 生理功能

维生素 B_6 以磷酸吡哆醛（PLP）的形式参与近百种酶反应。主要功能有参与氨基酸、糖原和脂肪代谢，参与造血和一碳单位代谢，参与某些微量元素的转化与吸收，维持体液免疫与细胞免疫功能，调节神经介质的合成等。

2. 缺乏与过量

维生素 B_6 在动植物性食物中分布较广，原发性缺乏并不常见。维生素 B_6 的营养状况评价包括血液指标测试、尿负荷试验、临床体征等进行判断。临床缺乏会出现虚弱、失眠、唇干裂、口炎等，典型缺乏症为脂溢性皮炎，以及小细胞性贫血、忧郁及精神错乱等临床症状。继发性缺乏原因有慢性酗酒及药物干扰。

维生素 B_6 毒性相对较低，经食物来源摄入未见不良反应，补充高剂量膳食补充剂维生素 B_6 可引起严重不良反应，主要表现为感觉神经异常，剂量达 2000mg/d 会造成神经方面不可逆之伤害。

3. 参考摄入量与食物来源

《中国居民膳食营养素参考摄入量（2023版）》中维生素 B_6 的参考摄入量（以 18~49 岁为例）为 RNI 1.4mg/d；UL 60mg/d。

维生素 B_6 广泛存在于各种食物中，良好来源为白肉类（如鸡肉、鱼肉）、全谷类（特别是小麦）、豆类、坚果、肝脏、蔬菜、水果等。

十一、叶酸

叶酸又称蝶酰谷氨酸、叶精、抗贫血因子，是含有蝶酰谷氨酸结构的一类化合物的统称，因最初菠菜叶中分离出来而得名。

叶酸在酸性溶液中对热不稳定，在中性和碱性环境中稳定。

1. 生理功能

叶酸在体内的活性形式为四氢叶酸（THF），是一碳单位转移酶系的辅酶，在体内许多重要的生物合成中作为一碳单位转移酶系的辅酶，发挥一碳单位传递体的作用。叶酸可通过腺嘌呤、胸腺嘧啶影响 DNA 和 RNA 的合成。叶酸可通过蛋氨酸代谢影响磷脂、肌酸、神经介质以及血红蛋白的合成等。叶酸还参与了 DNA 甲基化反应。

2. 缺乏与过量

叶酸营养状况评价主要有摄入量评价、血液生化指标检测、组氨酸负荷试验等。叶酸典型缺乏症为巨幼红细胞贫血、同型半胱氨酸血症、胎儿神经管畸形。

叶酸缺乏可使同型半胱氨酸向蛋氨酸转化出现障碍，进而导致高同型半胱氨酸血症。此外，同型半胱氨酸还具有胚胎毒性，患高同型半胱氨酸血症的母亲所生子女中神经管畸形的发生率明显较高。

叶酸过量可影响锌的吸收，干扰维生素 B_{12} 缺乏的诊断与治疗。

3. 参考摄入量与食物来源

《中国居民膳食营养素参考摄入量（2023 版）》中叶酸的参考摄入量（以成年人为例）为 RNI 400μgDFE/d；UL 1000μgDFE/d。

膳食叶酸参考摄入量以膳食叶酸当量（Dietary folate equivalent，DFE）为单位表示。天然食物叶酸的生物利用率为 50%，当叶酸补充剂与天然食物混合摄入时，应以 DFE 计算叶酸摄入量。

叶酸广泛存在动植物性食物中，其良好来源为肝、肾、绿叶蔬菜、马铃薯、豆类和麦胚等。

十二、维生素 B_{12}

维生素 B_{12} 又称钴胺素、抗恶性贫血病维生素，是一组含钴的类咕啉化合物，化学名简称氰钴胺。

维生素 B_{12} 为红色结晶，可溶于水，在 pH4.5～5.0 的弱酸性条件下最稳定，在强酸性（pH<2.0）或碱性溶液中则分解，遇热可有一定程度的破坏，但快速高温消毒损失较小。遇到强光或紫外线易被破坏。

1. 生理功能

维生素 B_{12} 的体内活性形式为甲基 B_{12}（甲基钴胺素）和辅酶 B_{12}（腺苷基钴胺素），参与以下生化反应。

（1）参与蛋氨酸循环代谢　维生素 B_1 以甲基转移酶的辅酶，参与同型半胱氨酸甲基化转变为蛋氨酸。当维生素 B_{12} 缺乏时，同型半胱氨酸转变为蛋氨酸受阻，可引起血清同型半胱氨酸水平升高。

（2）参与甲基丙二酸-琥珀酸的异构化反应　维生素 B_{12} 缺乏时，甲基丙二酸-琥珀酸的异构酶的功能受损，血清中甲基丙二酰辅酶 A 及其水解产物（甲基丙二酸、α-甲基柠檬酸）均升高。

2. 缺乏与过量

维生素 B_{12} 缺乏在正常膳食时较少见，多数缺乏症由吸收不良引起。素食者、老年人和胃切除患者（胃酸过少）常会引发维生素 B_{12} 缺乏。维生素 B_{12} 营养状况评价主要借助血液指标检测等手段进行。典型缺乏症为巨幼红细胞贫血、高同型半胱氨酸血症。

迄今未见从食物或膳食补充剂中摄入过量维生素 B_{12} 有害人体健康的报告。

3. 参考摄入量与食物来源

《中国居民膳食营养素参考摄入量（2023版）》中维生素 B_{12} 的参考摄入量（以成年人为例）为 RNI 2.4μg/d。

维生素 B_{12} 的主要食物来源为肉类、动物内脏、鱼、禽、贝壳类及蛋类，乳及乳制品含量少，植物性食品基本不含。

知识点八

矿物质

矿物质（Mineral）又称无机盐（灰分），是指存在于人体内、除以有机体形式存在的碳（C）、氢（H）、氧（O）和氮（N）以外所有元素的总称。

一、矿物质概述

1. 矿物质的分类

已经发现有20种左右的矿质元素为构成人体组织、维持生理功能、生化代谢所必需，分成常量元素、微量元素两大类。

（1）常量元素　在人体内含量多大于0.01%（100mg/kg体重）的矿质元素称为常量元素。如钙（Ca）、镁（Mg）、钾（K）、钠（Na）、磷（P）、氯（Cl）、硫（S）等。

（2）微量元素　在机体中含量小于0.01%（100mg/kg体重）的矿质元素称为微量元素。

根据FAO/IAEA/WHO三个国际组织的专家委员会1990年的分类建议，微量元素分成人体必需元素、人体可能必需元素、具潜在毒性但低剂量具功能元素三大类。

$$
\text{微量元素分类}\begin{cases}\text{人体必需元素：铁（Fe）、碘（I）、锌（Zn）、硒（Se）、}\\\qquad\qquad\text{铜（Cu）、钼（Mo）、铬（Cr）、钴（Co）等}\\\text{人体可能必需元素：锰（Mn）、硅（Si）、镍（Ni）、硼（B）、钒（V）等}\\\text{具潜在毒性但低剂量具功能元素：氟（F）、铅（Pb）、镉（Cd）、汞（Hg）、}\\\qquad\qquad\text{砷（As）、铝（Al）、锂（Li）、锡（Sn）等}\end{cases}
$$

2. 矿物质的特点

矿物质不同于其他营养素，具有以下的共同特点。

（1）矿物质不能在体内合成，必须从食物和饮水中摄取；也不可能在体内消失，除非被排出体外。

（2）矿物质构成人体组织的重要成分，在体内分布极不均匀：如钙、磷主要存在骨和牙齿中，铁集中在红细胞，碘分布在甲状腺，钴分布于造血器官，锌分布于肌肉组织等。

（3）矿物质之间存在协同与（或）拮抗作用，主要存在于细胞内外液中，对人体起调节作用。矿质元素与蛋白质一起调节细胞膜的通透性、控制水分，维持正常的渗透压、酸碱平衡（酸性元素 Cl、S 及 P，碱性元素 Na、K、Ca 及 Mg），维持神经肌肉兴奋性。

（4）矿物质构成酶的辅基、激素、维生素、蛋白质和核酸的成分，或参与酶系的激活，某些微量元素在体内虽需要量很少，但因其生理剂量与中毒剂量范围较窄，摄入过多易产生副作用或毒性作用。

根据矿物质在食物中的分布及其吸收、人体需要特点，我国人群中比较容易缺乏的有钙、铁、锌。在特殊地理环境或其他特殊条件下，也可能出现碘、硒及其他元素的缺乏问题。

3. 矿物质缺乏原因

人体矿物质缺乏的原因很多，主要因素有以下几点。

（1）地球环境中各种元素的分布不平衡。

（2）食物中含有天然存在的矿物质拮抗物。

（3）食物加工过程中造成矿物质的损失。

（4）摄入量不足或不良饮食习惯。

（5）生理上有特殊营养需求的人群。

二、钙

钙是人体内含量最多的一种矿质元素，成人体内的钙含量为 850~1200g，相当于体重的 1.5%~2.0%。大部分集中在骨骼和牙齿（占 99%），主要以羟磷灰石 [$Ca_{10}(PO_4)_6(OH)_2$] 和磷酸钙 [$Ca_3(PO_4)_2$] 形式存在，极少部分以钙离子状态存在于软组织、细胞外液和血液中，构成混溶钙池（占 1%）。

1. 生理功能

（1）构成骨骼和牙齿的主要成分　骨骼中的钙，在正常情况下在破骨细胞作用下不断被释放，进入混溶钙池。混溶钙池中的钙不断沉积于成骨细胞中，使骨骼不断更新。幼儿骨骼每 1~2 年更新一次，以后随着年龄增长，更新速度减缓，成年时每年更新 2%~4%，约 700mg/d，10~12 年更新一次。40~50 岁以后，骨吸收大于生成，钙在骨中含量逐渐下降，每年约为 0.7%，且女性早于男性，妇女在停经后加速。

（2）维持神经与肌肉的正常活动　钙可维持神经肌肉的兴奋、神经冲动的传导、心脏的正常搏动等活动。红细胞、心肌、肝与神经等细胞膜上，有钙的结合部位，钙离子从这些部位释放时，细胞膜的结构与功能发生变化，如对钾、钠等离子的通透性改变。

（3）信号传导作用　细胞内钙离子参与调节多种激素和神经递质的释放。钙作为细胞内的第二信使，介导激素的调节作用，如调节消化、能量及脂肪代谢相关激素的产生。

（4）促进体内某些酶的活性　钙对许多参与细胞代谢的大分子合成和转运酶有调节作用，如三磷酸腺苷酶、琥珀酸脱氢酶、脂肪酶以及一些蛋白质分解酶等。

（5）参与血凝过程　钙作为辅助因子，参与血液凝固（使激活凝血酶原变成凝血酶），有助于止血与伤口的愈合。

（6）其他　钙在激素分泌、维持体液酸碱平衡以及细胞内胶质稳定性等方面起作用。此外也与调节血压、铁的跨膜转运等功能有关。

2. 吸收与代谢

（1）钙的吸收　钙在小肠通过主动转运与被动转运吸收，一般钙吸收率为20%~60%不等。钙吸收受膳食中草酸、植酸、膳食纤维的影响，脂肪消化不良，可使未被吸收的脂酸与钙形成皂钙，从而影响钙的吸收。膳食中如维生素D、乳糖、蛋白质有促进钙吸收的作用。此外，钙的吸收还与机体状况有关。

影响钙吸收的主要促进因素有：机体需求、维生素D、某些氨基酸、乳糖、适宜的钙磷比、消化道酸度等。机体生理状态对钙吸收的影响较大。钙吸收率儿童（40%）>成人（20%），男性>女性，孕妇乳母（50%）>非孕妇乳母。40岁以上钙吸收率逐渐下降；60岁以上钙吸收率明显降低，仅15%左右。

影响钙吸收的主要抑制因素有：谷物中的植酸（Phytic acid）、某些蔬菜中的草酸（Oxalic acid）、过多的膳食纤维、碱性磷酸盐、药物（如抗酸药物）、脂肪酸、过量蛋白质等。谷类食物中的植酸、蔬菜中的草酸对钙吸收率的影响见表3-16和表3-17。

表3-16　　　　　　　　　谷类食物中的植酸对钙吸收率的影响

谷类食物	摄入量/mg	吸收钙/mg	吸收率/%
黑面包	550	89	16
去植酸黑面包	590	231	39
白面包	488	250	51

表3-17　　　　　　　　　蔬菜中的草酸对钙吸收率的影响

蔬菜	钙含量/mg	草酸含量/mg	可利用钙/mg
蕹菜	224	691	-83
苋菜	359	1142	-149

注：可利用钙=（钙含量/40-草酸含量/90）×40。

①草酸盐与植酸盐：它们可与钙结合成难于吸收的盐类。粮食中植酸较多，某些蔬菜（如蕹菜、菠菜、苋菜、竹笋等）含草酸较多。

②膳食纤维：可能是其中的醛糖酸（Aldonic acid）残基与金属离子结合影响吸收。

③钙磷比：膳食钙摄入量低于400mg时，高磷摄入会干扰钙的吸收。成人合理的钙磷比为1:1~2:1，婴幼儿适宜的钙磷比则为2:1~1.5:1。

④脂肪酸：未被吸收的脂肪酸与钙发生皂化，引起肠蠕动加快和腹泻。

⑤某些药物：抗酸药、四环素、肝素等影响钙的吸收。

⑥蛋白质：蛋白质的摄入过高，会增加肾小球的滤过率，降低肾小管对钙的再吸收，使钙排出增加。

⑦身体活动少：骨骼缺少负荷，引起骨钙丢失。

⑧其他因素：情绪不稳（紧张、焦虑、压力大、厌烦、悲伤时）、胃肠运动加快（食物在肠道的停留时间缩短，如缓泻剂、高体积食物）、咖啡因摄入过多（增加尿钙

排出,刺激胃肠道钙分泌)等可能影响钙的吸收。

(2) 钙的代谢　钙在体内的储存和保留,受膳食供给水平及人体对钙需要程度等因素所影响。

钙在体内代谢后主要经肠道排出,钙从尿中排除量约为摄入量的20%。高温作业和哺乳期可通过汗和乳汁排除。普通成人钙流失大约320mg/d,高温作业人员及哺乳期妇女钙流失更多(表3-18)。其他情况,如补液、酸中毒、高蛋白膳食等均可使钙排出增多。

表 3-18　　　　　　　　　人体日常生活中的钙流失

普通人群	特殊人群
粪:175mg/d	高温作业者+汗:1000mg/d
尿:125mg/d	哺乳期妇女+乳汁:150~300mg/d
汗:20~350mg/d	

(3) 钙平衡的调节　对钙平衡起主要调节的有甲状旁腺素、1,25(OH)$_2$D$_3$、降钙素、钙调素等。另外,胰岛素、皮质醇、生长激素、甲状腺激素、肾上腺激素、雌激素、睾丸酮等也参与了钙平衡的调节。

3. 缺乏与过量

钙的营养状况主要依据血钙、尿钙等生化指标,以及测定骨质、钙平衡等进行评价。钙缺乏时,会引起骨骼病变。比如,婴儿引发手足抽搐症;儿童生长发育迟缓、骨软化、骨骼变形,患佝偻病;成人患骨质疏松症等。

钙过量摄入时,患肾结石的危险性增加,会出现奶碱综合征(典型症候群包括高钙血症、碱中毒、肾功能障碍),且干扰其他矿物质的吸收。比如,高钙可抑制铁的吸收,高钙膳食影响锌的生物利用率,钙/镁比大于5可致镁缺乏等。

4. 参考摄入量与食物来源

《中国居民膳食营养素参考摄入量(2023版)》中钙的参考摄入量(以成年人为例)为 RNI 800mg/d;UL 2000mg/d。

2023版新标准中,≥50岁的成年人膳食钙的RNI与18~49岁成年人一致。

钙的食物来源应考虑钙含量及利用率两个方面。乳与乳制品含钙丰富,吸收率也高,是最理想的钙来源。水产品中小虾皮含钙特别多,其次海带、发菜等含量特别丰富。豆和豆制品以及油料种子和蔬菜含钙也不少。特别突出的有黄豆及其制品、黑豆、赤小豆、各种瓜子、芝麻酱等。骨粉和蛋粉中钙含量约20%,且吸收率可以达到70%。

三、磷

磷为人体中含量较多的矿质元素之一,约占体重的1%,仅次于钙。85%存在于骨骼和牙齿中,15%分布于软组织与体液中。

1. 生理功能

(1) 构成骨骼和牙齿的重要成分　磷是构成骨骼和牙齿的重要组成部分,是促成骨骼和牙齿钙化不可缺少的营养素。

（2）参与能量与糖脂代谢　磷可保持体内 ATP 代谢的平衡，在调节能量代谢过程中发挥重要作用。

（3）构成生物膜与遗传物质的重要成分　磷是生命物质的组成部分：它是组成核苷酸的基本成分，而核苷酸是生命中传递信息和调控细胞代谢的重要物质。

（4）调体内酸碱平衡　碳酸、磷酸、蛋白质等阴离子与体内钠、钾等阳离子构成体液缓冲系统，维持血液 pH 在 7.35～7.45 的正常范围内，以保证人体新陈代谢正常进行。

2. 缺乏与过量

磷在日常食物中普遍存在，故很少出现膳食因素引起的磷缺乏。磷的营养状况评价，可根据膳食摄入量调查、血液无机磷水平等进行判断。

早产儿若仅喂以母乳，因母乳中含磷量较低，不能满足其骨磷沉淀之需而发生缺乏，会出现佝偻病样骨骼异常症状。

膳食摄入产生的磷过量较少见。某些特殊情况如医用口服、灌肠或静脉注射大量磷酸盐后，可因血清无机磷升高而形成高磷血症。

3. 参考摄入量与食物来源

《中国居民膳食营养素参考摄入量（2023 版）》中磷的参考摄入量（以 18～29 岁为例）为 RNI 720mg/d；UL 3500mg/d。

磷与蛋白质是并存的，瘦肉、蛋、乳、动物的肝、肾含量均很高，海带、紫菜、芝麻酱、花生、干豆类、坚果等含磷也较丰富。

四、镁

镁是体内含量较多的阳离子之一。体内 60%～65% 的镁存在于骨、齿中，约 27% 存在于软组织中，主要分布于胞内，胞外体液中不足 1%。

1. 生理功能

（1）激活多种酶的活性　镁作为酶的激活剂，与细胞内许多重要成分形成复合物而激活酶系，参与 300 多种酶促反应（酶的辅助因子）。

（2）抑制钾、钙离子通道　镁可封闭不同的钾通道防止其外流，也可封闭钙通道防止其内流。

（3）调节激素分泌　血浆镁的变化直接影响甲状旁腺素（Parathyroid hormone，PTH）的分泌，但其作用仅为钙的 30%～40%。

（4）维护骨骼生长和神经肌肉的兴奋性　在神经传导上，钙行使抑制作用与松弛作用，而且与钾、钠一起共同维持兴奋与抑制平衡。

（5）维护胃肠道的功能　镁具有利胆和导泻作用，碱性镁盐可中和胃酸。

2. 缺乏与过量

镁营养状况可根据血清镁、尿中镁、细胞内游离镁等进行判断。

镁缺乏主要是摄入不足（疾病长期禁食少食）或损失过多（腹泻、呕吐、肾脏功能障碍、高温、重体力劳动）引起。镁缺乏可致血清钙下降，神经肌肉兴奋性亢进，对血管功能可能有潜在的影响。血清镁过低可导致低镁血症，也可能是绝经后骨质疏松症的一种危险因素。软水地区居民的心血管病死亡率高于硬水区居民（软水中镁的含量仅为硬水的1%）。

过量镁的摄入常伴腹泻（是评价镁毒性的敏感指标）、恶心、呕吐等胃肠道反应。另外，还会出现嗜睡、肌无力、反射消失、随意肌和呼吸肌麻痹、心脏传导阻滞甚至心搏停止等症状。

3. 参考摄入量与食物来源

《中国居民膳食营养素参考摄入量（2023版）》中镁的成人参考摄入量（以18~29岁为例）为RNI 330mg/d。

绿叶蔬菜富含镁，糙粮、坚果也富含丰富的镁。

五、钠

钠是人体不可缺少的常量元素。44%~50%的钠在体内分布于细胞外液，40%~47%分布于骨骼，9%~10%分布于细胞内液。

1. 生理功能

（1）调节体内水分与渗透压　钠是细胞外液的主要阳离子，占90%，与对应的阴离子构成渗透压。

（2）维持酸碱平衡　钠可通过肾小管重吸收与H^+交换，清除体内酸性代谢产物（CO_2）。

（3）钠泵　钠与ATP生成、肌肉运动、心血管运动、能量代谢都有关。

（4）维持正常血压　膳食钠摄入量与血压有关。为防止高血压，WHO建议钠摄入<2.2g/d，相当于食盐<5g/d。

（5）增强神经肌肉的兴奋性　钠、钾、钙、镁离子的浓度平衡可维护神经肌肉的应激性。

2. 缺乏与过量

钠营养状况可根据尿钠、膳食摄入水平调查等进行判断。

人体一般不易缺乏钠。特殊情况钠缺乏时，早期会出现倦怠、淡漠、无神或恶心、呕吐、血压下降、痛性肌肉痉挛等症状，严重时会引起昏迷、外周循环衰竭、休克，急性肾功能衰竭而死亡。

钠过多摄入时尿中钠/钾比值增高，是高血压发病的重要因素。一般过多时不蓄积，但在婴儿喂养中，误将食盐当食糖加入乳粉中，可引起中毒和死亡。

3. 参考摄入量与食物来源

我国膳食钠高钾低，限制进盐量5g/d可使血压下降。建议限制钠摄入，增加钾摄入量作为一项预防措施。

《中国居民膳食营养素参考摄入量（2023版）》中钠的成人参考摄入量（以18~29岁为例）为AI 1500mg/d；PI-NCD≤2000mg/d。

日常生活中钠主要来源于三大类食物。

（1）食盐、酱油、味精等含钠高的调料。

(2) 腌熏食品（包括咸肉、咸鱼、咸菜、酱菜等）。

(3) 加碱（或发酵粉、小苏打）制成的面食、糕点等。

六、钾

钾为人体重要阳离子之一。正常成人体内钾总量约为 50mmol/kg 体重。

钾在体内分布情况：70%肌肉、10%皮肤、6%~7%红细胞、6%骨骼、4.5%脑、4%肝，其余分布于血浆、体液等。

1. 生理功能

(1) 参与糖和蛋白质代谢　葡萄糖和氨基酸经过细胞膜进入细胞合成和蛋白质时，必须有适量的钾离子参与。

(2) 维持细胞内正常渗透压与酸碱平衡　钾主要在细胞内，构成渗透压，维持细胞内水分的稳定。细胞失钾时引起细胞内酸中毒、细胞外碱中毒，反之会引起细胞内碱中毒，细胞外酸中毒。

(3) 维持神经肌肉的应激性　血钾低时应激性降低，发生松弛性瘫痪，血钾过高时应激性丧失，发生肌肉麻痹。

(4) 维持心肌的正常功能　血钾过高和过低可使心律失常。

(5) 降低血压作用　血压与膳食钾、总体钾、血清钾、尿钾呈负相关。

2. 缺乏与过量

钾营养状况评价可根据血钾浓度、膳食摄入水平调查等进行。

钾摄入不足常见于长期疾病、禁食、少食、偏食或厌食者。由于肾的保钾功能较差，钾摄入减少可引起体内钾缺乏，钾缺乏超过10%可引起肌肉无力、肢体麻木、心律失常、肾功能障碍等症状。腹泻、呕吐、肾脏功能障碍、高温、重体力劳动也可引起钾流失过多。

钾过量可引起高钾血症（血钾浓度>5.5mmol/L），出现神经肌肉疲乏软弱、四肢无力、下肢沉重、心率缓慢、心音减弱等症状。日常生活中正常摄入富含钾的食物一般不会导致钾过量，体内钾和血钾浓度增高的原因，主要是非食物来源的摄入过多和/或排出困难。

3. 参考摄入量与食物来源

《中国居民膳食营养素参考摄入量（2023版）》中钾的参考摄入量（以成年人为例）为 AI 2000mg/d；PI-NCD 3600mg/d。

大部分食物都含钾，蔬菜和水果是钾的最好来源。其他食物如肉、禽、鱼等也较丰富。

七、铁

铁是人体必需微量元素中含量最多的一种，总量为4~5g，并随年龄、性别、营养状况和健康状况而有很大的个体差异。铁是研究最早、最多的一种微量元素之一，在18世纪由科学论证为血液的主要成分。

人体内铁 60%~75% 存在于血红蛋白（Hb）中，3% 存在于肌红蛋白（Mb）中，1% 为含铁酶类（细胞色素、细胞色素氧化酶、过氧化物酶、过氧化氢酶）。上述铁存在形式又称之为功能铁（必需铁）。另有 25%~30% 为储存铁（非必需铁），存在于肝、脾、骨髓中。

1. 生理功能

铁为血红蛋白与肌红蛋白、细胞色素 A 以及某些呼吸酶的成分，参与体内氧的转运、交换和组织呼吸过程而发挥生理功能。

（1）参与体内氧的转运、交换和组织呼吸过程　铁为血红蛋白（Hb）与肌红蛋白（Mb）、细胞色素 A 以及某些呼吸酶的成分。

（2）与红细胞的形成和成熟有关，维持正常的造血功能　铁与卟啉结合形成正铁血红素，后者再与珠蛋白合成血红蛋白。缺铁时，新生的红细胞中血红蛋白量不足。

（3）参与其他重要功能　铁与免疫关系密切，除此之外，铁的其他重要功能包括催化 β-胡萝卜素转化为维生素 A、参与嘌呤和胶原的合成、参与脂类转运、参与药物在肝脏解毒等。

2. 吸收与代谢

（1）铁的吸收　铁的吸收部位为小肠，主要在十二指肠和空肠；吸收方式为主动转运。吸收的铁在体内构成两个池——非血红素铁池（较大）和血红素铁池（较小）。也就是说，铁在食物中存在血红素铁和非血红素铁两种状态。

血红素铁主要存在于动物性食品（如鱼、肉、动物内脏），是与血红蛋白和肌红蛋白中的原卟啉结合的铁，其吸收过程不受其他膳食因素的干扰，吸收率一般为 15%~25%。

非血红素铁主要存在于植物性食品和乳、蛋中，以 $Fe(OH)_3$ 的形式与蛋白质、氨基酸和其他有机酸络合，必须在胃酸的作用下与有机部分分开，还原为亚铁离子后才能被吸收。此外，非血红素铁在体内吸收过程受膳食因素的影响。因此，影响非血红素铁吸收的因素很多，吸收率约为 3%。

影响铁吸收的因素较多，主要有以下几方面。

①体内铁需要量和储存量影响铁吸收。储存量多、需要量少，铁吸收率低；储存量少、需要量多，铁吸收率高。生长发育期、孕妇怀孕后期吸铁收率增加。可能的机制为小肠绒毛基底部陷窝中的柱状细胞含有不同量的储备铁，当机体需铁时可释放进入血液，满足组织需要，使铁吸收增加；而铁储备充足时，肠柱状含铁细胞脱落，因此铁吸收下降。

②维生素 C 可使 Fe^{3+} 还原为 Fe^{2+}。铁与维生素 C 质量比为 1∶5 或 1∶10 时，可使铁吸收率提高达 3~6 倍。促进铁吸收。另已发现缺铁性贫血与维生素 A 缺乏往往同时存在。进来研究表明维生素 B_2 也有利于铁的吸收、转运和储存，缺乏时铁的吸收、转运与储存铁均受阻。

③肉鱼禽因子（Meat，fish，and poultry factor），如吃肉、鱼、海产品、禽等促进铁的吸收，而牛乳、乳酪、蛋中铁的吸收率不高。

④酸性食物或促进胃酸分泌的食物，如有机酸（柠檬酸、乳酸、丙酮酸、琥珀酸）能与铁螯合成小分子可溶性单体，阻止铁的沉淀。酸性 pH 有利于铁吸收。乳糖、蔗

糖、葡萄糖、单糖有利铁吸收，适量脂类也对铁吸收有利。

抑制铁吸收的因素主要有以下几点。

①粮谷和蔬菜中的植酸盐、草酸盐。

②茶叶、咖啡、可可、红酒和某些蔬菜中的鞣酸和多酚类物质。

③无机盐间的拮抗作用。如膳食高钙和高磷影响非血红素铁吸收；锌可竞争性抑制无机铁吸收；高锰摄入时，锰和铁可能互相竞争同一吸收途径。

④蛋类中存在卵高磷蛋白，可干扰铁的吸收。

(2) 铁的代谢

①利用。正常人体每天用约 20~25mg 铁合成血红蛋白，以补偿因红细胞破坏而降解的血红素。合成血红蛋白的部位在骨髓。

②储存。超过需要量的铁主要以铁蛋白和含铁血黄素的形式储存在肝实质细胞，以及肝、脾和骨髓的网状细胞中。当机体需要铁时，铁蛋白和含铁血黄素中的铁可动员出来，合成血红蛋白。成人铁储存量男性为 500~1500mg，女性为 300~1000mg。

③排出。成人铁排出量估计为 0.9~1.05mg/d，其中包括胃肠道外渗红细胞 0.35mg、胃肠道黏膜脱落 0.10mg、胆汁 0.2mg、尿 0.08mg、皮肤 0.2mg。

3. 缺乏与过量

铁缺乏是个世界性问题。WHO 于 2000 年 5 月在摩尔多瓦（Moldova）的贝尔蒙特（Belmont）举行了关于缺铁性贫血的国际大会。大会主题是"Iron-Deficiency Anemia: Reexamining the Nature and Magnitude of the Public Health Problem"（缺铁性贫血：重新评估铁作为公共卫生问题的性质和严重程度）。

合理选择特异、灵敏的早期铁缺乏监测指标，有利于筛查隐性缺铁性贫血者，如血清铁蛋白（SF）、血清运铁蛋白受体（sTfR）等。引起铁缺乏的主要原因有铁摄入不足、膳食铁的生物利用率低、机体对铁的需要量增加或某些疾病所致。铁缺乏对脑功能及智力发育等影响较大。婴幼儿期缺铁会产生易激动或对周围事物缺乏兴趣等状态，在脑发育的关键阶段发生铁缺乏造成不可逆的脑发育损伤。儿童期缺铁表现为易烦躁，抗感染能力下降。青少年期缺铁会造成注意力、学习记忆能力异常，注意范围狭窄，工作耐力下降，对刺激应答减弱等现象。因此，铁缺乏干预应该重视早期预防与早期干预。

铁缺乏经历三个时期。

(1) 铁减少期（Iron depletion, ID） 此期储存铁耗竭，血清铁蛋白浓度下降。此期体内储存铁减少，由于血清铁蛋白浓度与储存铁的多少呈显著正相关，因此，血清铁蛋白浓度下降（<12μg/L）。

(2) 红细胞生成缺铁期（Iron deficient erythropoiesis, IDE） 此期血清铁浓度下降，运铁蛋白饱和度下降（<16%），铁结合力上升，游离原卟啉（FEP）浓度上升（>1.8μmol/L）。

(3) 缺铁性贫血期（Iron deficient anemia, IDA） 此期血红蛋白浓度下降（<120g/L），红细胞比积下降（<37%）。

人体一般情况下具有较强的维持铁平衡、控制铁吸收能力。由于肝脏是铁主要储存器官，因此摄入过量铁时，肝脏常被累及，成为铁过多诱导损伤的主要器官。肝铁过载可引起肝硬化、肝细胞瘤。

4. 参考摄入量与食物来源

《中国居民膳食营养素参考摄入量（2023 版）》中铁的参考摄入量（以成年人为例）如下。

18~49 岁 RNI：男性 12mg/d，女性 18mg/d；UL：42mg/d。

50~64 岁 RNI：男性 12mg/d，女性 10mg/d（无月经）、18mg/d（有月经）；UL：42mg/d。

65 岁~RNI：男性 12mg/d，女性 10mg/d；UL：42mg/d。

铁的良好来源为动物肝脏、动物全血、禽畜肉类、鱼类。其他食物含铁量低、利用率不高。鸡蛋含有卵黄高磷蛋白干扰铁的吸收，铁吸收率仅为 3%。乳类是贫铁食物，如母乳含铁 0.1mg/100g，牛乳含铁 0.1~1.7mg/100g。

八、锌

成人体内锌含量 2~2.5g，以肝、肾、肌肉、视网膜、前列腺为高。

血液中锌含量：红细胞约占 75%~88%，白细胞约占 3%~5%，其余在血浆。血浆中锌 60% 与清蛋白结合，30% 与 α_2-巨球蛋白结合，而 7% 左右与氨基酸（组氨酸、半胱氨酸）结合。少量与运铁蛋白、金属硫及核蛋白结合，游离锌含量很低。

1. 生理功能

锌通过约 2800 种蛋白质和酶，在人体内发挥重要生理作用。

（1）酶的组成成分或酶的激活剂　锌和众多酶的活性有关，是许多重要酶的组成成分，如碳酸酐酶、乳酸脱氢酶、羧肽酶、胸腺嘧啶苷激酶、RNA 聚合酶、DNA 聚合酶等。

（2）维持细胞膜结构　锌主要结合在细胞膜含硫、氮的配基上，少数结合在含氧的配基上，形成牢固的复合物，以维持细胞膜的稳定，减少毒素吸收和组织损伤。

（3）促进生长发育与组织再生　锌通过多种机制调节 DNA 聚合酶的活性，而 DNA 聚合酶在 DNA 复制和修复中起关键作用。锌还与蛋白质和核酸的合成以及细胞生长、分裂和分化等各过程有关。锌对胎儿的生长发育非常重要，对于促进性器官和性功能的正常发育是必需的。

（4）参与维生素 A 代谢和生理作用　锌在体内有促进视黄醛的合成和构型转化；参与肝中维生素 A 动员，维持血浆维生素 A 浓度的恒定，对于维持正常暗适应能力有重要作用，锌对于维持皮肤健康也是必需的。妇女妊娠缺锌可出现胎儿畸形。

（5）参与免疫功能　锌可影响细胞免疫和体液免疫，主要影响 T 细胞功能。锌耗竭还影响胸腺细胞的增殖，胸腺素的产量和活性。

（6）合成味觉素，促进食欲　锌是味觉素（Gustin）的结构成分，起着支持、营养和分化味蕾的作用。味觉素是一种与味觉有关的蛋白质，它可作为介质影响味觉和食欲。

2. 缺乏与过量

锌营养状况评价主要应用于一些血液生化指标、发锌等。但目前尚缺乏敏感的特异性指标。锌缺乏重症有肠源性肢端皮炎、胎儿畸形等。锌缺乏一般表现为生长迟缓、食欲不振、味觉迟钝甚至丧失、皮肤创伤不易愈合、易感染、性成熟延迟等，称为缺锌性侏儒症，因1961年在伊朗乡村发现，也称"伊朗乡村病"。

"伊朗乡村病"主要表现有以下几点。

(1) 生长发育受影响：少儿生长发育迟缓，青春期性发育延迟。
(2) 生育能力下降：性功能减退、精子产生过少。
(3) 味觉受损：嗅觉功能下降，甚至丧失或有异食癖。
(4) 创伤愈合不良：抵抗力下降易感染。
(5) 中枢神经系统先天畸形：孕妇缺锌可致胎儿中枢神经系统先天畸形。
(6) 智力下降。

锌过量常可引起铜的继发性缺乏，使机体的免疫功能下降。成人一次摄入2g以上的锌，会发生锌中毒，表现为上腹部疼痛、腹泻、恶心、呕吐等。长期大剂量补充锌（100mg/d），可产生慢性危害，包括贫血、免疫功能下降等。

3. 参考摄入量与食物来源

《中国居民膳食营养素参考摄入量（2023版）》中锌的参考摄入量（以成年人为例）为：男性RNI 12.5mg/d，女性RNI 8.5mg/d；UL 40mg/d。

锌的食物来源广泛，但动植物性食物的锌含量与吸收率有很大差别。牡蛎含锌量最高（每100g含锌高达100mg以上）。贝壳类海产品、红色肉类、动物内脏（如肝）含锌丰富。干果类、谷类胚芽和麦麸等含量也丰富，但吸收差。一般植物性食物含锌低，精细的粮食加工可导致大量的锌丢失。

九、碘

人体内约含碘30mg（20~50mg），70%~80%存在于甲状腺组织。其余分布于骨骼肌、肺、卵巢、肾、淋巴结、肝、睾丸和脑组织。

1. 生理功能

碘是合成甲状腺素的原料，其生理作用是通过甲状腺素来完成的。甲状腺利用碘和酪氨酸合成甲状腺激素 T_3、T_4，甲状腺激素的主要活性形式为 T_3。其生理功能如下。

(1) 促进生物氧化，协调氧化磷酸化过程，调节能量转化。
(2) 促进蛋白质的合成和神经系统发育，对胚胎发育期和出生后早期生长发育（特别是智力发育）尤为重要。
(3) 促进糖和脂肪代谢，包括促进三羧酸循环和生物氧化等。
(4) 调节组织中的水盐代谢，缺乏时引起组织水盐潴留，引发水肿。
(5) 促进维生素（烟酸、维生素A）的吸收和利用。
(6) 激活体内许多重要的酶。

2. 吸收与代谢

(1) 吸收和转运　食物中的碘有无机碘（碘化物）和有机碘两种存在形式。无机碘极易被吸收，进入肠道后1h内大部分被吸收，3h内完全被吸收。有机碘在消化到降解脱碘后，以无机碘的形式被吸收。与氨基酸结合的碘可被直接吸收。吸收的碘经血浆转运。

（2）分布和储存　吸收的碘转运至血浆，分布于全身各组织，包括甲状腺、唾液腺、乳腺、生殖腺、胃黏膜。体内的碘主要储存在甲状腺，占体内碘量的一半以上，约8~15mg，但只能维持机体2~3个月的需要。

（3）代谢和排出　甲状腺素分解脱下的碘部分被重新利用，经肾排出80%~85%（90%是无机碘，10%为有机碘，每日尿液中含50~100μg）；经粪排出10%（主要是未被吸收的有机碘，每日为6~25μg）；少部分（5%）经肺、皮肤排出。哺乳动物通过乳腺排出一定量（7~14μg/L，易致哺乳期甲状腺肿）。

3. 缺乏与过量

对人群碘的营养状况评价，目前多推荐尿碘、甲状腺肿大率、促甲状腺激素（TSH）等指标。碘摄入不足将导致碘缺乏病（Iodine deficiency disorders，IDD）。碘缺乏病有甲状腺肿、地方性克汀病、亚临床克汀病和儿童智力低下等。因碘缺乏多由于环境、食物缺碘造成，常为地区性的，故称为地方性甲状腺肿。孕妇严重缺碘可殃及胎儿发育，致使新生儿生长损伤，产生克汀病。采用碘化食盐方法，可以预防碘缺乏。

碘摄入过量可造成高碘甲状腺肿。碘过量通常发生于摄入含碘量高的食物，以及在治疗甲状腺肿等疾病中使用过量的碘制剂等情况。水源性高碘地区因多饮用高碘水，或食用高碘食物造成高碘性甲状腺肿。现通过停供水源性高碘地区碘盐、改水等措施来降低居民的碘暴露水平。

4. 参考摄入量与食物来源

《中国居民膳食营养素参考摄入量（2023版）》中碘的参考摄入量（以成年人为例）为RNI 120μg/d；UL 600μg/d。

碘的主要食物来源为海带、紫菜、淡菜、干贝、海参、海蜇、海盐等。

十、硒

硒在人体内总量为3~20mg，广泛分布于所有组织和器官中，浓度以肾、肝最高，肌肉、骨骼和血次之，脂肪组织最低。

1. 生理功能

（1）抗氧化功能　硒是谷胱甘肽过氧化物酶的重要组成成分，硒在体内能特异地催化还原型谷胱甘肽，与过氧化物氧化还原反应，从而保护生物膜免受损害，维持细胞正常功能。

（2）保护心血管、维护心肌的健康　曾发生在我国黑龙江克山地区、以心肌损害为特征的"克山病"，已发现缺硒是其重要的发病因素。

（3）提高免疫功能　硒可通过上调白细胞介素-2（IL-2）受体表达，使淋巴细胞、自然杀伤细胞（NK cell）、淋巴因子激活杀伤细胞（LAK cell）的活性增加，从而提高机体免疫功能。

（4）有毒重金属的解毒作用　硒与金属有很强亲和力，在体内硒与金属如汞、镉和铅等结合形成金属-硒-蛋白质复合物而解毒，并使金属排出体外。

（5）其他功能　硒具有促进生长、保护视觉器官以及抗肿瘤的作用。

2. 缺乏与过量

硒的营养状况评价，可通过血液、尿液、发甲等硒含量测定，目前含硒的谷胱甘肽过氧化酶（Glutathione peroxidase，GPX）活性指标已被广泛运用。硒缺乏已被证实是克山病的重要发病原因，其临床主要症状为心脏扩大、心功能失代偿、心力衰竭或心源性休克、心律失常、心动过速或过缓等。生化检查可见血浆硒浓度下降，红细胞谷胱甘肽过氧化物酶活性下降。此外，缺硒与"大骨节病"也有关。

摄入过量可致中毒。主要表现为头发变干、变脆、易断裂及脱落。湖北省恩施地区在20世纪50至60年代曾发生吃高硒玉米而引起的急性中毒病例，当地称"脱甲病"。"脱甲病"患者在3~4d内头发全部脱落，中毒体征是头发脱落、指甲脱落或变形。

3. 参考摄入量与食物来源

《中国居民膳食营养素参考摄入量（2023版）》中硒的参考摄入量（以成年人为例）为 RNI 60μg/d，UL 400μg/d。

硒的良好来源为动物性食品肝、肾等内脏及海产品，如鱼子酱、海参、牡蛎、蛤蜊等。植物性食物中含硒量受产地、地域地表土壤中的硒元素含量的影响较大。

思政之窗

营养素的故事：人体必需微量元素硒的发现史

硒是动物和人体必需的微量元素（1973，WHO），对硒的这一新认识被看成是20世纪后半叶营养学上最重要的发现之一。中国科学家在硒的研究领域屡获硕果，为确立"硒是人体必需的微量元素"做出了重大贡献。

1817年瑞典化学家柏采利乌斯在研究硫酸厂铅室中沉淀的红色淤泥时发现一种新元素，1934年该元素被证实具有生物学活性。1957年德国科学家Schwarz K和Foltz CM首次发现硒是阻止大鼠食饵性肝坏死的第3因子的主要组分。1973年美国Rotruck发现硒是谷胱甘肽过氧化物酶的必需组分，没有硒的存在，此酶就失去活力，从而揭示了硒的第一个生物活性形式，并由此确定硒是动物营养的必需微量元素。

1979年我国科学家发表的克山病防治研究成果中，首次披露我国克山病地区的人群均处于低硒状态，且病区水土和粮食中硒的含量也明显较低，通过强化补硒可控制克山病、补硒能有效预防克山病，由此揭示硒的缺乏是克山病发病的最主要因素。我国科学家当年的这项成果，在世界营养学界引起轰动，为确立硒是人体必需的微量元素提供直接证据。我国科学家的这项研究成果，荣获1984年国际生物无机化学协会施瓦茨（Schwartz）奖。之后，杨光圻等我国科学家又通过对低硒地区和高硒中毒地区的研究，提出了人体硒需要量和安全摄入量范围，研究成果获1991年卫生部科技成果一等奖、1992年国家科技进步二等奖等殊荣，研究数据被WHO/FAO/IAEA等国际组织和美国在制订硒供给量时所采用。

十一、铜

铜在人体内约为50~120mg，分布于体内各组织器官中，其中以肝和脑中浓度最高。

1. 生理功能

铜在体内与十余种氧化酶的活性有关，以这些酶的形式参与体内许多代谢作用。

（1）参与铁代谢，维持正常造血功能　铜在体内参与铜蓝蛋白催化 Fe^{2+} 氧化为 Fe^{3+}，对于形成运铁蛋白促进铁的转运与储存有重要作用。

（2）参与蛋白交联，促进骨骼、血管、皮肤健康　铜在体内参与赖氨酰氧化酶的作用而形成醛赖氨酸，促进胶原蛋白与弹性蛋白交联，有利于胶原的合成。

（3）超氧化物转化，起抗氧化作用　铜是超氧化物歧化酶的成分，催化超阳离子成为氧和过氧化氢，从而保护活细胞免受毒性很强的超氧离子的毒害。

（4）其他　铜与多巴胺-β 羟化酶、酪氨酸酶等含铜酶与儿茶酚胺的生物合成、维持中枢神经系统正常功能、酪氨酸转化为多巴以及黑色素都有关。

2. 吸收与代谢

铜主要在胃和小肠上部吸收，吸收率约为40%。吸收后的铜被运送至组织器官，用以合成铜蓝蛋白和含铜酶。

3. 缺乏与过量

血清铜等血液指标常用于铜的营养状况评价中。在某些情况下如长期完全肠外营养、消化系统功能失调、早产儿可能发生铜缺乏。主要表现为皮肤和（或）毛发脱色、精神性运动障碍、骨质疏松等。铜缺乏还会引起低色素性小红细胞性贫血。

过量的铜摄入可致急性中毒，引起恶心、呕吐、上腹疼痛、腹泻以及头痛、眩晕等。

4. 参考摄入量与食物来源

《中国居民膳食营养素参考摄入量（2023版）》中铜的参考摄入量（以成年人为例）为 RNI 0.8mg/d；UL 8mg/d。

含铜丰富的食物有肝、肾、鱼、坚果与干豆类，牡蛎含量特别高。

实践训练

项目3-1　目标人群每日能量与营养素需要量的查询：DRIs 表速查法

决策/计划阶段

明确本模块的工作任务，达成共识后制订以下工作计划。

根据班级人数分成若干项目组（如4~5人/组），开展项目学习。以项目小组为单位，通过"DRIs 表速查"为自己或其他目标人群确定每日能量与重要营养素需要量。同时在组内进行交流分析、问题研讨与互帮互学。

准备阶段

（1）掌握膳食营养素参考摄入量（DRIs）的基本概念与各指标含义。

（2）了解膳食营养素参考摄入量（DRIs）的应用。

①在评价和计划膳食中的应用。

②在其他领域的应用。

（3）准备《中国居民膳食营养素参考摄入量（2023版）》（下简称《DRIs（2023）》）速查用书或分类表以及《实验/实践报告》纸。

（4）了解《DRIs（2023）》分类表的结构组成。

①按营养素分类的 DRIs 分类表。

②按指标分类的 DRIs 分类表。

（5）掌握《DRIs（2023）》分类表的查询方法。

▍实施阶段

任务 3-1-1 目标人群每日膳食能量需要量及蛋白质参考摄入量的查询

1. 实施步骤

（1）准备好基本信息：性别、年龄、身高、体重、职业等。

（2）了解健康状况及疾病史、计算及判断体型，确定是否可用查表法（该方法的使用前提：目标对象为健康个体）。

可通过身高、体重数据计算 BMI，以此判断体重是否正常。并通知咨询排除其他非健康状况。

（3）根据目标对象的职业，确定其身体活动水平。

（4）查阅《DRIs（2023）》"膳食能量需要量（EER）"分类表。

①先看表格的行：首行找到目标对象所在的身体活动水平［注：注意区分《DRIs（2023）》表中能量的国际单位 MJ 与常用单位 kcal，并能相互换算］。

②再查表格的列：左侧第一列为年龄栏目，找到目标对象所在的年龄范围。

③在前面所确定的行列交汇点查到每日能量需要量的具体值。

（5）查阅《DRIs（2023）》"膳食蛋白质参考摄入量（DRIs）"分类表。

①先看表格的行：男、女的 RNI。

②再查表格的列：左侧第一列为年龄栏目，找到目标对象所在的年龄范围。

③在前面所确定的行列交汇点查到每日蛋白质需要量的具体值。

2. 注意事项

（1）目标对象不属于健康个体（或存在营养不良现象），则不能直接使用此查表法。

（2）目标对象如为孕妇或乳母，还需按表格额外增加需要量或摄入量。

任务 3-1-2 目标人群每日膳食矿物质及维生素推荐摄入量、适宜摄入量及可耐受最高摄入量的查询

1. 实施步骤

（1）准备好基本信息：性别、年龄、身高、体重、职业等。

（2）了解健康状况及疾病史、计算及判断体型，确定是否可用查表法（该方法的使用前提：目标对象为健康个体）。

可通过身高、体重数据计算 BMI，以此判断体重是否正常。并通知咨询排除其他非健康状况。

（3）查阅《DRIs（2023）》"膳食矿物质推荐摄入量（RNI）或适宜摄入量（AI）"和"膳食维生素推荐摄入量（RNI）或适宜摄入量（AI）"分类表。

①先看表格的行：某种矿物质或维生素名称。

②再查表格的列：左侧第一列为年龄栏目，找到目标对象所在的年龄范围。

③在前面所确定的行列交汇点查到每日某种矿物质和维生素 RNI/AI 的具体值。

（4）查阅《DRIs（2023）》"膳食微量营养素可耐受最高摄入量（UL）"分类表。

①先看表格的行：某种矿物质或维生素名称。

②再查表格的列：左侧第一列为年龄栏目，找到目标对象所在的年龄范围。

③在前面所确定的行列交汇点查到每日某种矿物质或维生素 UL 的具体值。

2. 注意事项

（1）目标对象不属于健康个体（或存在营养不良现象），则不能直接使用查表法。

（2）目标对象如为孕妇或乳母，还需按表格额外增加摄入量。

■ 检查/评价阶段

完成本项目实验/实践报告与检查/评价报告，详见《食品营养与健康实践工作手册》。

 拓展提升

项目3-2 大学生每日能量需要量的确定：计算法

健康大学生每日能量需要的确定，可以使用《DRIs（2023）》直接查表获得。如果咨询对象不属于健康个体（或存在营养不良现象），应该如何确定其每日能量需要量呢？这里推荐 2 种常用的计算法，供在日常生活中进行简单估算。

■ 决策/计划阶段

明确本模块的工作任务，达成共识后制订以下工作计划。

根据班级人数分成若干项目组（如 4~5 人/组），开展项目学习。以项目小组为单位，每位成员在前期体格测量数据获取的基础上，通过数据计算与公式推演等手段，为自己或同伴确定每日能量需要量。同时在组内进行交流分析、问题研讨与互帮互学。

■ 准备阶段

（1）完成能量与营养素相关知识储备工作。

（2）掌握 BEE、EER 等概念及计算方法。

（3）掌握能量确定的常见计算方法（要因加算法、标准体重法）。

实施阶段

任务 3-2-1　大学生每日能量需要量确定——要因加算法

1. 实施步骤

（1）准备好基本信息：性别、年龄、职业、身高、体重。

（2）估算基础代谢能量 BEE（kcal）。

由体表面积 A（m^2）计算得到。

计算公式：BEE=A×BMR×24h。

公式中的 A=体表面积（m^2），可由身高与体重经验公式计算得到：

$$A（m^2）= 0.00659×H+0.0126×W-0.1603$$
（赵松山，1984）

$$A（m^2）= 0.0061×H+0.0128×W-0.1529$$
（Stevenson，1926）

注：A=体表面积（m^2），W=体重（kg），H=身高（cm）。

公式中的 BMR 为基础代谢率（kcal/m^2/h），不同年龄段的人体基础代谢率见表 3-19。

表 3-19　　　　　　　　不同年龄段的人体基础代谢率　　　　　　单位：kcal/m^2/h

年龄/岁	男	女	年龄/岁	男	女
1	53.0	53.0	3	51.3	51.2
5	49.3	48.4	7	47.3	45.4
9	45.2	42.8	11	43.0	42.0
13	42.3	40.3	15	41.8	37.9
17	40.8	36.3	19	39.2	35.5
20	38.6	35.3	25	37.5	35.2
30	36.8	35.1	35	36.5	35.0
40	36.3	34.9	45	36.2	34.5
50	33.8	33.9	55	35.4	33.3
60	34.9	32.7	65	34.4	32.2
70	33.8	31.7	75	33.2	31.3

（3）确定 PAL：根据目标对象从事的职业，按表 3-2 "中国成人身体活动水平分级建议"确定 PAL。

（4）计算能量需要量（EER）。

计算公式：能量需要量（EER）= 基础代谢能量消耗（BEE）×身体活动水平（PAL）

2. 注意事项

由于 PAL 比较难精确确定，所以用此法计算存在误差。同一职业对象，如教师，采取立位授课和坐位授课，其 PAL 事实上不一样；大学生也一样，勤奋好学又积极参加体育锻炼的和脑力体力均消耗较少的，其 PAL 事实上也是不一样的。因此，营养师在实际工作中，还需要具体问题、具体分析，给出个性化的咨询与指导意见。

任务 3-2-2 大学生每日能量需要量确定——标准体重法

1. 实施步骤

（1）准备好基本信息：性别、年龄、身高、体重、职业等。

（2）判断体型：可通过身高、体重数据计算 BMI，以此判断体重状况。当体重不标准时不能直接使用 DRIs 表速查法确定其每日能量需要量，可采用此法进行估算。

（3）根据职业确定身体活动水平。

（4）估算"标准体重"。

可用公式进行简单估算：标准体重（kg）= 身高（cm）-105。

（5）计算每日能量需要量。

可用公式进行简单估算：每日能量需要量（kcal）= 标准体重×系数。

成人不同身体活动水平及标准体重系数见表 3-20。

表 3-20　　　　　成人不同身体活动水平及标准体重系数　　　单位：kcal/（kg·d）

体重状况	极轻体力	轻体力	中体力	重体力
消瘦	35	40	45	45~55
正常	25~30	35	40	45
超重	20~25	30	35	40
肥胖	15~20	20~25	30	35

2. 注意事项

由于"标准体重"是个理论上的概念，实际确定时比较困难，所以用此法估算存在一定的误差。

■ 检查/评价阶段

完成本项目实验/实践报告与检查/评价报告，详见《食品营养与健康实践工作手册》。

模块四

科学识食物：食物营养价值的评价

 学习目标

■ 知识与技能（Knowledge & Skills）

掌握食物营养价值及其评价的基础知识与技能；掌握食物的科学分类及各类食物营养特点。能查阅食物成分表；能制作营养健康传播平面媒体材料、进行营养科普文写作，开展相关主题宣教与营养教育。

■ 过程与方法（Process & Steps）

掌握项目学习、任务驱动式学习一般程序，体验角色扮演、合作学习等学习形式，掌握营养健康传播媒体材料制作过程与方法，掌握以小组活动形式开展主题营养教育的过程与方法。

■ 情感态度与价值观（Emotional Attitude & Values）

培养健康意识、营养意识，树立大健康观、大食物观，培养爱惜粮食、珍惜劳动成果的品质；树立团队意识、培养合作精神；我国传统食物资源的继承与发展；培养信息素养与数字素养；弘扬科学（家）精神，培育科学素养、科学探究意识。

模块导入

人体日常生活中所需的能量与营养素来源于食物。科学掌握食物的科学分类，以及各类食物的营养价值，对食物的正确选择与合理搭配、保证人体每日能量与营养素供给、保障人体健康具有十分重要的意义。食物是人类获取能量与营养素的主要来源，是人类赖以生存的物质基础。但自然界的食物并不是取之不尽、用之不竭的，珍惜粮食与食物就是珍爱生命。

模块四 科学识食物：食物营养价值的评价

本模块内容属于食物营养学内容。在本模块学习中，我们将重点学习食物营养价值概念及其评价指标、食物的科学分类、食物成分表的使用等知识和技能，这也是后续膳食调查的基础。各类食物的营养价值将以项目学习的形式开展主题探究学习。营养强化食品与保健食品作为拓展内容，也列入本模块中，方便初学者更好地了解与选购各类食品。

本模块的实践内容及工作任务如下。

1. 技能训练：以碳水化合为例，对食物某种营养素的质量进行评价。
2. 营养师上线：充当营养师或营养指导员，在校园内开展"食物营养"主题营养宣教活动，促进师生营养健康。

思维导图

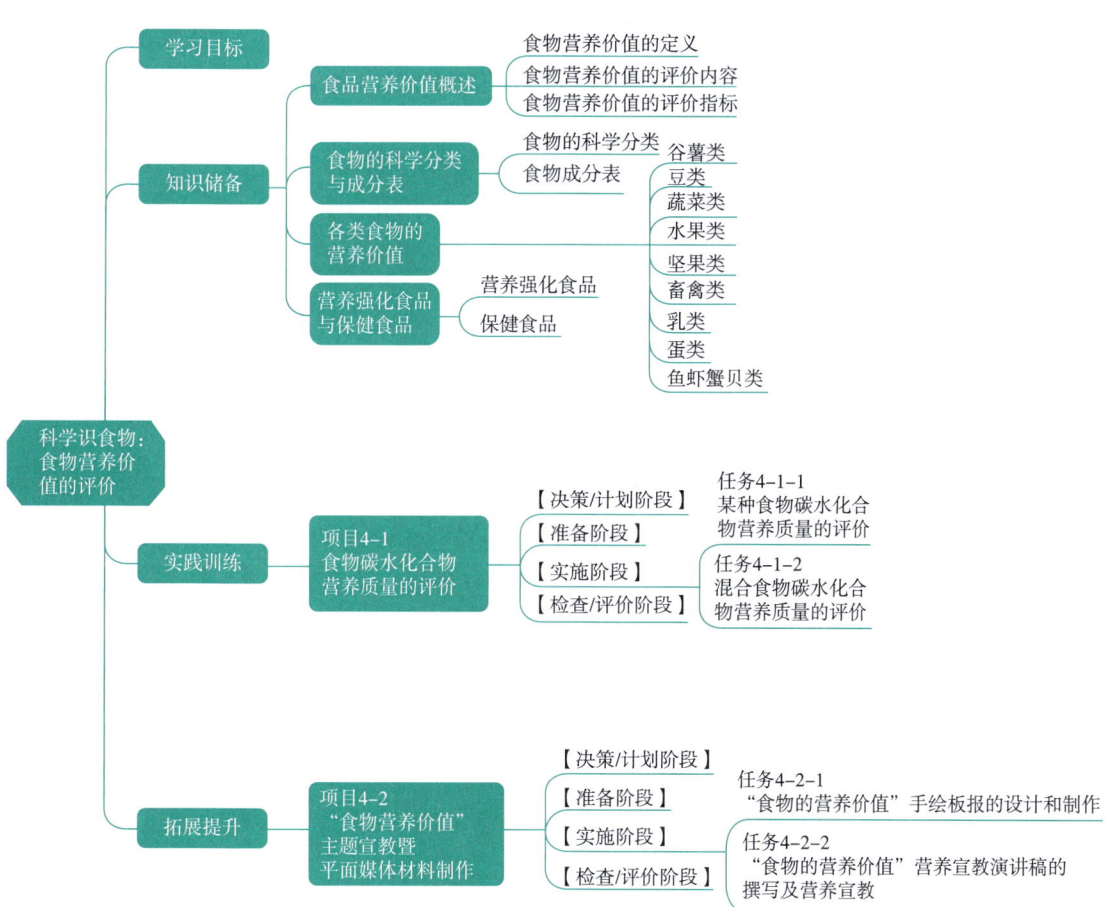

知识储备

知识点一

食物营养价值概述

一、食物营养价值的定义

不同食物因营养素的构成不同,各有其营养特点,对人类的营养贡献或营养价值也就不同。所谓食物的营养价值(Nutrition value),是指该食物中所含的营养素的种类与数量以及能量能够满足人体营养需要的程度。

不同类别食物有其不同的营养特点,每一大类中不同种类食物营养特点又不尽相同,即使是同一种食物由于品种、部位、产地和烹调加工方法的不同,营养价值也存在一定差异。为了达到营养均衡,我们每天摄入的食物要多样化,即各大类食物要齐全,平均每天摄入的食物种类要在 12 种以上,每周 25 种以上。

食物营养价值的高低,取决于食物中营养素的种类是否齐全、数量是否充足、相互比例是否适宜,以及是否容易消化吸收等因素。对不同的消费者(食用者)而言,还要看其是否与消费者(食用者)的营养需求相一致。

二、食物营养价值的评价内容

要判断某类(种)食物或膳食的营养价值的高低,一般可从含量及质量两方面进行综合考量。

1. 食品成分的含量分析

食物成分包括营养素、食物生物活性物质(如植物化学物)、抗营养成分等。当评定食物中某营养素的营养价值时,应对其所含营养素的种类及含量进行分析确定。食物中所提供的营养素的种类和营养素的相对含量,越接近于人体需要或组成,该食品的营养价值就越高。

通过建立准确、灵敏、特异性高的检验检测技术,可对食物营养价值及其他成分含量进行检测与评价。分析评价食品营养价值的主要意义有以下几方面。

(1)全面了解各种食物的天然组成成分,比较不同品种、不同地域、不同生产环境等条件下食物成分的差异,以充分利用食物资源。

(2)食品过度加工,一般会引起某些营养素损失(但某些食品如大豆,通过加工制作可提高蛋白质的利用率),分析烹调、加工过程中营养的损失,保质期内的营养变化,了解在加工及储存过程中食品营养素的变化和损失,以了解营养素保留率。

(3)指导人们科学选购食品及合理配制营养平衡膳食。

(4)基于"从农田到餐桌全链条"对食用农产品的质量进行溯源和控制等。

(5)应用食物成分分析获得的数据,为食物供给政策、营养健康政策及指导性文件的制定,以及营养相关慢性病干预措施的制订等提供基础数据。

2. 食物成分的质量分析

在评价食物营养价值时,除了考虑"量"以外,食物成分的质量也不容忽略。比如同等质量的蛋白质,因其所含必需氨基酸的种类、数量、比值不同,其营养价值也不一样。营养价值高的蛋白质被称为优质蛋白。

三、食物营养价值的评价指标

食物营养价值评价的常用指标有营养素密度、营养质量指数(INQ)等。

1. 营养素密度与能量密度

所谓营养素密度与能量密度,是指与某类人群需要推荐的参考摄入量相比,一定量食物所含的营养素或能量所占的比例。其计算公式分别为:

$$营养素密度 = \frac{100g\ 食物提供的营养素量}{该营养素推荐摄入量}$$

$$能量密度 = \frac{100g\ 食物提供的能量值}{能量推荐摄入量}$$

上述公式中,一定量食物通常指每百克(或每份)食物,营养素和能量推荐摄入量标准则依照《中国居民膳食参考摄入量(2023版)》查得。根据营养素密度与能量密度公式知,营养素密度是指食物中该种营养素占推荐摄入量之比,能量密度是指食物中所含能量占推荐摄入量之比。不同性别、年龄和不同身体活动人群,因其营养素及能量参考摄入量有所不同,针对同一食物的能量密度和营养素密度也就各不相同。

营养素密度和能量密度可以直观地表示,不同食物所提供的营养素或能量满足一日所需的程度,这对了解不同食物营养素或能量的水平高低,是较为简易的一种方法。比如单位质量的油脂、油料种子、肉类、高淀粉类食物都属于能量密度相对较高的食物。

2. 营养质量指数(INQ)

各类食物为人体同时提供能量和营养素。如能量摄入过多,会导致肥胖和各种慢性病的发病率增加,过少的营养素摄入也会带来营养缺乏的风险。因此,我们在评价某一食物营养价值时,常需要把食物中营养素含量结合该食物所能提供的能量来进行综合判断,引入营养质量指数(Index of nutritional quality,INQ)这一评价指标。

营养质量指数(INQ)是食物中某营养素能满足人体营养需要的程度(营养素密度)对同一种食物能满足人体能量需要的程度(能量密度)的比值,能综合反映各类食物的营养特征,常用于评价一种食物、一份餐食或一套膳食的营养质量,是评定食物营养价值的常用指标之一。INQ 的计算公式如下:

$$营养质量指数(INQ) = \frac{营养素密度}{能量密度}$$
$$= \frac{100g\ 食物提供的某营养素含量/该营养素参考摄入量}{100g\ 食物提供的能量/能量参考摄入量}$$

INQ 是针对某一营养素而言的,且不同的人群食用同一种食物,其 INQ 也是不同的。INQ 的意义如下:

INQ=1,表示该食物提供营养素的能力与提供能量的能力相当,当人们摄入该种食物时,满足能量需要的程度和满足营养素需要的程度是相当的;

INQ>1，表示该食物提供营养素的能力大于提供能量的能力，当人们摄入该种食物时，满足营养素需要的程度大于满足能量需要的程度；

INQ<1，表示该食物提供营养素的能力小于提供能量的能力，当人们摄入该种食物时，满足营养素需要的程度小于满足能量需要的程度。

一般认为 INQ>1 和 INQ=1 的食物营养价值高，INQ<1 的食物营养价值低，长期摄入 INQ<1 的食物会发生该营养素不足或能量过剩。

INQ 的优点在于它可以根据不同人群的需求来分别进行计算，由于不同人群的能量和营养素参考摄入量不同，所以同一食物不同人食用其营养价值是不同的。也就是说，使用 INQ 进行食物营养价值评价，同一个食物针对某一人群可能是合适的，而针对另一人群可能是不合适的。因此，我们可以利用 INQ 这个指标，对不同人群的营养需求进行个性化分析与评价。

知识点二

食物的科学分类与成分表

一、食物的科学分类

食物的科学分类采用了"食物类和亚类"的双级分类法。参照 INFOODS（国际食品数据系统网络）的分类原则，结合我国营养学界以往的食物分类方法和食品行业的分类标准，将食物分为 21 类（表 4-1）。其中，前 12 大类为基本食物，后 9 类为加工食物。

表 4-1　　　　　　　　食物的科学分类：食物类的划分

基本食物	加工食物
01 谷类及制品	13 婴幼儿食品
02 薯类、淀粉及制品	14 小吃、甜饼
03 干豆类及制品	15 速食食品
04 蔬菜类及制品	16 饮料类
05 菌藻类	17 含酒精饮料
06 水果类及制品	18 糖、果脯和蜜饯蜂蜜类
07 坚果、种子类	19 油脂类
08 畜肉类及制品	20 调味品类
09 禽肉类及制品	21 其他
10 乳类及制品	
11 蛋类及制品	
12 鱼虾蟹贝类	

食物按其来源和性质可分为三类：动物性食物、植物性食物和各类食物的制品。对于某一大类的食物，根据其属性的不同，又分成不同的亚类，并将那些难以分配到某一具体亚类的食物一律归入相应食物类中的名为"其他"的亚类中。

植物性食物、动物性食物的分类与亚类见表 4-2 和表 4-3。

表 4-2　　食物的科学分类：植物性食物的分类及亚类

食物类编码	食物类名称	亚类编码	亚类名称
01	谷类及制品	1	小麦
		2	稻米
		3	玉米
		4	大麦
		5	小米、黄米
		9	其他
02	薯类、淀粉及制品	1	薯类
		2	淀粉类
03	干豆类及制品	1	大豆
		2	绿豆
		3	赤豆
		4	芸豆
		5	蚕豆
		9	其他
04	蔬菜类及制品	1	根菜类
		2	鲜豆类
		3	茄果、瓜菜类
		4	葱蒜类
		5	嫩茎、叶、花菜类
		6	水生蔬菜类
		7	薯芋类
		8	野生蔬菜类
05	菌藻类	1	菌类
		2	藻类
06	水果类及制品	1	仁果类
		2	核果类
		3	浆果类
		4	柑橘类
		5	热带、亚热带水果
		6	瓜果类
07	坚果、种子类	1	树坚果
		2	种子

表 4-3　　　　　　　食物的科学分类：动物性食物的分类及亚类

食物类编码	食物类名称	亚类编码	亚类名称
08	畜肉类及制品	1	猪
		2	牛
		3	羊
		4	驴
		5	马
		9	其他
09	禽肉类及制品	1	鸡
		2	鸭
		3	鹅
		4	火鸡
		9	其他
10	乳类及制品	1	液体乳
		2	奶粉
		3	酸奶
		4	奶酪
		5	奶油
		9	其他
11	蛋类及制品	1	鸡蛋
		2	鸭蛋
		3	鹅蛋
		4	鹌鹑蛋
12	鱼虾蟹贝类	1	鱼
		2	虾
		3	蟹
		4	贝
		9	其他

掌握食物的科学分类法，对后续的膳食营养评价至关重要。食物分类不准，评价结论也就会随之出错。日常生活中的食物分类习惯，与食物的科学分类法不尽相同，学习时应注意区分。

二、食物成分表

1. 概述

食物成分表是食物成分和营养成分数据的集成，是膳食营养摄入计算的主要依据。

中国的"食物成分表"从1952年第一次问世至今，已有70余年历史（表4-4），随着食品科学、分析化学和营养学等相关专业领域的发展同步修订再版。我国现行的食物成分表为第6版，又称《中国食物成分表（标准版）》，标准版主要强调其是食物基本数据，并以示与其他科普用途、实验室用途版本的区别。

表4-4 《中国食物成分表》出版简史

版次	名称	主编	出版年份
第6版	中国食物成分表（标准版）（第一册 植物性食物）	杨月欣	2018
	中国食物成分表（标准版）（第二册 动物性食物）	杨月欣	2019
	中国食物成分表（标准版）（第三册 加工食品）		（待出版）
第5版	中国食物成分表（第一册）	杨月欣 王光亚 潘兴昌	2002—2009
	中国食物成分表（第二册）	杨月欣	2004
第4版	食物成分表（全国代表值）	王光亚	1991
	食物成分表（全国分省值）	王光亚	1992
第3版	食物成分表	沈治平	1981
第2版	食物成分表	周启源	1963
第1版	食物成分表	周启源 杨恩孚	1952
首发	食物成分表	吴宪	1940

《中国食物成分表（标准版）》全面反映了以往版本和相关专业研究、发展与进步成果，在食物分类、成分命名、数据表达等方面尽量与国际组织INFOODS的规范和标准相一致，实现食物成分准确、标准化表达和数据共享。《中国食物成分表（标准版）》分三册，第一册和第二册分别于2018年和2019年出版发行。《中国食物成分表（标准版）》第一册所列食物以植物性原料为主，共包含了1110余条食物的一般营养成分数据；第二册所列食物以动物性原料和食品为主，共收集了8类3600余条食物，其中1005条为食物的一般营养成分数据。另外还有《中国食物成分表（标准版）》第三册，以加工食品为主，不久也将问世。

2. 食物成分表的构成

《中国食物成分表（标准版）》由"使用说明""食物样品描述""食物成分表""附录"等构成。每册依据食物种类和营养特点，按能量和食物一般营养成分、氨基酸、脂肪酸、碘、维生素、植物化学物、嘌呤、鱼贝类中DHA和EPA等一般和特定营养成分分列食物成分表（表4-5），成分含量以每100g可食部计。

表 4-5 《中国食物成分表（标准版）》组成

第一册　植物性食物	第二册　动物性食物
表一　能量和食物一般营养成分	表一　能量和食物一般营养成分
1　谷类及制品	1　畜肉类及制品
2　薯类、淀粉及制品	2　禽肉类及制品
3　干豆类及制品	3　乳类及制品
4　蔬菜类及制品	4　蛋类及制品
5　菌藻类	5　鱼虾蟹贝类
6　水果类及制品	6　婴幼儿食品
7　坚果、种子类	7　油脂类（动物）
8　油脂类（植物）	8　其他
表二　食物氨基酸含量	表二　食物氨基酸含量
表三　食物脂肪酸含量	表三　食物脂肪酸含量
表四　常见食物碘含量	表四　常见食物碘含量
表五　食物维生素含量	表五　食物维生素含量
表 5-1　常见食物叶酸含量	表 5-1　常见食物叶酸含量
表 5-2　部分食物胆碱、生物素、泛酸含量	表 5-2　部分食物胆碱、生物素、泛酸含量
表 5-3　常见食物胆碱含量（USDA）	表 5-3　常见食物胆碱含量
表六　食物中植物化学物含量	表六　常见食物嘌呤含量
表 6-1　部分食物中植物甾醇含量	表七　部分食用鱼贝类中 DHA 和 EPA 含量
表 6-2　部分食物中胡萝卜素含量	
表 6-3　常见食物中叶黄素和玉米黄素含量（USDA）	
表 6-4　常见食物中植物化学物含量	
表 6-5　部分食物中大豆异黄酮含量（USDA）	

"食物成分表"由食物编码、食物名称、食部（可食部）和水分、能量、蛋白质、脂肪、碳水化合物、不溶性膳食纤维、胆固醇、灰分，以及维生素类（包括总维生素A、胡萝卜素、视黄醇、硫胺素、核黄素、烟酸、维生素 C、维生素 E）、矿物质类（包括钙、磷、钾、钠、镁、铁、锌、硒、铜、锰）营养成分含量及备注等内容组成。谷类及制品成分表（部分）见表 4-6。

表 4-6 谷类及制品成分表（部分）

食物编码	食物名称	食部/%	水分/g	能量		蛋白质/g	脂肪/g	碳水化合物/g
				kcal	kJ			
012203	籼米（优标）	100	12.8	350	1466	8.3	1.0	77.3
012204	早籼	64	10.2	361	1512	9.9	2.2	76.2
019011	莜麦面	100	8.8	391	1650	13.7	8.6	67.7
019012	燕麦	100	10.2	338	1433	10.1	0.2	77.4

续表

食物编码	食物名称	食部/%	水分/g	能量		蛋白质/g	脂肪/g	碳水化合物/g
				kcal	kJ			
019013	藜麦（散装）	100	13.5	357	1494	14.0	6.0	57.8
019014	藜麦（散装）	100	9.8	367	1537	10.4	7.5	58.5
019201	高粱面面条	100	23.4	304	1292	7.0	0.2	68.7

食物编码采取 6 位数字编码法，前 2 位数字为食物的类别编码，第 3 位数字是食物的亚类编码，最后 3 位数字是食物在亚类中的排列序号。

例：编码为 04-5-401 的食物（竹笋），即

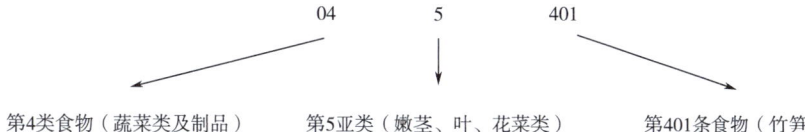

"食物氨基酸含量表"包含水分、蛋白质及异亮氨酸、亮氨酸、赖氨酸、含硫氨基酸（分列为总计、蛋氨酸、胱氨酸）、芳香族氨基酸（分列为总计、苯丙氨酸、酪氨酸）、苏氨酸、色氨酸、缬氨酸、精氨酸、组氨酸、丙氨酸、天冬氨酸、谷氨酸、甘氨酸、脯氨酸、丝氨酸等 20 种氨基酸含量数据。

"脂肪酸含量表"包含脂肪、脂肪酸（分列为合计、饱和、单不饱和、多不饱和、未知）及饱和脂肪酸占总脂肪酸百分比（分列为总计和 16 种饱和脂肪酸）、单不饱和脂肪酸占总脂肪酸百分比（分列为总计和 8 种单不饱和脂肪酸）、多不饱和脂肪酸占总脂肪酸百分比（分列总计和 12 种多不饱和脂肪酸）和未知脂肪酸占总脂肪酸百分比等数据。

知识点三

各类食物的营养价值

食物是人类获得能量和各种营养素的基本来源。

自然界提供人类食用的食物有成千上万种。前面学习的食物科学分类，是按照营养价值的不同，对食物进行的科学划分。其中，各类食物提供的主要营养素见表 4-7。常见动物性食物蛋白质含量比较见表 4-8。

表 4-7　　　　　各类食物提供的主要营养素

食物种类	主要品种	提供的主要营养素
谷类	米类（粳米、糯米、籼米）	碳水化合物，膳食纤维，蛋白质
	麦类（小麦、大麦、燕麦、黑麦）	B 族维生素等维生素
杂豆类	杂豆类（绿豆、红小豆、芸豆等）	铁、锌、镁等矿物质
薯类	马铃薯、甘薯等	碳水化合物，膳食纤维，钾

续表

食物种类	主要品种	提供的主要营养素
大豆及豆制品	大豆（黄豆、青大豆、黑大豆）豆浆、豆腐、豆腐干、素鸡、豆皮等	蛋白质、脂肪、维生素E；另外还含磷脂、大豆异黄酮、植物甾醇等
蔬菜类	深色蔬菜，如绿色、红黄色、紫色 浅色蔬菜，如白色萝卜 淀粉类蔬菜，如芋头、山药 菌藻类	β-胡萝卜素、叶酸、钙、钾、维生素C、膳食纤维，也是植物化学物的良好来源，如多酚类、类胡萝卜素、有机硫化合物等
水果类	仁果（苹果、梨等）核果（桃、杏、枣等）浆果（葡萄、草莓等）柑橘类（橘、柑橘、柚等）瓜果类（西瓜、哈密瓜等）热带和亚热带水果（香蕉、菠萝、芒果等）	维生素C、钾、镁以及膳食纤维（果胶、半纤维）；也是植物化学物的良好来源，如多酚类、类胡萝卜素、有机硫化合物等
坚果类	树坚果，如核桃、栗子、杏仁等 种子，如花生、瓜子等	脂肪、必需脂肪酸、蛋白质、维生素E、B族维生素、矿物质等，栗子富含淀粉
畜禽类 鱼虾蟹贝类	畜肉类（猪、牛、羊肉类）禽肉类（鸡、鸭、鹅肉类）鱼类、虾类、蟹类、贝类	优质蛋白质、脂类和脂溶性维生素、B族维生素硒等，鱼油含有DHA和EPA
乳类及乳制品	牛奶、酸奶、芝士（奶酪）、奶粉等	优质蛋白质、钙、B族维生素等。酸奶、奶酪还提供益生菌
蛋类	鸡蛋、鸭蛋、鹅蛋、鹌鹑蛋等	优质蛋白质、脂类、磷脂、维生素和矿物质
烹调油	各种植物油和动物油	脂肪和必需脂肪酸、维生素E

表4-8　　常见动物性食物蛋白质含量比较（每100g可食部）　　单位：g

食物名称	含量	食物名称	含量	食物名称	含量
猪肉（代表值）	15.1	鹅	17.9	青鱼	20.1
猪肉（肥）	2.4	鸡肝	16.6	带鱼（切段）	17.6
猪肉（瘦）	20.3	鸭肝	14.5	海鳗	18.8
牛肉（代表值）	20.0	鹅肝	15.2	对虾	18.6
羊肉（代表值）	18.5	鸡蛋（代表值）	13.1	海蟹	13.8
猪肝	19.2	鸭蛋	12.6	赤贝	13.9
牛肝	19.8	鸡蛋黄	15.2	墨鱼（乌贼）	15.2
鸡（代表值）	20.3	咸鸭蛋（生）	12.7	草鱼	16.6
鸭（代表值）	15.5	鲤鱼	17.6		

注：数据来源于《中国食物成分表第6版》。

一、谷薯类

1. 谷粒结构和营养分布

谷粒有相似的结构（图4-1），最外层是谷皮，谷皮内紧贴的是糊粉层，最里层为占谷粒绝大部分的胚乳和一端的胚芽。谷粒各层营养成分分布不均匀。

【微课】
膳食为什么
以谷类为主

谷物种子基本组成及其营养
- 谷皮：由纤维素、半纤维素等组成，含较高的矿物质和脂肪
- 糊粉层：含较多的磷和丰富的B族维生素及无机盐
- 胚乳：含大量淀粉和一定量蛋白质
- 胚芽：富含脂肪、蛋白质、无机盐、B族维生素丰富和维生素E

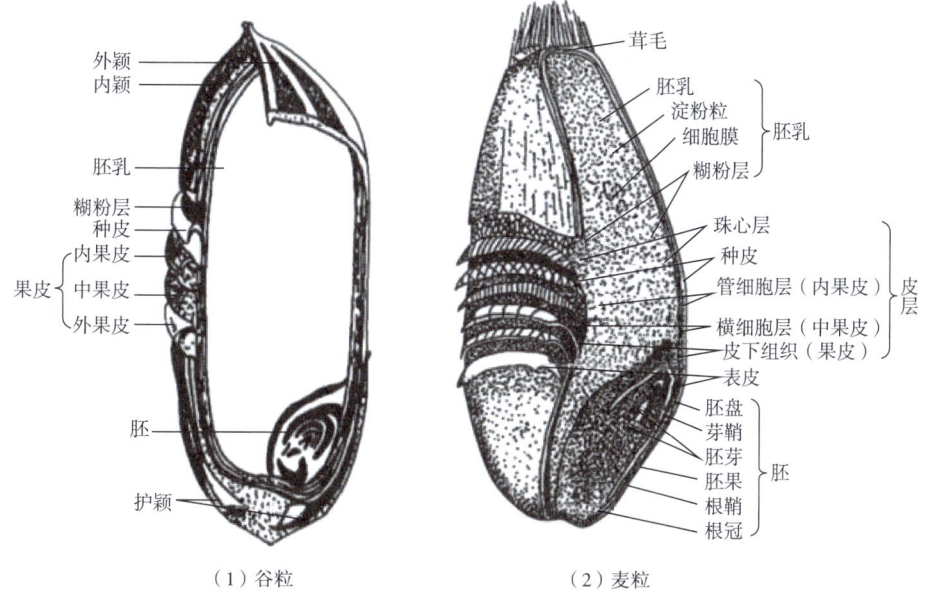

图4-1 谷物种子的纵切面示意图

2. 谷类的营养价值

谷类食物是我国居民传统膳食的主体（主食），含有丰富的碳水化合物，是人类最好的基础食物和最经济的能量来源食物。谷类是膳食的重要组成部分，谷类为主是平衡膳食的基础。谷薯类食物提供的能量占膳食总能量的一半以上，也是B族维生素、矿物质、膳食纤维和蛋白质的重要食物来源。

（1）**蛋白质** 谷类蛋白质含量一般在7.5%~15%，主要由谷蛋白、清蛋白、醇溶蛋白和球蛋白组成（表4-9）。一般谷类蛋白质赖氨酸含量普遍比较少，有些谷类苏氨酸、色氨酸含量也不高，造成必需氨基酸组成不平衡。

表 4-9　　　　　　　　　　　　几种谷类的蛋白质组成　　　　　　　　　　单位：%

谷物名称	清蛋白	球蛋白	醇溶蛋白	谷蛋白
大米	5	10	5	80
小麦	3~5	6~10	40~50	30~40
玉米	4	2	50~55	30~45
高粱	1~8	1~8	50~60	32

为提高谷类蛋白质的营养价值，常采用赖氨酸强化和蛋白质互补的方法提高谷类食品的营养价值及膳食的平衡。此外，种植高赖氨酸玉米等高科技品种也是一好方法。

（2）碳水化合物　谷类中碳水化合物主要为淀粉，含量在70%以上。此外还有糊精、果糖和葡萄糖等。淀粉分为直链淀粉和支链淀粉。一般直链淀粉占20%~25%。研究认为，直链淀粉使血糖升高的幅度较小，因此目前运用农业高科技已培育出直链淀粉达70%的玉米品种。糯米几乎全为支链淀粉。

（3）脂肪　谷类脂肪占1%~4%。从米糠中可提取米糠油、谷维素和谷甾醇。从玉米和小麦胚芽中可提取玉米油和麦胚油，80%为不饱和脂肪酸，其中亚油酸占60%，有良好的保健功能。

（4）矿物质　谷类中矿物质约为1.5%~3%，主要是磷、钙，多以植酸盐形式存在，消化吸收差。

（5）维生素　谷类是B族维生素重要来源，如硫胺素、核黄素、烟酸、泛酸和吡哆醇等。玉米和小米含少量胡萝卜素。过度加工的谷物其维生素大量损失。

3. 薯类的营养价值

薯类是膳食的组成部分，是膳食能量的来源之一，也是多种微量营养素和膳食纤维的良好来源。薯类的营养价值类似于谷类，主要提供碳水化合物，还有较多的膳食纤维、矿物质和维生素。薯类除了提供丰富的碳水化合物、膳食纤维外，还有较多的矿物质、维生素C和B族维生素，兼有谷类和蔬菜的双重优点。

薯类中碳水化合物含量25%左右，蛋白质、脂肪含量较低。马铃薯中钾的含量丰富，薯类中的维生素C含量较谷类高，甘薯中的胡萝卜素含量比谷类高。甘薯中还含有丰富的纤维素、半纤维素和果胶等，增加薯类摄入可降低便秘的发病风险。薯类包括马铃薯、红薯、木薯等，为植物的块根、块茎。

马铃薯又称土豆、山药蛋、洋芋、荷兰薯等，属块茎类作物。营养丰富，素有"第二面包""第三主食"的美誉。马铃薯块茎水分占63%~87%，淀粉占8%~29%，还含有葡萄糖、果糖、蔗糖等碳水化合物，使其具有甜味。蛋白质含量为0.8%~4.6%，含有人体必需的8种氨基酸，尤其是谷类作物中缺乏的赖氨酸和色氨酸含量丰富，是植物性蛋白质良好的补充。马铃薯脂肪含量低于1%。马铃薯含有丰富的维生素，主要为维生素C和胡萝卜素；另含维生素B_1、维生素B_2、维生素B_6等，可与蔬菜媲美。矿物质含量为0.4%~1.9%，以钾含量最高，占2/3以上。其他无机元素如磷、钙、镁、钠、铁等元素含量较高。

甘薯又名红薯、红苕、红芋、白薯、番薯、甜薯和地瓜等。日本、美国等地将红薯列为"长寿食品"。甘薯水分占60%~80%，淀粉占10%~30%，蛋白质含量约为

2%，赖氨酸含量丰富，红薯与米面混吃正好可发挥蛋白质的互补作用，提高营养价值。甘薯中含有丰富的维生素，尤其是胡萝卜素和维生素 C，此外含有较多的维生素 B_1、维生素 B_2 和烟酸。矿物质中钙、磷、铁等元素含量较多。

4. 加工与储存对谷类营养价值的影响

谷类一般需经过适当碾磨去除杂质和谷皮，使其成粉状或粒状，以增进产品的感官性质，便于食用和易于消化吸收。

谷类在加工过程中营养素的损失变化很大。一方面食物加工精度越高，其无氮抽出物也越高，其他的化学物质成分就会越少；另一方面如果加工精度过低，食物中的粗纤维成分过高会影响营养素消化吸收。

谷类食物经过烹调后，改善了感官性质，促进了消化吸收。如烹调使得纤维素变柔软，同时增加了其主要成分——淀粉的适口性，并杀灭其中可能存在的有害微生物。但是，在烹调过程中可使一些营养素损失。谷类淘洗、不同加工方式、加入某些化学物质、加热过程中的化学变化等，均会对营养造成不同程度的影响。

在适宜的条件下，谷类可长时间储存而质量变化不大。温度、湿度是影响储存的重要因素。谷类储存时要注意避光、通风，置于干燥和阴凉的环境中，才能保持原有的营养价值，主要影响因素为霉变和虫害。

二、豆类

豆类（干豆）从营养成分上划分，分成大豆类和杂豆类两大类。

1. 大豆的营养价值

大豆是膳食的重要组成部分，是膳食中优质蛋白的重要来源，与人类健康密切相关。同时豆类也是维生素、矿物质及膳食纤维等的良好来源。大豆常见种类有黄豆、青豆、黑豆。

大豆最突出的特点是含有丰富的植物蛋白质。大豆蛋白属于优质蛋白，且富含谷类蛋白较为缺乏的赖氨酸。大豆含有 35%~40% 的蛋白质，是天然食物中含蛋白质最高的食品。其氨基酸组成接近人体需要，利用豆类蛋白质赖氨酸含量高、蛋氨酸含量低，而谷类蛋白质缺乏赖氨酸、而蛋氨酸含量较高的特点，将谷类和豆类食物搭配，二者氨基酸互补，能提高蛋白质的利用率。因此，大豆是谷类蛋白互补的天然理想食品。

大豆含脂肪 15%~20%，其中不饱和脂肪酸占 85%，以亚油酸为最多，在 50% 以上。大豆油含 1.6% 的磷脂，并含有维生素 E。

大豆含碳水化合物 25%~30%，其中一半为可供利用的淀粉、阿拉伯糖、半乳聚糖和蔗糖，另一半为人体不能消化吸收的棉籽糖和水苏糖，可引起腹胀，但有保健作用。

大豆含有丰富的钙、硫胺素和核黄素。

2. 大豆中的抗营养因素

大豆中含多种抗营养因素，主要有以下几种成分。

（1）蛋白酶抑制剂（PI）　生豆粉中含有此种因子，对人胰蛋白酶活性有部分抑制作用，对动物生长可产生一定影响。我国食品安全标准中明确规定，含有豆粉的婴幼儿代乳品，尿酶实验必须是阴性。

（2）豆腥味　主要由脂肪氧化酶作用产生，95℃以上加热10~15min等方法可脱去部分豆腥味。

（3）胀气因子　主要由大豆低聚糖分解产生，是生产浓缩和分离大豆蛋白时的副产品。大豆低聚糖可不经消化直接进入大肠，为双歧杆菌所利用，并有促进双歧杆菌繁殖的作用。

（4）植酸　是一种有机磷类化合物，具有强酸性和很强的螯合能力，可与钙、铁、镁、锌等金属离子产生不溶性化合物，影响矿物质的吸收。大豆可通过发豆芽，或者发酵做成腐乳、霉豆干、豆豉等除掉所含植酸。也可用豆浆和面，发酵做成馒头、发糕去除植酸，豆浆和面还可起到蛋白质互补作用提高米面中蛋白质的营养价值。

（5）皂苷和异黄酮　此两类物质有抗氧化、降低血脂和血胆固醇的作用。

（6）植物红细胞凝集素　为一种蛋白质，可影响动物生长。加热即被破坏。

近年来的多项研究表明，大豆中的多种抗营养因子有良好的保健功能，这使得大豆研究成为营养领域的研究热点之一。如皂苷、异黄酮及植酸。主要作用为降血脂及胆固醇，大豆异黄酮还有雌激素样作用、抗溶血、抗菌、抗癌等作用。

思政之窗

食物的故事：大豆，从中国特有到遍植全球

大豆通称"黄豆"（黄色大豆最常见，另有黑色、青色），是豆科大豆属一年生草本植物，通常被认为是由野生大豆（Glycine soja Sieb. et Zucc.）逐步驯化而来的栽培品种，据《中国植物志》记载，现在已知栽培品种有千余个。

大豆起源于中国，在已发现的古墓遗迹中，大量证据印证了大豆在我国有着悠久的种植和利用历史。如在黑龙江省宁安市、吉林省永吉县发现2600年前至3000年前的碳化大豆；在洛阳皂角树遗址发现距今3600—3900年的大豆籽粒；在内蒙古夏家店下层文化发现距今3500—4000年的碳化大豆；在河南舞阳贾湖遗址的发掘获得了距今约8000年的131个野生大豆遗存。

中国是大豆的故乡，古人早在几千年前就将大豆融入饮食文化当中，随着时代的发展，大豆食用方式不断发生变化。古人称大豆为"菽"，将其与粟、黍、麦、稻（麻）并称为"五谷"，这在中国早期的文献典籍中多次提到。我国第一部诗歌总集《诗经》中有"中原有菽，庶民采之""岁聿云莫，采萧获菽""黍稷重穋，禾麻菽麦"等诗句描写人们日常采摘大豆、收获大豆的场景，此时大豆位列黍稷之后，属日常大田作物之一。

在很长一段时间内，大豆是我国特有的。伴随着频繁的贸易往来和文化交流，大豆开启了全球之旅。大豆在世界范围内引种传播的第一个地域圈是亚洲。大豆传播至日本是在公元前200年左右，由中国东北地区传至朝鲜半岛，后又自朝鲜半岛传到了日本。之后，通过海上丝绸之路和陆路，大豆逐步传播到东南亚等地。18、19世纪，大豆种子又传入欧洲和美洲大陆。起源于中国的大豆，在不断传播发展中遍布全球，名扬天下，成为世界各国人民生活的重要需求品。

3. 杂豆类的营养价值

常见的杂豆类有豌豆、绿豆、蚕豆、红豆（赤豆）、芸豆等。总体而言，杂豆的蛋白质含量较低，仅为20%左右，质量也不如大豆类蛋白；碳水化合物含量也不同（大豆类25%左右，杂豆类50%~60%）；脂肪含量大豆类明显高于杂豆类。大豆制品中还含有丰富的钙及B族维生素。

（1）豌豆　豌豆的蛋白质含量较高，富有人体必需的8种氨基酸，是我国人民蛋白质营养来源之一。豌豆籽粒还含有脂肪、碳水化合物、胡萝卜素及多种维生素。此外，在发芽的豌豆种子中还含有维生素E，营养丰富。

豌豆籽粒磨成粉是制作糕点、豆馅、粉丝、凉粉、面条、风味小吃及多种食品工业的原料。豌豆的鲜嫩茎梢、豆荚、鲜豆含有25%~30%的糖分、多种维生素和矿物质，可作为蔬菜食用。

（2）绿豆　绿豆含有丰富的蛋白质、淀粉、各种矿物质和维生素以及各种氨基酸。绿豆中含蛋白质21%~28%，其蛋白质含有较多的赖氨酸。绿豆含糖量为2.69%~5.88%，以支链淀粉为主。脂肪中软脂酸占28.1%、硬脂酸占7.8%、油酸占6.4%、亚油酸占32.6%、亚麻酸占14.4%。此外还含γ-谷氨酰甲基半胱氨酸及其亚砜、胰蛋白酶抑制素及胰凝乳蛋白酶抑制素。

绿豆是深受人众喜爱的杂豆类品种，不仅可作粥饭，还可制成花色多、风味好的绿豆糕、绿豆饼、粉丝、粉皮、绿豆淀粉以及绿豆沙等制品。绿豆芽也是营养极为丰富的蔬菜，富含维生素C。每100g绿豆中还含有2.5mg的泛酸和121mg的叶酸。

绿豆还有很明显的清热解毒、消暑利水的功用，可用于治疗暑热烦渴、丹毒痈肿、水湿泻痢及毒物中毒等症。盛夏酷热之季，绿豆汤有良好的消暑解热作用。

（3）蚕豆　蚕豆蛋白质平均含量为30%左右，有的品种高达42%，是豆类中仅次于大豆的高蛋白作物。蚕豆不仅蛋白质含量高，而且蛋白质中氨基酸种类全，人体内不能合成的8种必需氨基酸中，除色氨酸和蛋氨酸含量稍低外，其余6种含量都很高，尤其以赖氨酸含量丰富，所以蚕豆被誉为植物蛋白质的新来源。蚕豆中的维生素含量均超过大米和小麦。

蚕豆种子食用，已有悠久历史，蚕豆的加工利用主要包括食品加工原料用、菜用、药用。除煮食外，蚕豆籽粒磨碎后可以与大米一起做饭或和米煮粥。蚕豆淀粉是制作粉丝、粉皮和凉粉的上等原料，品质不亚于绿豆制品，也可做成豆沙加工为糕点。蚕豆种子经发酵可制成酱油、豆瓣酱、甜酱、豆瓣辣酱等，如驰名全国的四川郫县豆瓣酱。

4. 豆制品的营养价值

大豆的营养价值很高，但也存在诸多抗营养因素，整粒熟大豆的蛋白质消化率仅为65.3%。大豆加工成豆制品后，不仅除去了大豆内的有害成分，还使大豆蛋白质消化率增加。如大豆加工成豆浆后蛋白质消化率提高至84.9%，加工成豆腐后蛋白质消化率可提高至92%~96%，提高了大豆的营养价值（表4-10）。大豆以及杂豆制成豆芽后，可产生一定量的抗坏血酸（表4-11）。根据其营养特点进行的科学分类，黄豆芽、绿豆芽、新鲜蚕豆等均不属于豆制品，分类时归入蔬菜类。

表4-10　　　　　　　　豆制品的营养成分（每100g含量）

豆制品	蛋白质/g	脂肪/g	碳水化合物/g	总维生素A/μg RAE	硫胺素/mg	核黄素/mg	抗坏血酸/mg
豆浆	3.0	1.6	1.2	—	0.02	0.02	0
豆腐（代表值）	6.6	5.3	3.4	—	0.06	0.02	0
千张（百叶）	24.5	16	5.5	3	0.04	0.05	0

注：数据来源于《中国食物成分表（第6版）》。

表4-11　　　　　　　　豆芽菜（蔬菜）的营养成分（每100g含量）

豆芽菜	蛋白质/g	脂肪/g	碳水化合物/g	总维生素A/μg RAE	硫胺素/mg	核黄素/mg	抗坏血酸/mg
黄豆芽	4.5	1.6	4.5	3	0.04	0.07	8
绿豆芽	1.7	0.1	2.6	1	0.02	0.02	4

注：数据来源于《中国食物成分表（第6版）》。

我国制豆腐已有2000多年历史。其制作方法是：将大豆加水浸泡后磨浆，过滤，加水煮沸，再加蛋白沉淀剂（盐卤或石膏）使蛋白质凝固沉淀，然后加压去水而成。豆腐还可进一步压制成豆腐干、豆腐皮。豆腐含有蛋白质8.1g/100g，脂肪3.7g/100g，钙164mg/100g。大豆加工后，蛋白质消化率可明显提高，整粒豆子炒后蛋白质消化率为65.3%，而豆腐达92.7%。

豆浆是一种很好的代乳品，蛋白质约1.8g/100g，脂肪0.7g/100g，还有一定量的铁、钙和B族维生素。制作豆浆时，应加热煮沸，以破坏生大豆中的胰蛋白酶抑制因子。

大豆经过霉菌发酵酶解而加工成的制品有豆酱、豆豉、豆腐乳等发酵豆制品，不仅可提高大豆营养成分的利用，还可使维生素B_{12}的含量提高，维生素B_6及核黄素的含量亦增高。豆类发酵食品也是我国古代在食品科学上的一项重大发明。发酵豆制品通过其在发酵过程中产生的特定营养成分，对人体的消化及造血功能、神经系统健康，预防慢性疾病等方面起到积极作用。淡豆豉还是一味中药，应用十分广泛。

三、蔬菜类

1. 蔬菜类的营养价值

蔬菜是人类平衡膳食的重要组成部分，也是多种维生素、矿物质和膳食纤维的主要来源。此外，蔬菜还含有较多的纤维素、果胶和有机酸，能刺激胃肠蠕动和消化液的分泌，从而促进人们的食欲和帮助消化。

（1）碳水化合物　蔬菜中可消化碳水化合物含量普遍较低，一般蔬菜仅含糖1.5%~4.5%。不可消化的糖类含量较高，纤维素和半纤维素在蔬菜中普遍存在，是膳食纤维的主要来源。

（2）维生素　新鲜的蔬菜水果是供给维生素C、胡萝卜素、核黄素和叶酸的重要来源。一般深绿色的蔬菜维生素C含量较浅色蔬菜高、叶菜中的维生素C含量也较瓜菜中高。胡萝卜素在绿色、黄色和红色等深色蔬菜中含量高。

（3）矿物质　蔬菜中矿物质含量丰富，含有丰富的钙、磷、铁、钾、钠、镁、铜等，以灰分计在0.2%~3.4%，是膳食中无机盐的主要来源，对维持机体酸碱平衡起重要作用。绿叶蔬菜一般含钙在100mg/100g以上，含铁1~2mg%，蔬菜中钾含量高，占其灰分的50%左右。

一些蔬菜中草酸含量较高，在烹调时去除部分草酸有利于无机盐的吸收。

（4）植物化合物等其他成分　许多蔬菜还含有独特的微量元素和多种植物化学物，如类胡萝卜素、硫苷、黄酮类化合物、二丙烯化合物、甲基硫化合物、番茄红素、萝卜硫素等，具有保健作用。

蔬菜的有机酸以苹果酸，柠檬酸和酒石酸为主。有机酸能刺激人体消化腺的分泌，促进食欲，有利于食物的消化，对人体的血液循环、消化系统和神经系统都有调节功能。

2. 蔬菜类的分类

我国拥有丰富的蔬菜资源，蔬菜种类繁多，各亚类所含的营养成分因其种类不同，差异较大。

（1）叶菜类　叶菜类主要包括白菜、菠菜、油菜、韭菜、苋菜等，是胡萝卜素、B族维生素、维生素C、矿物质及膳食纤维良好来源。绿叶蔬菜和橙色蔬菜营养素含量较为丰富，特别是胡萝卜素的含量较高。

（2）根茎类　根茎类主要包括萝卜、胡萝卜、荸荠、藕、山药、芋艿、葱、蒜、竹笋等。根茎类蛋白质含量为1%~2%，脂肪含量不足0.5%，碳水化合物含量相差较大，在5%~20%。根茎类膳食纤维的含量较叶菜类低，约为1%。胡萝卜（红）中含胡萝卜素最高，每100g中可达4130μg，硒的含量以大蒜、芋艿、洋葱等中较高。

（3）瓜茄类　瓜茄类包括冬瓜、南瓜、丝瓜、黄瓜、茄子、番茄、辣椒等。瓜茄类因水分含量高，营养素含量相对较低。蛋白质含量为0.4%~1.3%，脂肪含量较低，碳水化合物含量为0.5%~3.0%，膳食纤维含量在1%左右。维生素方面，胡萝卜素含量以南瓜、番茄和辣椒中较高；辣椒中还含有丰富的硒、铁和锌；维生素C含量以辣椒、苦瓜中较高。

（4）鲜豆类　鲜豆类包括毛豆、豇豆、四季豆、扁豆、豌豆等。蛋白质含量为2%~14%，脂肪含量在0.5%以下；碳水化合物为4%左右，膳食纤维为1%~3%。胡萝卜素含量普遍较高。此外，还含有丰富的钾、钙、铁、锌、硒等。维生素B_2含量与绿叶蔬菜相似。

（5）菌藻类　菌藻类包括食用菌和藻类食物。食用菌包括蘑菇、香菇、银耳、木耳等；藻类常见的有海带、紫菜、发菜等。菌藻类食物富含蛋白质、膳食纤维、碳水化合物、维生素和微量元素。蛋白质含量以发菜、香菇和蘑菇最为丰富，胡萝卜素在紫菜和蘑菇中含量丰富。微量元素含量丰富，尤其是铁、锌和硒，其含量约是其他食物的数倍甚至十余倍。海产藻类如海带、紫菜等，还含丰富的碘。

四、水果类

1. 水果类的营养价值

水果是人类日常膳食的重要组成部分,水果的营养价值与蔬菜类似,主要提供维生素和矿物质。但水果中可消化碳水化合物含量普遍比蔬菜高。水果中还含有酚酸、类黄酮、花青素和原花青素等多种植物化学物。一些水果富含钾,对降低炎症反应、降低血压、预防心脑血管并发症有益。每天适量食用水果,对预防慢性疾病、促进人体健康具有重要的意义。

2. 水果类的分类

水果类除了科学分类、分成诸多亚类外,日常还常分为鲜果、干果、野果等。

鲜果主要有苹果、橘子、桃、梨、杏、葡萄、香蕉和菠萝等。蛋白质、脂肪含量低,矿物质中钾的含量较高。胡萝卜素含量较高的水果为芒果、柑、橘、杏和鲜枣;含维生素 C 丰富的水果为鲜枣、草莓、橙、柑、柿等。

干果是新鲜水果经过加工晒干制成,如葡萄干、杏干、蜜枣和柿饼等。由于加工的影响,维生素损失较多。但干果便于储运,并别具风味,有一定的食用价值。

野果如沙棘、刺梨、番石榴等含有丰富的维生素 C、有机酸和生物类黄酮。

五、坚果类

1. 坚果类的营养价值

坚果类是常见休闲食品、优质零食与餐饮原料,是日常膳食中不饱和脂肪酸和多种微量营养素的重要来源之一。坚果富含维生素 E、叶酸、镁、钾、钙、单不饱和脂肪酸和多不饱和脂肪酸、膳食纤维及多种植物化学物,适量食用对预防心血管等慢性疾病有益,各国预防心血管疾病的膳食指导中均纳入了适量食用坚果的建议。

(1) 蛋白质 坚果富含油脂,其蛋白质含量多在 12%~22%。淀粉类坚果中以栗子的蛋白质含量最低,为 4%~5%。

(2) 脂肪 坚果脂肪含量通常在 40% 以上,为不饱和脂肪酸,且富含必需脂肪酸,是优质的植物性脂肪。

(3) 碳水化合物 富含油脂的坚果中,可消化碳水化合物含量较少,多在 15% 以下。富含淀粉的坚果则是碳水化合物的良好来源。

(4) 维生素 坚果是维生素 E 和 B 族维生素的良好来源,包括维生素 B_1、维生素 B_2、烟酸和叶酸。

(5) 矿物质 坚果富含钾、镁、磷、钙、铁、锌、铜等矿质元素,钾、镁、锌、铜等元素含量特别高。

2. 坚果类的常见种类

坚果除了划分为树坚果和种子 2 个亚类外,还可按营养成分的不同,分为油脂类坚果和淀粉类坚果。前者富含油脂,包括核桃、榛子、杏仁、松子、香榧、腰果、花生、葵花籽、西瓜子、南瓜子等;后者包括栗子、银杏、莲子、芡实等。

六、畜禽类

畜禽肉统称肉类，含有丰富的营养物质，是人类蛋白质、矿物质和维生素等的重要来源之一。肉类食品对人类的营养起着极为重要的作用，是重要的动物性食品。

1. 畜肉的营养价值

（1）蛋白质　畜肉类蛋白质含量为10%~20%，其中肌浆中蛋白质占20%~30%，肌原纤维中40%~60%，间质蛋白10%~20%。

畜肉蛋白必需氨基酸充足，在种类和比例上接近人体需要，利于消化吸收，是优质蛋白质。畜肉中含有能溶于水的含氮浸出物，使肉汤具有鲜味。

（2）脂肪　一般畜肉的脂肪含量为10%~36%，肥肉高达90%，其在动物体内的分布，随肥瘦程度、部位有很大差异。

畜肉类脂肪以饱和脂肪为主。主要成分为甘油三酯，含有少量卵磷脂、胆固醇和游离脂肪酸。胆固醇在肥肉中含量为109mg%，在瘦肉中含量为81mg%，内脏约为200mg/g，脑中最高，约为2571mg%。

（3）碳水化合物　畜肉类中碳水化合物主要以糖原形式存在于肝脏和肌肉中。

（4）矿物质　畜肉类矿物质含量为0.8~1.2mg%，其中钙含量7.9mg/g，含铁、磷较高，铁以血红素形式存在，不受食物其他因素影响，生物利用率高，是膳食铁的良好来源。

（5）维生素　畜肉中B族维生素含量丰富，内脏如肝脏中富含维生素A、核黄素。

2. 禽肉的营养价值

禽肉的营养价值与畜肉相似，不同在于脂肪含量少，熔点低（20~40℃），含有20%的亚油酸，易于消化吸收。禽肉蛋白质含量约为20%，其氨基酸组成接近人体需要，禽肉含氮浸出物较多。

七、乳类

乳类是营养成分齐全、组成比例适宜、容易消化吸收的理想天然食物。乳类可提供优质蛋白质、维生素A、核黄素以及吸收率高的钙，能满足出生幼仔生长发育的全部需要，也是体弱、年老和病人的较理想食物。

1. 乳类的营养价值

乳类是由蛋白质、乳糖、脂肪、矿物质、维生素、水等组成的复合乳胶体。乳呈乳白色，味道温和，稍有甜味，具有特有的香味与滋味。牛乳的相对密度为1.028~1.032，相对密度大小与乳中固体物质有关。牛乳的各种成分除脂肪外，含量均较稳定，因此脂肪含量和相对密度可作为评定鲜乳质量的指标。

（1）蛋白质　乳类蛋白质平均含量为3%，主要由酪蛋白、乳清蛋白和乳球蛋白构成，分别占79.6%、11.5%和3.3%。其消化吸收率高（87%~89%），生物价达85，必需氨基酸含量及构成与鸡蛋近似，属优质蛋白。

牛乳中蛋白质含量较人乳高3倍，且酪蛋白与乳清蛋白的构成比与人乳蛋白正好相反，可利用乳清蛋白改变其构成比，调制成近似母乳的婴儿食品。

（2）脂肪　牛乳脂肪含量约为3%，呈较小的微粒分散于乳浆中，易消化吸收。乳脂中油酸含量占30%，亚油酸和亚麻酸分别占5.3%和2.1%。

（3）碳水化合物　乳中所含的碳水化合物为乳糖，其含量（3.4%）比母乳（7.4%）低。乳糖有调节胃酸、促进胃肠蠕动、有利于钙吸收和消化液分泌的作用，还可促进肠道乳酸菌的繁殖而抑制腐败菌的繁殖生长。用牛乳喂养婴儿时，除调整蛋白质含量和构成外，还应注意适当增加碳水化合物含量。有的人喝牛乳后发生腹胀、腹泻等，是因为肠道缺乏乳糖酶所致，这种现象称为乳糖不耐受症。

（4）矿物质　牛乳中矿物质含量为0.6%~0.7%，富含钙、磷、钾。其中钙含量尤为丰富，容易消化吸收。牛乳中铁含量很低，仅为0.003mg%。如以牛乳喂养婴儿，6月龄后应注意含铁辅食的补充。

（5）维生素　牛乳中含量较高的维生素为维生素A（54μgRAE），维生素B_1和维生素C很少，乳中维生素含量随季节有一定变化。

2. 常见乳制品

鲜乳经过加工，可制成许多产品，主要包括液态乳（巴氏杀菌乳+灭菌乳）乳粉、酸乳、乳酪、炼乳、调制乳粉、奶油与黄油（白脱油）等。

八、蛋类

常见的蛋类有鸡、鸭、鹅和鹌鹑蛋等。其中鸡蛋产量最大，食用最普遍，食品加工工业中使用最广泛。

1. 蛋的结构

各种禽蛋的结构都很相似，主要由蛋壳、蛋清、蛋黄三部分组成（图4-2）。以鸡蛋为例，每只蛋平均重约50g，蛋壳重量占全部的11%，其主要成分是96%碳酸钙，其余为碳酸镁和蛋白质。蛋壳表面布满直径为15~65μm的角质膜，在蛋的钝端角质膜分离成一气室。蛋壳的颜色由白到棕色，深度因鸡的品种而异。其颜色是由卟啉的存在引起的，与蛋的营养价值无关。蛋清包括两部分，外层为中等黏度的稀蛋清，内层包围在蛋黄周围的为角质冻样的稠蛋清。蛋黄表面包有蛋黄膜，有两条韧带将蛋黄固定在蛋的中央。蛋清和蛋黄分别约占总可食部的2/3和1/3。

2. 鸡蛋的营养价值

鸡蛋不但含有人体所需要的必需氨基酸，且全蛋（整蛋）氨基酸组成与人体组成模式接近，生物价在95以上。因此，全蛋的蛋白质几乎能被人体完全吸收利用，是食物中最理想的优质蛋白质。在进行各种食物蛋白质的营养质量评价时，常以全蛋蛋白质作为参考蛋白。

蛋清因为水分含量比蛋黄多，蛋白质含量比蛋黄少。生蛋清中含有抗生物素和抗胰蛋白酶，前者妨碍生物素的吸收，后者抑制胰蛋白酶的活力，但当蛋煮熟时，抗生物素和抗胰蛋白酶的活性即可被破坏。蛋黄与蛋清相比含有较多的营养成分，钙、磷和铁等无机盐多集中于蛋黄中。吃鸡蛋时提倡吃全蛋，不要弃蛋黄。蛋黄还含有较多的维生素A、维生素E、维生素B_1和维生素B_2。维生素D的含量随季节、饲料组成和受光

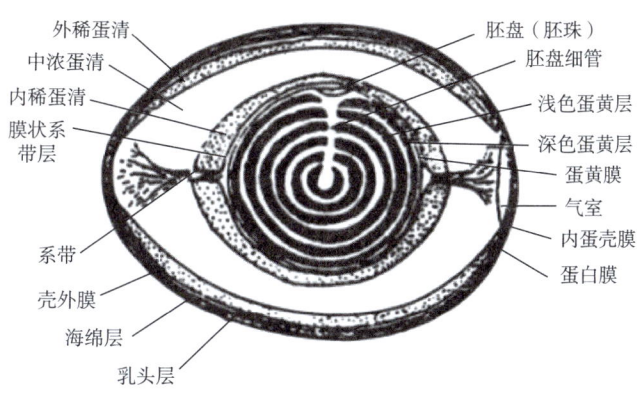

图 4-2 蛋的结构示意图

照的时间不同而有一定变化。蛋黄中含卵磷脂较多,同时含有较多的胆固醇。蛋黄中还含较多的铁,但因有卵黄高磷蛋白的干扰,其吸收率只有3%(表4-12)。

表 4-12　　　　　　　　鸡蛋清和鸡蛋黄营养素含量比较

营养素(每100g可食部)	鸡蛋黄	鸡蛋清
蛋白质/g	15.2	11.6
脂肪/g	28.2	0.1
胆固醇/mg	1510	—
总维生素 A/μgRAE	438	—
维生素 E/mg	5.06	0.01
维生素 B_1/mg	0.33	0.04
维生素 B_2/mg	0.29	0.31
钙/mg	112	9
锌/mg	3.79	0.02
铁/mg	6.5	1.6
水/g	51.5	84.4

注:数据来源于《中国食物成分表(第6版)》。

3. 加工烹调对蛋营养价值的影响

一般烹调方法,温度不超过100℃,对蛋的营养价值影响很小,仅 B 族维生素有一些损失,如采用不同烹调方法维生素 B_2 的损失率分别为:油炸16%、荷包13%、炒10%。煮蛋时蛋白质变得软且松散,容易消化吸收,利用率较高。

烹调过程中的加热不仅具有杀菌作用,而且具有提高其消化吸收率的作用。

皮蛋制作过程中加入氢氧化钠会产生一系列化学变化,使蛋清呈暗褐色透明体,蛋黄呈褐绿色。由于氢氧化钠的作用,使 B 族维生素被破坏,但维生素 A 和维生素 D 保存尚好。

九、鱼虾蟹贝类

鱼虾蟹贝类味道鲜美,并含有多种营养物质,是蛋白质、矿物质和维生素等的良好来源。鱼虾蟹贝类作为动物性食物,对调节与改善食物结构、提供人体健康所必需的营养素起着重要的作用。以下主要对鱼类的营养价值进行分析。

(1)蛋白质 鱼类蛋白质含量一般为15%~25%,易于消化吸收,其营养价值与畜肉、禽肉相似。氨基酸组成中,色氨酸含量偏低。

(2)脂肪 鱼类脂肪含量一般为1%~3%,范围在0.5%~11%,鱼类脂肪主要分布在皮下和内脏周围。

鱼类脂肪多由不饱和脂肪酸组成,占80%,熔点低,消化吸收率达95%。鱼类脂肪中的二十碳五烯酸(EPA)和二十二碳六烯酸(DHA)具有降血脂、防止动脉粥样硬化的作用,其含量见表4-13。

表4-13　　　　　　　　常见鱼中 EPA 和 DHA 含量

鱼类名称	脂肪（每100g可食部）/g	占总脂肪酸的质量分数/%	
		EPA (20:5)	DHA (22:6)
河鳗	10.8	2.6	6.2
晴鱼	2.2	3.6	4.2
带鱼	4.9	1.9	5.3
大黄花鱼	2.5	2.7	5.1
鲐鱼	7.4	4.4	12.7
海鳗	5.0	3.7	8.3
三文鱼	15.8	3.5	4.9

鱼类胆固醇含量一般为100mg%,但鱼子中胆固醇含量高,约为354~934mg%。

(3)矿物质 鱼类矿物质含量为1%~2%,稍高于肉类,磷、钙、钠、钾、镁、氯丰富,是钙的良好来源。虾皮中含钙量很高,为991mg%,且含碘丰富。

(4)维生素 鱼类是维生素的良好食物来源,如黄鳝丝含维生素 B_2 含量为2.08mg%,海鱼的肝脏富含维生素 A 和维生素 D。

知识点四

营养强化食品与保健食品

如前所述,食物按其来源和性质可分为动物性食物、植物性食物和各类食物的制品3大类。动物性食物、植物性食物属于基本食物(共12大类),基本食物还可以加工成各类食物的制品。从法规层面而言,食品又分为普通食品、新资源食品、保健食品、特殊医学用途配方食品等。其中,新资源食品是在中国新研制、新发现、新引进的无食用习惯的，符合食品基本要求，对人体无毒无害的物品。特殊医学用途配方食品是针对进食受限、消化吸收障碍、代谢紊乱或特定疾病状态人群对营养和膳食的特殊需要加工而成的配方食品。营养强化食品、保健食品经常出现在我们的生活中，那么，何谓营养强化食品、保健食品？它们与其他类型食品又有何异同呢？

一、营养强化食品

1. 营养强化食品的概念

在食品中补充某些人类缺少或特别需要的营养成分，而加工成的食品被称为营养强化食品（简称强化食品）。

在食品中人工添加一种或多种营养强化剂以提高食品营养价值的食品处理工艺，被称为食品营养强化。食品营养强化是控制和干预人类微量营养素摄入不足的重要途径之一。与其他营养改善途径（食物多样、营养素补充和公共卫生措施等）相比，食品营养强化能以合理的成本，快速改善人群微量营养素状况，是具有良好的"成本-效益"的公共卫生干预方式。

人类最早使用的营养强化食品，可追溯到1833年为防治南非甲状腺肿大的加碘食盐。我国自1995年实施全民食盐加碘，到2000年在全国水平上基本消除了碘缺乏病。近年来又实施了面粉强化、酱油强化项目，营养强化面粉、铁强化酱油等均属于营养强化食品。

2. 食品营养强化的分类

食品营养强化可分为大众强化、目标强化、市场驱动强化等类型。

大众强化是针对普通人群广泛消费的食物进行的强化。一般来说，大众强化通常是带有强制性的，通常由政府部门进行策划、授权和监管。比如在谷类食品（面粉）、调味品（酱油）和牛乳等日常食品中添加一种或多种微量营养素，以应对大部分人群出现或即将出现某种微量营养素缺乏等严重的公共卫生问题。

目标强化是针对特殊人群的食品营养强化，以增加这些特殊人群而不是所有人群的营养素摄入量。目标强化可以是强制性的，也可以自愿性的。选择强制或自愿，主要取决于所解决的问题在公共卫生方面的重要程度。如婴幼儿辅食、儿童和孕妇专用饼干等。

市场驱动强化一般是食品企业出于商业目的，在加工食品中添加特定量的一种或几种微量营养素，是食品企业根据市场需求进行的自愿强化。市场驱动的强化虽是企业自愿行为，但应符合相关的法律法规和标准。

3. 食品营养强化的目的

联合国儿童基金会（United Nations International Children's Emergency Fund，UNICEF）和国际微量营养素行动组织（Micronutrient Initiative，MI）曾于2003年评估了全球80多个问题最为严重国家的微量营养素缺乏状况以及因此带来的危害。根据《维生素和矿物质缺乏危害评估报告》（以下简称《评估报告》），维生素和矿物质是维持人体生命的微量营养素，全世界有高达1/3人口的健康受到微量营养素缺乏的影响。食物营养强化是控制微量营养素缺乏的一种有效措施。它既可以覆盖众多的消费者,又有见效快的优点。

(1) 使某种食品达到特定目的营养需要以预防营养不良　WHO 数据显示:超过 20 亿人患有微量营养素缺乏症,尤其是缺乏维生素 A、碘、铁和锌等。食品营养强化对预防和减少营养缺乏症,特别是某些地方性营养缺乏症具有重要的意义。比如,对缺碘地区的人采取食盐加碘可大大降低当地甲状腺肿的发病率,发病率下降 40%~95%;美国于 1938 年强化面粉后,其居民烟酸缺乏死亡率由每年 3000 人以上下降到 1952 年的可忽略人数;新西兰于 1944 年开展面粉强化行动,4 年后 B 族维生素缺乏人群从 20% 下降到可忽略水平。

(2) 弥补某些食品天然营养成分的缺陷　母乳对于 6 月龄及以下健康婴儿可谓是天然的理想食材,对于大于 6 月龄儿其缺陷开始显现。中国人传统主食以米、面为主,米、面中多种维生素、矿物质含量及赖氨酸较低;新鲜果蔬含有丰富的维生素 C 和膳食纤维,但果蔬的蛋白质和能量含量很低;乳、肉、禽、蛋等动物性食物富含优质蛋白质,但维生素含量不能满足人类的需要。因此,针对食品天然营养成分的缺陷,有目的地强化某种营养成分,可大大提高食品的营养价值。

(3) 补充食品加工损失的营养素　食品在加工、烹调、储存、运输过程中,一些机械的、化学的、生物的因素会引起食品中部分营养素的损失,有时甚至造成某种或某些营养素的大量损失。如精加工的米、面在碾制磨粉时会造成维生素、矿物质流失,而且加工精度越高损失越大。又比如新鲜果蔬,含有丰富的维生素 C,在储存、运输过程中由于其自身存在的氧化酶系统(如抗坏血酸氧化酶、多酚氧化酶、细胞色素氧化酶等)的作用,可造成果蔬中维生素 C 不同程度的破坏;加工水果、蔬菜罐头时,很多水溶性和热敏性维生素损失率在 50% 以上。因此,针对食品加工、储存等过程中的损失,在米面、果蔬罐头中适当强化一些营养素,可以补充食品因加工而损失的营养成分。

(4) 适应特殊人群的预防需要　不同年龄、性别、工作性质以及处于不同生理、病理状况的人,其营养需求各不相同,对食品进行不同的营养强化可满足不同人群的需要。以乳粉为例,为适应婴幼儿快速生长发育的生理需要与营养需求,需要在不同的生长发育阶段强化不同的营养素,于是开发出不同阶段的婴幼儿配方乳粉;根据中老年人群的生理特点与营养需求,也可适当强化钙、铁、益生菌等微量营养素与活性成分。

4. 食品营养强化的基本原则

(1) 有明确的针对性　食品生产企业进行食品营养强化前必须对拟生产的食品强化的对象和强化目的,即针对给什么人解决什么营养问题提出明确论证。对本地区的食物种类、人群营养状况作全面细致的调查研究,从中分析缺乏哪种营养素、存在什么营养问题。然后再选择需要进行强化的食品载体及强化剂的种类和用量。缺乏针对性地进行食品营养强化,可能起不到相应效果。

(2) 符合营养学原理　人体所需要各种营养素在数量上存在一定的比例关系,食品强化的主要目的是改善天然食物存在的营养素不平衡关系。食品生产企业进行食品营养强化的配方应符合营养学原理,有相应的理论和实验依据。除了考虑其生物利用率之外,还应注意保持各营养素之间的平衡,如必需氨基酸之间的平衡、产能营养素之间的平衡、钙磷的平衡等。

（3）保证食用安全性　食品营养强化使用的强化剂及剂量均应符合国家法律法规和标准，同时还应严格进行卫生管理，保证食用安全，切忌滥用和超标使用。特别是对于那些人工合成的营养素化合物或衍生物，更应通过一定的安全性评价后方可使用。强化营养素时要考虑人群的推荐摄入量（RNI）和可耐受的最高耐受量（UL）。

（4）保持食品原有感官特性　食品大多有其特有的色、香、味等感官性状，食品营养强化应保持食品原有的色、香、味等感官特性，不应损害食品的原有感官性状，不致使人们产生不快的感觉而影响消费者的接受性，更不能利用营养强化来掩盖食品的质量缺陷。

（5）价格和工艺可行，有竞争力、利于推广　食品营养强化以改善人群微量营养素缺乏状况、提高人们的营养健康水平为主要目标。食品营养强化通常会增加一定的成本，但应注意价格不能过高、工艺也不能太复杂，否则不易推广。要使营养强化食品经济上合理和便于推广，科学地选择强化载体和强化剂是关键。

5. 食品营养强化载体与强化剂

（1）食品营养强化载体　目前食盐、小麦粉、大米、食用油、味精、食糖、咖喱粉、酱油、牛乳、乳粉、饮料、饼干等载体食物已在全球得到广泛应用。食品营养强化载体的选择，一般要考虑以下几个原则。

①食物的消费覆盖率高。食品营养强化载体食物消费覆盖率，是指应用人群广泛与否的程度，特别是能覆盖营养素缺乏最普遍的农村和贫困人群，而且这种食物应该是可以工业化生产的。

②食物的摄入量稳定。稳定的或者相似的消费量是便于比较和方便准确地计算营养素添加量的基础，同时也能避免由于大量摄入（如软饮料、零食）而发生过量摄入的可能性。

③地区变异小。食品营养强化载体食物在地区间的制作方式和食用方法相对变化小，有利于考虑强化食品中营养素的损失、变化和相互作用。

④与强化剂匹配。载体食物和强化营养素之间要匹配，避免食品强化后造成强化剂或者载体食物质量的改变。

⑤能达到较好的均匀度。食品营养强化载体食物一般不选择生鲜食品，主要是因为没有加工的食品无法实现均匀的强化。

（2）食品营养强化剂　作为食品强化剂，其外观、形态、纯度、理化特性、色泽、气味、微生物指标等都是影响其质量的重要指标。此外，食品强化剂的形式和吸收利用率也是需要关注的指标。常用的食品营养强化剂主要包括维生素类、矿物质类、必需氨基酸类和功能因子类四大类。

①维生素类。维生素是人类最容易缺乏的营养素，长期缺乏某种维生素可引起代谢失调、生长停滞，以致进入缺乏和病理状态。因此，维生素类强化剂在强化食品中占有重要的地位。常见的维生素类强化剂有维生素A、维生素E、B族维生素、维生素C等。

②矿物质类。食品中经常强化的矿物质主要有钙、铁、碘等。国际上通用的铁和钙的化合物来源都有十种以上，主要种类有葡萄糖酸钙、乳酸钙、骨粉等有机钙，碳

酸钙、磷酸氢钙、氧化钙等无机钙。铁强化剂的化合物来源很多，如硫酸亚铁、葡萄糖酸亚铁、富马酸亚铁、乳酸亚铁、焦磷酸铁、甘氨酸亚铁、乙二胺四乙酸铁钠、碳酸亚铁、琥珀酸亚铁等。在食盐中强化碘一般使用碘化钾和碘酸钾，其中碘酸钾的稳定性较好。

③必需氨基酸类。蛋白质中各氨基酸之间的平衡与该蛋白质在人体吸收利用率直接有关，决定了蛋白质的营养价值。比如，米面等谷类食物赖氨酸含量较低，赖氨酸因此被称为谷类蛋白质的"第一限制性氨基酸"。在面粉中添加赖氨酸加工成赖氨酸强化面包，可显著提高其蛋白质的生物价。

④功能因子类。功能因子作为强化剂在不同国家的管理方式不尽相同，如将部分非必需营养素作为食品原料管理，或作为强化剂、保健食品原料来管理。我国目前将功能因子类物质作为强化剂管理，常用的包括脂肪酸类（如 DHA）、低聚糖类（如低聚果糖）、核苷酸类（如 5′-单磷酸胞苷）、促进矿物质吸收物质（如乳铁蛋白）等。

二、保健食品

1. 保健食品的基本概念

保健食品在国际上并无严格统一的定义和内涵，各国所用的名称也略有差异，并引申出不同的内涵，如我国的保健食品（Functional food），美国等国家的膳食补充剂（Dietary supplement），加拿大的天然健康产品（Natural health products），欧盟的健康食品（Health food）或营养食品（Nutritional food），以及一些国家的改良食品（Perform food）、设计食品（Designed food）等。根据《中华人民共和国食品安全法》释义，保健食品是指声称具有保健功能或者以补充维生素、矿物质等营养物质为目的的食品，即适宜于特定人群食用，具有调节机体功能，不以治疗疾病为目的，并且对人体不产生任何急性、亚急性或慢性危害的食品。我国现行的 GB 16740—2014《食品安全国家标准 保健食品》和《保健食品注册管理办法》都使用国家食品安全法权威的定义。我国保健食品需依法注册与备案，保健食品最小销售包装应该规范标注保健食品"小蓝帽"标志（图 4-3）。

图 4-3　保健食品标志

膳食补充剂（营养补充剂）属于保健食品中的一类，其定义为含一种或多种膳食成分，维生素、矿物质、氨基酸、草药或其他植物，用以增加每日总摄入量以补充上述成分的浓缩物、提取物或这些成分的混合物，不能代替普通食品或作为餐食的唯一品种。膳食补充剂具有如下性质。

（1）膳食补充剂属于食品属性，是食品的一大类，不属于药品。

（2）膳食补充剂产品形式可以使用丸剂、胶囊、片剂或液体，但强调不能是注射剂。

（3）膳食补充剂产品不能代替普通食物或作为膳食的唯一品种，产品标识为"膳食补充剂"，不能以"代餐"或"普通食品"形式出现。

在我国，保健食品与功能性食品在定义、功能与监管标准上均存在一定的差异，消费者购买时应注意区分。

保健食品具有明确的定义与法律地位。根据 GB 16740—2014《食品安全国家标准　保健食品》，"保健食品是指声称并具有特定保健功能或者以补充维生素、矿物质为目的的食品。即适用于特定人群食用，具有调节机体功能，不以治疗疾病为目的，并且对人体不产生任何急性、亚急性或慢性危害的食品。"作为特殊食品，保健食品受到严格的监管，需要通过相关部门的审批后才能声称具有特定的保健功能，并需标明其适用人群。

功能性食品因管理和体制的不同，在各国引申出不同的定义与内涵。其科学定义基本相同，但法律定义尚未统一。较公认的定义为：功能性食品是指对人体具有增强机体防御功能、调节生理节律、预防疾病和促进康复等有关生理调节功能的食品。

在我国，保健食品与功能性食品曾一度相提并论（见 GB 16740—1997《保健（功能）食品通用标准》）。2014 年 12 月 24 日 GB 16740—2014《食品安全国家标准　保健食品》发布后（2015 年 5 月 24 日正式实施），原 GB 16740—1997《保健（功能）食品通用标准》已被替代，保健食品与功能性食品在法律定义上不再混称。功能性食品目前作为普通食品进行管理，不需要像保健食品那样严格的审批程序，但通常需要提供科学证据支持其具有调节机体等功能。

2. 保健食品的特点

保健食品是一类特殊食品，不以治疗为目的，不能取代药物对病人的治疗作用。保健食品首先是食品，必须无毒无害，且具安全性、功能性两个基本特征。所谓安全性，就是保健声称保健功能，应当具有科学依据，不得对人体不产生任何急性、亚急性或慢性危害。而所谓功能性，就是指保健食品对特定人群具有一定的调节作用，但与药品有严格的区分，不能治疗疾病，不能取代药物的治疗作用。

保健食品的基本特征 { 安全性：不产生任何急性、亚急性或慢性危害

功能性：具有一定的调节作用

具体而言，保健食品具有以下几个特点。

（1）保健食品属于食品的范畴，是特殊食品的一个种类，但允许使用胶囊、片剂、冲剂、口服液等剂型。

（2）保健食品必须具有功效作用，但不能替代药物。

（3）保健食品的适宜人群不同于一般食品，只适于特定人群食用。

（4）保健食品与药品有严格的区别，即保健食品不是为治疗疾病而设计的产品，不允许有副作用。

（5）保健食品的特定功能不能取代人体正常的膳食摄入和对各类必需营养素的需

求，不能替代合理膳食。

保健食品、普通食品与药品具有本质的区别，具体区别如下（表4-14）。

表4-14　　　　　　　　　　保健食品、普通食品与药品的区别

项目	普通食品	保健食品	药品
作用	提供营养、满足感官需求，无保健作用	提供营养、满足感官需求，有保健作用；无治疗作用	对疾病有治疗作用
属性	传统食品	有传统食品和药品属性	药品属性
食用量	不限量	有限量	有限量
长期服用	可以	可以	不可以
适宜人群	各类人群	特定人群	特定人群
形态	食品	食品	药品
副作用	不允许	不允许	允许

我国以国家标准、法规要求等对保健食品的标签与说明书进行严格规范。保健食品标签和说明书必须标明下列内容：保健功能、适宜人群和不适宜人群、食用方法和服用量、贮藏方法、功效成分的名称及含量、保健食品批准文号、保健食品标志、有关标准或要求所规定的其他标签内容。保健食品的标签、说明书不得涉及疾病预防、治疗功能，内容应当真实，与注册或者备案的内容相一致，并声明"本品不能代替药物"。

未经人群食用评价的保健食品（营养素补充剂产品除外），应在标签、说明书"保健功能"项下保健功能声称前增加"本品经动物实验评价"的字样。涉及多项保健功能声称的保健食品，应根据动物实验评价及人群食用评价情况，按要求分别进行标注：例如，标注"［保健功能］A"，表示仅经动物实验评价；标注"［保健功能］B"，表示仅经人群食用评价；标注"［保健功能］C"，表示经动物实验及人群食用评价。营养素补充剂（膳食补充剂）为含一种或多种膳食成分，维生素、矿物质、氨基酸、草药或其他植物，用以增加每日总摄入量以补充上述成分的浓缩品、提取物或这些成分的混合物，不能代替普通食品或作为餐食的唯一品种。营养素补充剂产品不涉及动物实验和人群食用评价，标注为"［保健功能］补充×××"。

3. 保健食品的必备条件

我国的保健食品包括带有声称的保健食品和营养补充剂，广义的保健食品包括营养补充剂。保健食品必须具备以下条件。

（1）无毒、无害，符合应有的营养要求。

（2）其功能必须是明确的、具体的，而且经过科学验证是肯定的。同时，其功能不能取代人体正常的膳食摄入和对各类必需营养素的需要。

（3）通常是针对需要调整某方面机体功能的特定人群而研制生产的。

（4）不以治疗为目的，不能取代药物对病人的治疗作用。

4. 保健食品的功效成分

保健食品的功效成分也称功能因子，是保健食品发挥调节功能的关键成分。保健

食品功效成分种类繁多，可分为功能性碳水化合物类、蛋白质类（活性肽和氨基酸）、功能性脂类、植物化合物类、益生菌类五大类。

（1）功能性碳水化合物类　功能性碳水化合物类如植物多糖、藻类多糖、细菌多糖、真菌多糖等活性多糖（常见的有香菇多糖、灵芝多糖、枸杞多糖等）、膳食纤维等。

（2）蛋白质类（活性肽和氨基酸）　肽类（如谷胱甘肽）、氨基酸（特别是必需氨基酸）和免疫球蛋白等可以作为功能性食品的原料和功效成分。

（3）功能性脂类　功能性脂类主要包括多不饱和脂肪酸（亚油酸、花生四烯酸、α-亚麻酸、EPA和DHA）、单不饱和脂肪酸（油酸、神经酸）、磷脂类等。

（4）植物化合物类　许多植物化学物（如酚类、黄酮类化合物、皂苷、生物碱类、类胡萝卜素、大蒜素等）是我国传统的药食两用中草药的主要活性成分，可作为功能性食品的功效成分。

（5）益生菌类　益生菌类与人类许多疾病的发生发展有关，如嗜酸乳杆菌、干酪乳杆菌、保加利亚乳杆菌、长双歧杆菌、乳球菌、嗜热链球菌等。

【微课】
营养补充剂
的利弊

 实践训练

项目4-1　食物碳水化合物营养质量的评价

■ **决策/计划阶段**

明确本模块的工作任务，达成共识后制订以下工作计划。

根据班级人数分成若干项目组（如4~5人/组），开展项目学习。以项目小组为单位，每位成员在前期知识储备的基础上，通过推演计算，就单一食物或混合食物中碳水化合物的营养质量进行评价，并提出营养指导意见。

■ **准备阶段**

（1）复习GI和GL的概念及计算方法等相关知识及方法（详见模块三）。

GI分级与评价：≥70　高GI食物
　　　　　　　55~70　中GI食物
　　　　　　　≤55　低GI食物

GL分级与评价：≥20　高GL食物
　　　　　　　11~19　中GL食物
　　　　　　　≤10　低GL食物

（2）准备好《常见食物血糖生成指数（GI）一览表》《常见食物成分表》以及《实验/实践报告》纸等工具表。

（3）准备好计算器、记录纸等。

（4）掌握利用GI和GL对食物中碳水化合物的营养质量进行评价与指导的方法。

实施阶段

任务 4-1-1　某种食物碳水化合物营养质量的评价

请利用食物血糖生成指数（GI）、食物血糖负荷（GL）指标，评价某食物（如南瓜）的碳水化合物营养价值，并提出营养指导意见。

1. 实施步骤

（1）评价血糖生成指数（GI）　查《常见食物血糖生成指数》（见表 3-11）知：南瓜的 GI 值为 75，根据 GI 分级与评价标准，进行评价：南瓜属于高 GI 食物。

（2）计算可利用碳水化合物含量　查阅《常见食物成分表》知：南瓜的碳水化合物含量为 5.3g/100g，膳食纤维含量为 0.8g/100g。则：

$$南瓜中可利用碳水化合物含量 = 5.3g/100g - 0.8g/100g = 4.5g/100g$$

（3）计算食物血糖负荷（GL）

$$食物血糖负荷（GL）= 食物 GI × 摄入该食物的实际可利用碳水化合物的含量（g）$$
$$食物血糖负荷（GL）= 75 × 4.5 ÷ 100 = 3.38$$

（4）评价食物血糖负荷（GL）　根据 GL 分级与评价标准，进行评价：南瓜属于低 GL 食物。

（5）提出营养指导意见　南瓜属于高 GI 食物，但事实上南瓜中可利用的碳水化合物含量很少，故 GL 值较低。日常食用并不会引起血糖的大幅度变化，血糖异常者可以正常食用南瓜，但要注意控制食用量。

2. 注意事项

计算可利用碳水化合物含量时，不能直接查总的碳水化合物量，要注意扣除不能利用的膳食纤维含量。

任务 4-1-2　混合食物碳水化合物营养质量的评价

请用 GI 计算法和 GL 计算法分别评价混合膳食（一杯牛奶 200mL、一个馒头 50g、一碗面条 150g）的碳水化合物营养价值，并提出营养指导意见。

1. 实施步骤

（1）混合膳食中各配料中的碳水化合物含量及质量分数的计算　查阅食物成分表，获知混合膳食中各配料的总碳水化合物含量和膳食纤维含量，并计算各配料食物可利用碳水化合物含量（A）：

$$A = 总碳水化合物含量 - 膳食纤维含量$$

根据混合膳食中各配料食物的质量（B），计算每种配料食物提供的碳水化合物量（C）：

$$C = A × B / 100$$

计算的碳水化合物总量：该混合膳食中的碳水化合物总量为 $\sum C$。

计算各配料提供的碳水化合物质量分数（D）：

$$D = C / \sum C × 100\%$$

该混合膳食碳水化合物含量及质量分数见表4-15。

表4-15　　　　　　　　　混合膳食碳水化合物含量及质量分数

食物/配料	可利用碳水化合物含量 $A/$ （g/100g）	质量 B	$\sum C = A \times B/100$	占一餐碳水化合物质量分数 $D/\%$
一杯牛奶	3.4	200mL	6.8	$6.8 \div 66.8 \times 100\% = 10.2$
半个馒头	47.0	50g	23.5	35.2
一碗面条	24.3	150g	36.5	54.6
总计			$\sum C = 66.8$	

（2）混合膳食 GI 的计算　　查阅资料，按照食物分类、名称、加工方法、来源尽可能匹配原则查找并记录每种食物的 GI 值列于表 4-16。将每种食物的 GI 乘以占一餐中碳水化合物质量分数（D），计算该食物对一餐总 GI 的贡献。将每种食物对 GI 的贡献相加得出一餐食物的总 GI。

表4-16　　　　　　　　　混合膳食血糖生成指数的计算

食物	食物 GI	占一餐碳水化合物质量分数 $D/\%$	对一餐总 GI 的贡献
一杯牛奶	27.6	10.2	$27.6 \times 10.2\% = 2.8$
半个馒头	88	35.2	31.0
一碗面条	37	54.6	20.2
总计			54.0

（3）混合膳食 GL 的计算

GL＝食物 GI×摄入该食物的实际可利用碳水化合物的含量（g）

该混合膳食 GL＝54.0%×66.8＝36.1

（4）混合膳食 GL 的评价　　综合 GI 与 GL 对混合膳食总 GI 进行评价，并结合它们的应用及意义，提出不同人群及不同情况下选择食物时的建议。

根据 GI、GL 分级和评价标准，本混合膳食 GI 为 50.7，属低 GI 膳食；GL 为 35，大于 20，属高 GL 食物。

结论：本混合膳食为低 GI 膳食，但也不能食用过量。

2. 注意事项

计算可利用碳水化合物含量时，不能直接查总的碳水化合物量，要注意扣除不能利用的膳食纤维含量。

▍检查/评价阶段

完成本项目实验/实践报告与检查/评价报告，详见《食品营养与健康实践工作手册》。

拓展提升

项目4-2 "食物营养价值"主题宣教暨平面媒体材料制作

■ **决策/计划阶段**

营养宣教媒体材料制作、营养科普文写作与营养科普演讲,是营养师和营养指导员的重要职业技能。本模块学习,可以结合"全民营养周""中国学生营养日"等主题,以"项目周"的形式,开展"食物营养价值"主题校园营养宣教活动,并训练上述职业技能。

■ **准备阶段**

(1) 掌握食物的分类知识。
(2) 准备板报纸、彩色水彩笔、尺等工具与材料。
(3) 根据班级人数分成若干项目小组。

根据班级人数分成若干项目组(如4~5人/组),开展项目学习。如将12大类基本食物进行归并成9大类、设9个子项目,对应组建9个PBL工作组。PBL工作组的建组,原则上以宿舍为单位组成项目小组,以方便日常交流,并考虑各组的兴趣爱好选择子项目。

■ **实施阶段**

任务4-2-1 "食物的营养价值"手绘板报的设计和制作

1. 实施步骤
(1) 确定板报主题与标题(子项目名称)。
(2) 确定"食物的营养价值"的核心宣教内容。
(3) 宣教资料查找,提炼与加工关键信息。
(4) 进行板报的版面设计、色彩设计、字体设计等。
(5) 绘制板报(内容誊写、版面美化等)。

2. 注意事项
(1) 图文并茂。既不能文字太多缺少点缀,又不能图太多而少内容。
(2) 板报文字大小适宜。板报文字既不能太大、又不能太小(室外展览看不清),以在1m开外的读者看清为准。

任务4-2-2 "食物的营养价值"营养宣教演讲稿的撰写及营养宣教

1. 实施步骤
(1) 确定演讲主题和标题。
(2) 明确听众群(目标人群),选择合适的宣教用语与语气。

（3）分析"食物的营养价值"核心宣教内容，明确演讲的重点与主次。

（4）按照确定的宣教核心内容、演讲的重点撰写初稿：开篇、主体、结尾三个部分。

（5）仔细推敲与试读、修改定稿。

（6）各项目小组推选出优秀组员担任演讲员，进行全班交流与营养科普文演讲（主题营养宣教），其他组员从旁辅助、现场答疑等。

2. 注意事项

（1）科普文要突出科学性、先进性、思想性。

（2）演讲稿要注意受众，不同受教人群选择不同的语言。

（3）注意开场白（礼貌用语、自我介绍、演讲主题介绍等）、结束语的设计。

（4）演讲稿尽量避免用长句。

（5）营养宣教时要避免以下内容，以免造成宣教偏差。

①未经多个研究机构证实的消息。

②未经人群观察或人体实验证实的动物实验结果。

③没有科学依据，违背基本科学原理或生活常识的信息。

检查/评价阶段

完成本项目实验/实践报告与检查/评价报告，详见《食品营养与健康实践工作手册》。

模块五

日常怎么吃：平衡膳食与营养教育

学习目标

知识与技能（Knowledge & Skills）

掌握合理营养、平衡膳食相关概念与理念；掌握最新版《中国居民膳食指南（2022）》的膳食准则及其应用；能制作营养健康传播电子媒体材料、进行营养科普文写作，开展相关主题宣教与营养教育；掌握营养教育项目计划设计知识与技能，能制定营养教育项目计划。

过程与方法（Process & Steps）

掌握项目学习、任务驱动式学习一般程序，体验角色扮演、合作学习等学习形式，掌握营养健康传播媒体材料制作的过程与方法，掌握营养教育项目计划制订等过程与方法。

情感态度与价值观（Emotional Attitude & Values）

培养健康意识、营养意识，树立大健康观、大食物观，培养爱惜粮食、珍惜劳动成果的品质；用营养理论指导实践、培养"知行合一"理念；树立团队意识、培养合作精神；树立健康生命观，促进大学生营养健康教育；培养信息素养与数字素养、培育科学素养、科学探究意识。

模块导入

国民营养与健康状况反映了一个国家或地区的人口素质、经济与社会发展。吃什么、怎么吃？不仅关系到每个人的个人健康，同时关系到民运与国运！那么，日常怎么吃才能吃得营养、吃得健康？这是本模块要学习与探讨的问题，也是我们前面学习的营养学基础知识理论如何落地的问题。

在本模块学习中，我们将一起学习"平衡膳食与膳食结构""膳食指南与膳食宝塔""营养教育与营养咨询"等相关知识与技能，开展营养宣教与营养师职业体验。在学习中进一步体会"没有不好的食物、只有不好的膳食"这句话的真正涵义，以问题为导向，理论联系实际、活学活用，做到知行合一。

本模块的实践内容及工作任务如下。

1. 技能训练：以现行版膳食指南为素材，设计与制作电子媒体材料。

2. 营养师上线：充当营养师或营养指导员，面对大学生常见的营养问题，设计一份学校营养教育计划。

思维导图

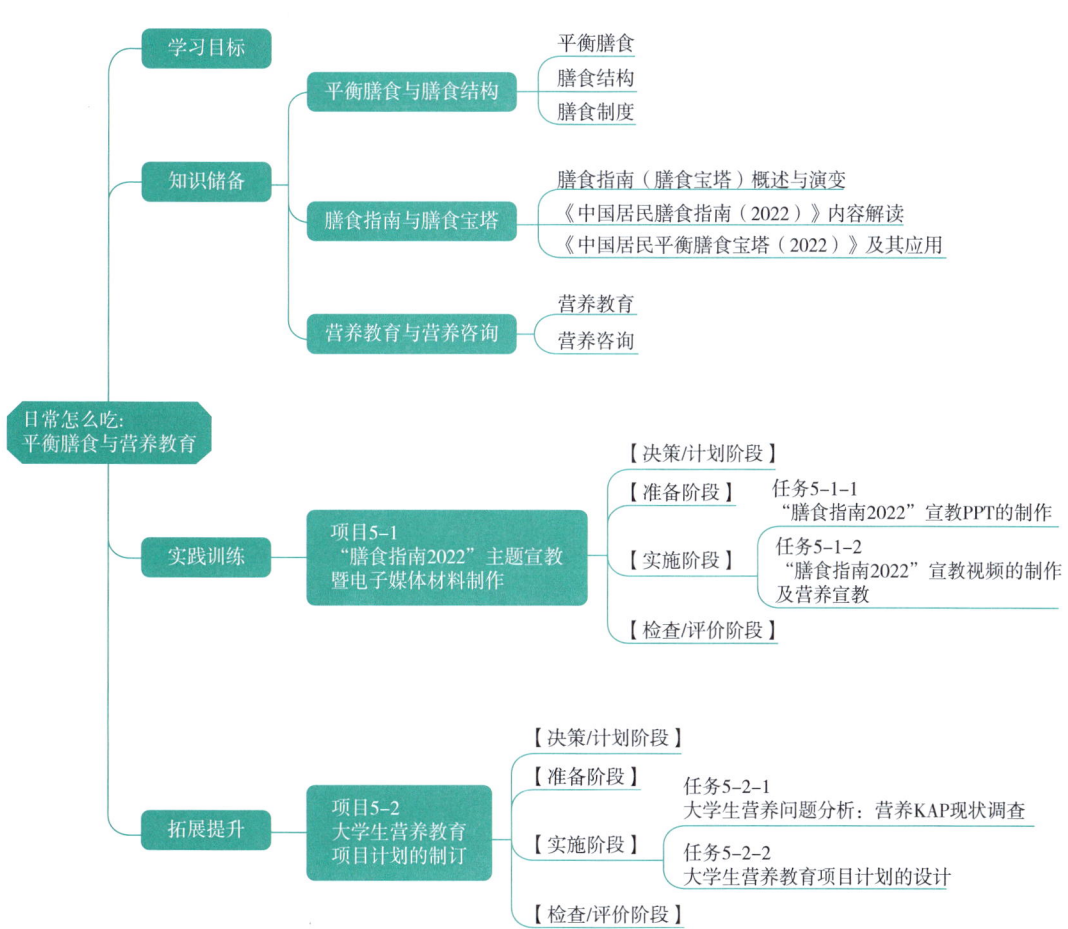

知识储备

知识点一

平衡膳食与膳食结构

一、平衡膳食

1. 平衡膳食的涵义

平衡膳食是根据营养科学原理、中国居民膳食营养素参考摄入量（DRIs）及科学研究成果而设计的，是指一段时间内，膳食组成中的食物种类和比例可以最大限度地满足不同年龄、不同能量水平的健康人群的营养和健康需求。如前所述，营养是一个动态的生物学过程，合理营养、平衡膳食也是一个动态的过程，它是指人体营养生理需求与膳食营养素供给之间达到平衡的过程。平衡膳食是生活中实现合理营养的重要途经。

在日常生活中，平衡膳食主要通过合理的膳食结构、膳食制度、合理制订食谱、合理的加工烹调等环节来实现。合理膳食是在平衡膳食的基础上，考虑到健康状况、地域资源、生活习惯、信仰等情况而调整的膳食，能较好地满足不同生理状况、不同信仰以及不同健康状况等某个阶段的营养与健康需要。平衡膳食应包含以下几层涵义。

（1）食物种类多种多样（种类要全、品种要多），各类食物的数量及其在膳食中所占的比重合理（即膳食结构合理）。食物多样是平衡膳食的基础，日常生活中可通过"小分量多几样""同类食物常变换""不同食物巧搭配"等实现。

（2）膳食能够满足身体所需要的能量与营养素，与人体的需要保持平衡。营养素种类齐全、数量充足、比例恰当，并合理分配于一日三餐之中。

（3）合理烹调，使食物具有适当的色、香、味、形，充分考虑个人的饮食习惯，尽量减少烹调对食物营养成分的破坏。

（4）保证食品原料的卫生与安全，并避免烹调过程中对人体有毒、有害物质的产生。

2. 平衡膳食的现实意义

"合理膳食、适量运动、戒烟限酒、心理平衡"被称为健康的四大基石（WHO，1992）。"合理膳食，免疫基石""合理膳食，营养惠万家""会烹会选，会看标签""合理膳食，食养是良医""奶豆添营养，少油更健康"分别被定为2020、2021、2022、2023、2024年"全民营养周"的传播主题。"营养是健康的基石"越来越多地被全社会广泛接受。"食养是良医"是对健康中国建设、合理膳食行动的具体落实，也是新时代满足人民日益增长的美好生活需要的重要保障。

平衡膳食是实现合理营养的途径，膳食的平衡有利于促进机体健康。平衡膳食能最大程度满足人体正常生长发育、免疫力和生理功能需要，满足机体能量和营养素的供给，并降低膳食相关慢性病发生风险。科学合理的膳食是维持人体正常免疫力的关键。充足和平衡的营养是人体发挥最佳免疫功能的先决条件。如何科学设计平衡膳食，供给充足的能量与均衡的营养，对人体支持免疫系统的正常运转至关重要。

二、膳食结构

膳食结构也称膳食模式，是指膳食中各类食物的品种、数量及其比例和摄入频率，即摄入的各类食物在整个膳食中所占的比重。"没有不好的食物，只有不好的膳食。"这里的"膳食"所指的其实就是膳食结构。

我国《黄帝内经·素问》提出的"五谷为养，五果为助，五畜为益，五菜为充"的膳食模式，这是根据人们的多年实践经验加以总结而形成的古代朴素的营养学说。而我国古代的这种膳食模式，时至今日仍被营养学家们所推崇，它是一种合理的膳食模式。

常见的膳食结构（膳食模式）有动植物食物平衡型、植物性食物为主型、动物性食物为主型和地中海膳食模式等（表5-1）。

表 5-1　　　　　　　　　常见膳食结构（膳食模式）类型

膳食结构	代表国家	特点	存在的问题
动植物食物平衡型	日本	（1）动植物食物比例适当； （2）膳食能量能满足需要； （3）宏量营养素供能比较合理	目前这种膳食结构已受到西方膳食模式的影响
植物性食物为主型	多数发展中国家	（1）谷类食物多，动物食物少； （2）膳食能量基本满足需要； （3）膳食纤维充足，动物脂肪低	（1）钙、铁、维生素A不足； （2）易发生营养缺乏症
动物性食物为主型	欧美大多数国家	（1）动物食物多，植物食物少； （2）高脂肪、高能量、高蛋白、低纤维	（1）能量过剩，营养过剩； （2）易发生慢性病
地中海膳食模式	意大利、希腊、法国、西班牙、葡萄牙等地中海沿岸国家	（1）富含植物性食物； （2）食物加工程度低，新鲜度高； （3）橄榄油为主要食用油； （4）每餐后吃新鲜水果； （5）每天都有适量的乳制品； （6）每周食用适量鱼、禽； （7）每月食适量红肉（畜肉）； （8）习惯饮用葡萄酒； （9）低饱和脂肪、高碳水化合物、蔬菜和水果充足	虽然是一种值得推崇的膳食模式，但普通家庭一般不容易做到

除了平衡膳食模式、地中海膳食模式备受青睐外，DASH膳食模式、东方健康膳食模式以及针对肥胖人群的减重膳食模式等近年来也受到广泛推荐。

DASH膳食模式又称DASH饮食（得舒饮食），最早是由1997年美国一项大型高血压防治计划（Dietary Approaches to Stop Hypertension，DASH）发展而来，故以此计划而命名。其核心内容为"增加水果、蔬菜、低脂乳制品以及全谷物、鱼类、禽类、坚果的摄入，限制红肉、糖果、含糖饮料的摄入"。该饮食结构的原理是：使用高钾、高镁、高钙、高膳食纤维、不饱和脂肪酸丰富、饱和脂肪酸节制的饮食，以多种营养素的搭配，全方位改善健康来达到降血压的目的。

东方健康膳食模式是我国在《中国居民膳食指南（2022）》推出时首次提出的，是以我国东南沿海一带膳食模式为代表的针对我国人群的一种健康膳食模式。我国营养专家分析总结了我国不同地区膳食模式和居民健康状况后发现，浙江、上海、江苏、福建、广东等东南沿海一带居民，高血压及心血管等疾病的发生和死亡率较低、预期寿命较高。东方健康膳食模式的主要特点是：食物多样、清淡少油、蔬菜水果丰富、多鱼虾海产品、多乳类豆类及其制品，并且拥有较高的身体活动水平。东方健康膳食模式的理念已被融入《中国居民膳食指南（2022）》的八大准则之中。

三、膳食制度

膳食制度是指把每天的食物定质、定量、定时地分配食用的习惯做法。制定膳食制度要注意每日的餐次、用餐时间、食物分配等几个方面。

餐次一般安排为一日三餐，鼓励少食多餐。要吃好早餐，三餐有规律。学龄前儿童由于胃容量小，应采用"三餐两点"制，即在保证一日三餐的同时，在早餐、午餐和晚餐之间，再加两次点心。有条件的中、小学也应实行营养午餐和课间加餐制度。如集体配发每位学生一袋学生奶和一个小面包，或者配发一个鸡蛋、一个水果等。

每日用餐时间应与作息时间相适应，做到三餐定时定量。由于一般混合性食物的胃排空时间为 4~5h，因此三餐间隔时间也以 4~5h 为宜。一日三餐的食物分配也应合理。通常情况下，三餐食物能量的分配比为 3：4：3，即早、中、晚餐摄入的能量分别占全天能量的 30%、40%、30%。学生由于学业较重，有晚上学习的习惯，其早、中、晚餐摄入的能量分别占全天能量的比例可调整为 30%、35%、35%。

知识点二

膳食指南与膳食宝塔

一、膳食指南（膳食宝塔）概述与演变

1. 膳食指南（膳食宝塔）的概念及其意义

膳食指南（Dietary guidelines，DG）是根据营养科学原则和人体营养需要，结合当地食物生产供应情况及人群生活实践，提出的食物选择和身体活动的指导意见。膳食指南是健康教育和公共政策的基础性文件，是国家实施和推动食物合理消费及改善人群健康目标的一个重要组成部分。

作为国际组织和各国政府政策文件，膳食指南已经有很长的历史。世界上第一个膳食指南是由瑞典 1968 年正式发布的，美国于 1977 年也发布了本国的膳食指南。1992 年 WHO/FAO 在罗马召开的国际营养大会上把推广以食物为基础的膳食指南列为重点工作之一。1996 年 FAO/WHO 联合专家会议发表了"编制与应用以食物为基础的膳食

指南",作为各国制定及应用膳食指南的依据和参考。各国的膳食指南内容各不相同。相同的一点是,每个国家均选择一个对本国人口具有文化特征的食物指南图形或信息,并打造成为一个国家营养传播和教育战略的重要标志。

我国第一部膳食指南诞生于1989年。之后先后于1997年、2007年、2016年、2022年进行了4次修订并发布,在不同时期对指导我国居民通过平衡膳食改变营养健康状况、预防慢性病、增强健康素质发挥了重要作用。

中国居民平衡膳食宝塔(简称"膳食宝塔")是根据《中国居民膳食指南》的核心内容,结合中国居民膳食的实际状况,把平衡膳食的原则形象化而开发出的主要宣传图形,以方便人们记忆与理解,更好地在日常生活中实行。除了膳食宝塔外,我国还开发了平衡餐盘、膳食算盘等形象化宣传图形。

膳食指南具有科学性、地域性、时效性、可行性、前瞻性等特点,旨在为公众提供关于健康饮食和生活方式方面的建议和原则,培养健康的饮食习惯和生活方式,消除或明显减少慢性营养不良、微量营养素缺乏,促进人群整体健康和预防慢性疾病。

2. 我国膳食指南(膳食宝塔)的历史演变

《我国的膳食指南(1989)》主要内容:

一、食物要多样;

二、饥饱要适当;

三、油脂要适量;

四、粗细要搭配;

五、食盐要限量;

六、甜食要少吃;

七、饮酒要节制;

八、三餐要合理。

《中国居民膳食指南(1997)》主要内容:

一、食物多样,谷类为主;

二、多吃蔬菜、水果和薯类;

三、常吃奶类、豆类或其制品;

四、经常吃适量鱼、禽、蛋、瘦肉,少吃肥肉和荤油;

五、食量、体力活动要平衡,保持适宜体重;

六、吃清淡少盐的膳食;

七、如饮酒应限量;

八、吃清洁卫生、不变质的食物。

《中国居民膳食指南(2007)》主要内容:

一、食物多样,谷类为主,粗细搭配;

二、多吃蔬菜水果和薯类;

三、每天吃奶类、大豆或其制品;

四、常吃适量的鱼、禽、蛋和瘦肉;

五、减少烹调油用量,吃清淡少盐膳食;

六、食不过量,天天运动,保持健康体重;

七、三餐分配要合理，零食要适当；

八、每天足量饮水，合理选择饮料；

九、饮酒应限量；

十、吃新鲜卫生的食物。

《中国居民膳食指南（2016）》核心推荐：

推荐一　食物多样，谷类为主；

推荐二　吃动平衡，健康体重；

推荐三　多吃蔬果、奶类、大豆；

推荐四　适量吃鱼、禽、蛋、瘦肉；

推荐五　少盐少油，控糖限酒；

推荐六　杜绝浪费，兴新食尚。

《中国居民膳食指南（2022）》八准则：

准则一　食物多样，合理搭配；

准则二　吃动平衡，健康体重；

准则三　多吃蔬果、奶类、全谷、大豆；

准则四　适量吃鱼、禽、蛋、瘦肉；

准则五　少盐少油，控糖限酒；

准则六　规律进餐，足量饮水；

准则七　会烹会选，会看标签；

准则八　公筷分餐，杜绝浪费。

我国自 1989 年推出第一个膳食指南起，一直同步开发具有中国元素的平衡膳食宝塔图形（1989、1997、2007、2016 版见图 5-1，2022 版见图 5-2）。2007 版膳食指南推出的第二个膳食宝塔首次增加了运动图标和饮水图标。

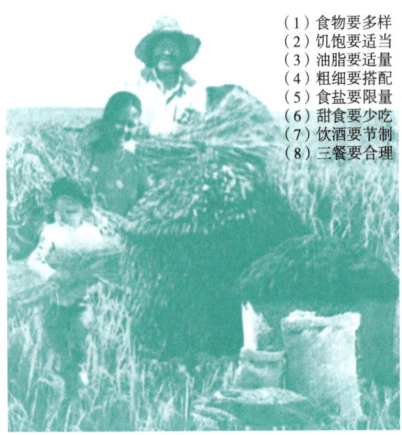

（1）1989版

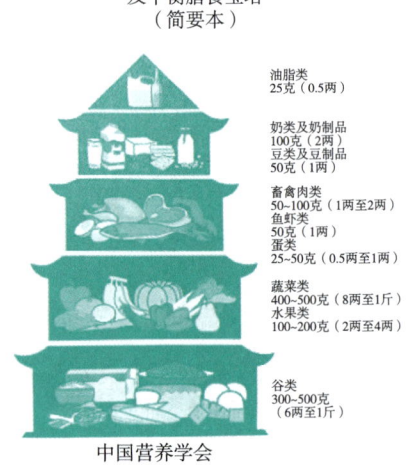

（2）1997版

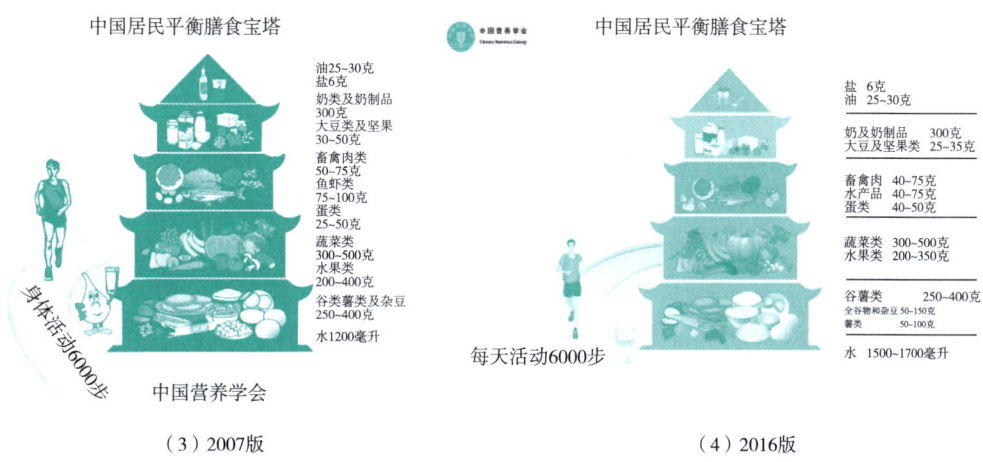

（3）2007版　　　　　　　　　　　　　（4）2016版

图 5-1　中国居民平衡膳食宝塔（1989、1997、2007、2016 版）

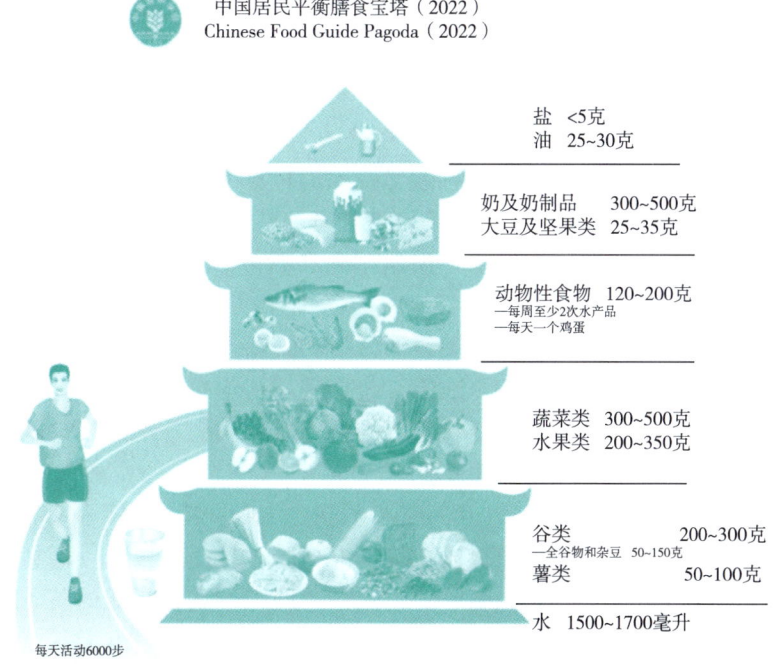

图 5-2　中国居民平衡膳食宝塔（2022 版）

从 2016 版膳食指南起，我国除了颁布平衡膳食宝塔外，还研制了极富中国特色的太极平衡餐盘和儿童用算盘图形。《中国居民平衡膳食指南（2022）》修订与发布的同时，我国又完成了《中国居民平衡膳食宝塔（2022）》等可视化图形的修订（图 5-2 和图 5-3），以更好地指导大众在日常生活中进行具体实践。

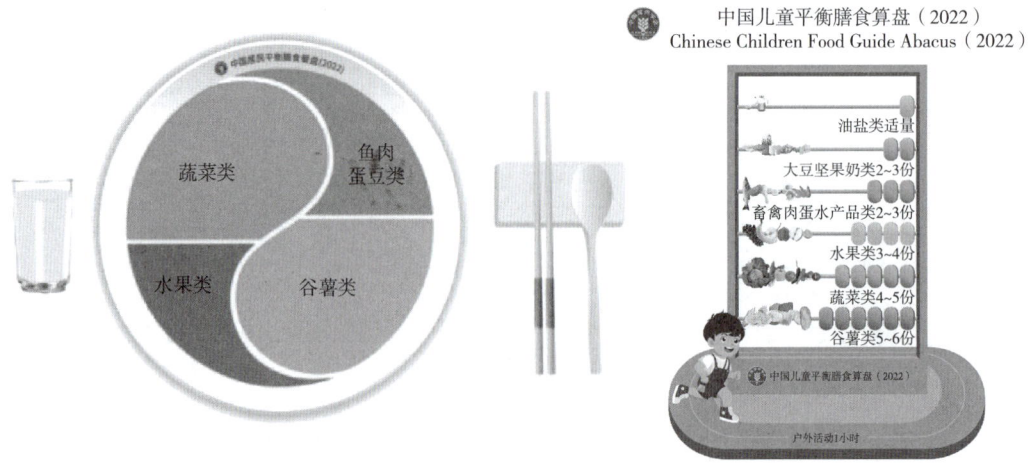

图 5-3 2022 版中国居民平衡膳食餐盘（左）和中国儿童平衡膳食算盘（右）

二、《中国居民膳食指南（2022）》内容解读

1. 《中国居民膳食指南（2022）》概述

《中国居民膳食指南（2022）》是在《中国居民膳食指南（2016）》的基础上，根据营养学原理，紧密结合我国居民膳食消费和营养状况的现状修订的。《中国居民膳食指南（2022）》对盐、糖、胆固醇等做出明确和调整，并强调饮食文化对合理膳食的支撑作用。

《中国居民膳食指南（2022）》的目标是：指导生命全周期的各类人群，对健康人群和有疾病风险的人群提出健康膳食准则，包括鼓励科学选择食物，追求终身平衡膳食和合理运动，以保持良好健康生活状态，维持适宜体重，预防或减少膳食相关慢性病的发生，从而提高我国居民整体健康素质。

《中国居民膳食指南（2022）》由一般人群膳食指南、特定人群膳食指南、平衡膳食模式和膳食指南编写说明三部分组成。特定人群膳食指南是根据不同年龄阶段人群的生理特点及其膳食营养素需要而制定的，是在一般人群膳食指南的基础上形成建议和指导，包括孕妇膳食指南、乳母膳食指南、婴幼儿喂养指南、儿童膳食指南、老年人膳食指南和素食人群膳食指南。特定人群膳食指南属于人群营养学内容，将在营养配餐与设计等课程安排学习与讨论，本模块重点学习一般人群膳食指南。

《中国居民膳食指南（2022）》是除了 24 个月以下的婴幼儿、素食人群外，其他 6 类特定人群都需要遵循的平衡膳食准则。换句话说，特定人群也需先做到"平衡膳食八准则"，再结合各自的生理特点与营养需要，另外做到针对本人群的膳食指南里提出的核心推荐。

2. 《中国居民膳食指南（2022）》平衡膳食准则解读

准则一　食物多样，合理搭配

（1）核心推荐

①坚持谷类为主的平衡膳食模式。

②每天的膳食应包括谷薯类、蔬菜水果、畜禽鱼蛋奶和豆类食物。
③平均每天摄入 12 种以上食物,每周 25 种以上,合理搭配。
④每天摄入谷类食物 200~300g,其中包含全谷物和杂豆类 50~150g;薯类 50~100g。

(2) 关键事实
①食物多样是实践平衡膳食的基础,食物多样、平衡膳食才能满足人体的营养需要。
②合理搭配是实现平衡膳食的关键,只有将各类食物的品种和数量合理搭配才能实现平衡膳食的目标。
③谷类食物是人类最经济、最重要的能量来源。目前我国许多居民存在膳食结构不合理的问题,特别是成年人摄入供能食物的数量及比例搭配不合理。
④平衡膳食可提高机体免疫力,降低心血管疾病、高血压、2 型糖尿病、结直肠癌、乳腺癌的发病风险。

准则二 吃动平衡,健康体重
(1) 核心推荐
①各年龄段人群都应天天进行身体活动,保持健康体重。
②食不过量,保持能量平衡。
③坚持日常身体活动,每周至少进行 5 天中等强度身体活动,累计 150min 以上;主动身体活动最好每天 6000 步。
④鼓励适当进行高强度有氧运动,加强抗阻运动,每周 2~3 天。
⑤减少久坐时间,每小时起来动一动。

(2) 关键事实
①运动有利于身心健康,维持健康体重取决于机体的能量平衡。
②体重过轻或过重都可能导致疾病发生风险增加;低体重和肥胖增加老年死亡风险。
③超重和肥胖是慢性病的独立危险因素。
④增加有规律的身体活动可以降低全因死亡风险;久坐不动会增加全因死亡风险,是独立危险因素。
⑤增加身体活动可以降低心血管疾病、2 型糖尿病和结肠癌、乳腺癌等癌症的发病风险;有效消除压力,缓解抑郁和焦虑,改善认知、睡眠和生活质量。

准则三 多吃蔬果、奶类、全谷、大豆
(1) 核心推荐
①蔬菜水果、全谷物和奶制品是平衡膳食的重要组成部分。
②餐餐有蔬菜,保证每天摄入不少于 300g 的新鲜蔬菜,深色蔬菜应占 1/2。
③天天吃水果,保证每天摄入 200~350g 的新鲜水果,果汁不能代替鲜果。
④吃各种各样的奶制品,摄入量相当于每天 300mL 以上液态奶。
⑤经常吃全谷物、大豆制品,适量吃坚果。

(2) 关键事实
①蔬菜水果提供丰富的微量营养素、膳食纤维和植物化学物。

②增加蔬菜和水果、全谷物摄入可降低心血管疾病的发病和死亡风险。增加全谷物摄入可降低体重增长。

③增加蔬菜摄入总量及十字花科蔬菜和绿色叶菜摄入量，可降低肺癌的发病风险。

④多摄入蔬菜水果、全谷物，可降低结直肠癌的发病风险。

⑤牛奶及其制品可增加儿童青少年骨密度；酸奶可以改善便秘、乳糖不耐受。

⑥大豆及其制品含有多种有益健康的物质，对降低绝经后女性骨质疏松、乳腺癌的发病风险有一定益处。

准则四　适量吃鱼、禽、蛋、瘦肉

（1）核心推荐

①鱼、禽、蛋类和瘦肉摄入要适量，平均每天120~200g。

②每周最好吃鱼2次或300~500g，蛋类300~350g，畜禽肉300~500g。

③少吃深加工肉制品。

④鸡蛋营养丰富，吃鸡蛋不弃蛋黄。

⑤优先选择鱼，少吃肥肉、烟熏和腌制肉制品。

（2）关键事实

①目前我国居民畜肉、禽肉、鱼和蛋类的食用比例不适当，畜肉摄入过高，鱼、禽肉摄入过低。

②鱼、畜禽肉和蛋类对人体的蛋白质、脂肪、维生素A、维生素B_2、维生素B_{12}、烟酸、铁、锌、硒的贡献率高。

③增加鱼类摄入可降低全因死亡风险及脑卒中的发病风险。

④适量摄入禽肉和鸡蛋与心血管疾病的发病风险无明显关联。

⑤过量摄入畜肉能增加2型糖尿病、结直肠癌和肥胖发生的风险。

⑥烟熏肉可增加胃癌和食管癌的发病风险。

准则五　少盐少油，控糖限酒

（1）核心推荐

①培养清淡饮食习惯，少吃高盐和油炸食品。成年人每天摄入食盐不超过5g，烹调油25~30g。

②控制添加糖的摄入量，每天不超过50g，最好控制在25g以下。

③反式脂肪酸每天摄入量不超过2g。

④不喝或少喝含糖饮料。

⑤儿童青少年、孕妇、乳母以及慢性病患者不应饮酒。成年人如饮酒，一天饮用的酒精量不超过15g。

（2）关键事实

①我国居民油、盐摄入量居高不下，儿童青少年糖摄入量持续升高，成为我国肥胖和慢性病发生发展的关键影响因素。

②高盐（钠）摄入可增加高血压、脑卒中、胃癌和全因死亡的发生风险。

③脂肪摄入过多可增加肥胖的发生风险；摄入过多反式脂肪酸会增加心血管疾病的发生风险。

④当添加糖摄入量<10%能量（约50g）时，龋齿发病率下降；当添加糖摄入量<5%能量（约25g）时，龋齿发病率显著下降。过多摄入含糖饮料可增加儿童青少年龋齿和肥胖的发病风险。

⑤饮酒可增加肝损伤、胎儿酒精综合征、痛风、结直肠癌、乳腺癌等的发生风险；过量饮酒还可增加心脑血管疾病等的发生风险。

准则六　规律进餐，足量饮水

（1）核心推荐

①合理安排一日三餐，定时定量，不漏餐，每天吃早餐。

②规律进餐、饮食适度，不暴饮暴食、不偏食挑食、不过度节食。

③足量饮水，少量多次。在温和气候条件下，低身体活动水平成年男性每天喝水1700mL，成年女性每天喝水1500mL。

④推荐喝白水或茶水，少喝或不喝含糖饮料，不用饮料代替白水。

（2）关键事实

①我国居民每日三餐规律的人群比例有所下降，在外就餐比例增加。

②规律三餐有助于控制体重，降低超重肥胖和糖尿病的发生风险。

③吃好早餐有助于满足机体营养需要，还有助于维持血糖平稳、改善认知能力和工作效率。

④暴饮暴食、经常在外就餐增加超重肥胖的发生风险。

⑤在平衡膳食的原则下，适度节食有助于控制体重。

⑥足量喝水可以保持机体处于适宜的水合状态，维护正常生理功能。

⑦我国居民饮水量不足的现象较为普遍，含糖饮料消费量呈上升趋势。

⑧饮水过少引起的脱水状态会降低认知能力和体能，增加泌尿系统疾病的患病风险。

准则七　会烹会选，会看标签

（1）核心推荐

①在生命的各个阶段都应做好健康膳食规划。

②认识食物，选择新鲜的、营养素密度高的食物。

③学会阅读食品标签，合理选择预包装食品。

④学习烹饪、传承传统饮食，享受食物天然美味。

⑤在外就餐，不忘适量与平衡。

（2）关键事实

①当前饮食行为的变化，为实行平衡膳食提出了挑战；保持传统文化，在家吃饭最容易做到平衡膳食。

②经常在外就餐或选购外卖食品的人，油、盐、糖摄入量相对较高，长期高频率下，超重、肥胖发生风险增加。

③学习食物知识，强化预包装食品营养标签和标识的学习和使用，是促成健康选择食品的有效手段。

准则八　公筷分餐，杜绝浪费

（1）核心推荐

①选择新鲜卫生的食物，不食用野生动物。

②食物制备生熟分开，熟食二次加热要热透。

③讲究卫生，从分餐公筷做起。

④珍惜食物，按需备餐，提倡分餐不浪费。

⑤做可持续食物系统发展的践行者。

（2）关键事实

①饮食卫生是预防食源性疾病发生的前提。

②我国食物浪费问题比较突出，减少食物浪费是食物系统可持续发展的需要。

③良好健康饮食行为的培养，有助于平衡膳食和传承新时代健康饮食文化。

《中国居民膳食指南（2022）》除了包含 2 岁以上的一般人群膳食指南外，还包括 9 个特定人群指南。9 个特定人群膳食指南是针对特殊人群的特殊营养需要给予特别指导而制定的，即备孕及孕期妇女膳食指南、哺乳期妇女膳食指南、0~6 个月婴幼儿喂养指南、7~24 个月喂养指南、3~6 岁儿童膳食指南、7~17 岁青少年膳食指南、老年人膳食指南、高龄老人膳食指南、素食人群膳食指南。以上这 9 个指南，是对这 9 类人群营养指导的补充说明。

三、《中国居民平衡膳食宝塔（2022）》及其应用

1. 《中国居民平衡膳食宝塔（2022）》概述

《中国居民平衡膳食宝塔（2022）》共分六层，包含我们每天应吃的主要食物种类。膳食宝塔各层位置和面积不同，这在一定程度上反映出各类食物在膳食中的地位和应占的比重。

【微课】中国居民膳食指南 2022

从膳食宝塔结构图可以看出，膳食食物种类包括谷薯类（含全谷物、杂豆）、蔬菜类、水果类、动物性食物（包括畜肉、禽肉、蛋类、鱼虾蟹贝类）、乳及乳制品类、大豆和坚果类、烹调用油、烹调用盐等。不同能量水平下的各类食物每日的推荐量不同。

《中国居民膳食指南（2022）》除了包含 2 岁以上的一般人群膳食指南外，还为 9 个特定人群制定了膳食宝塔，这部分内容也将在营养配餐与设计等课程学习与探讨。

2. 膳食宝塔 2022 的建议食物摄入量

膳食宝塔中所标示的各类食物建议量的下限、上限分别为能量水平 1600kcal 和 2400kcal 的建议量。由此可以计算出其他能量等级的对应食物建议量（表 5-2）。

表 5-2　不同能量摄入水平下各类食物的摄入量建议

食物种类/（g/d）	不同能量摄入水平/（kcal/d）										
	1000	1200	1400	1600	1800	2000	2200	2400	2600	2800	3000
谷类	85	100	150	200	225	250	275	300	350	375	400
—全谷物		适量				50~150				125~200	

续表

食物种类/(g/d)	不同能量摄入水平/(kcal/d)										
	1000	1200	1400	1600	1800	2000	2200	2400	2600	2800	3000
薯类		适量		50		75		100		125	
蔬菜类	200	250	300	300	400	450	450	500	500	500	600
—深色蔬菜					占所有蔬菜的1/2						
水果类	150	150	150	200	200	300	300	350	350	400	400
畜禽肉类	15	25	40	40	50	50	75	75	75	100	100
蛋类	20	25	25	40	40	50	50	50	50	50	50
鱼虾蟹贝类		15	20	40	40	50	50	75	75	75	100	125
乳制品	500	500	350	300	300	300	300	300	300	300	300
大豆和坚果	5		15			25			35		
烹调用油	15~20	20~25		25	25	25	30	30	30	35	35
烹调用盐	<2	<3	<4	<5	<5	<5	<5	<5	<5	<5	<5

注：食物质量均为原料生重，薯类为鲜重。

各类食物的质量不是指某一种具体食物的质量，而是一类食物的总量。膳食宝塔建议的各类食物摄入量都是指食物可食部分原料的生重。其中，豆类及其制品、乳类及其制品在统计其总量时，需参考"食物互换图"（图5-4）所示50g大豆、100g鲜乳分别对应的豆制品、乳制品数量进行互换，折算成统一的原料生重后再行合并统计。

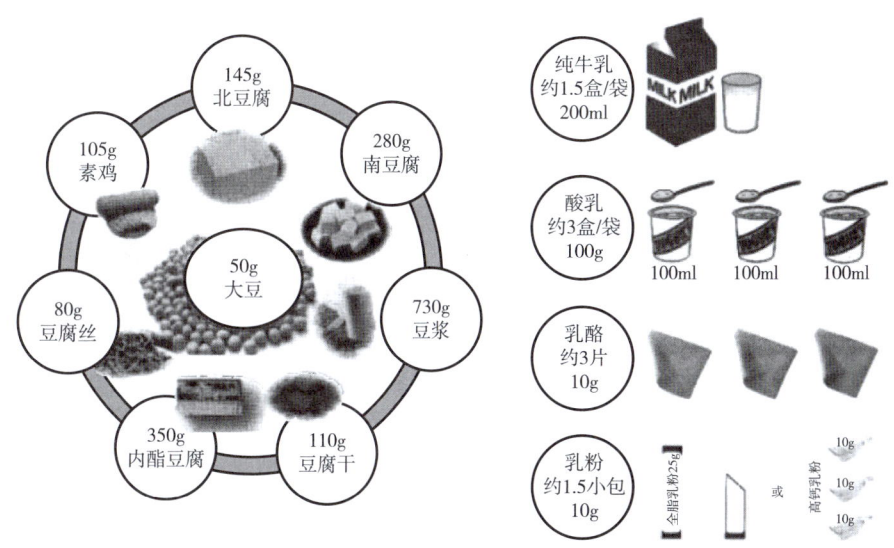

图5-4　豆类食物（左）和乳类食物（右）互换图

3.《中国居民平衡膳食宝塔（2022）》的应用

（1）设计健康人食谱　膳食宝塔推荐了食物选择和保持健康的最适宜每日推荐食

物种类及其数量，可用于指导配餐设计，争取做到食物种类齐全、数量充足、比例得当。利用膳食宝塔，可以确定适合自己或咨询对象的能量水平及食物需要。

（2）评价配餐计划（或自我粗略评价膳食状况） 食谱设计完成后，也可以根据膳食宝塔给出的食物种类、数量核对食谱是否达到希望的目标。

（3）食物同类互换，调配丰富多彩的膳食 同类互换的基本原则是"以粮换粮、以豆换豆、以肉换肉"。

（4）合理分配三餐食量 普通成人一般早、晚餐各占30%，午餐占40%为宜。有条件的可以少食多餐，增加早点、午点。

（5）因地制宜与养成习惯 因地制宜是要充分利用当地资源，尽量吃时令食物，还需要长期坚持，养成习惯。

需要指出的是，无论什么权威机构试图制定一个适用于所有人的膳食都是困难的，也是不可能的。膳食宝塔提供的数据只是一个原则，而非分毫不差的标准。

在实际工作中应注意因人而异的原则，充分考虑饮食文化的差异、身体差异、食物资源差异、特殊问题等，既对膳食宝塔推荐的食物量要加深科学的理解、不被数字所束缚，又要对膳食宝塔未提及的推荐量（如精制糖）加以考虑。

知识点三

营养教育与营养咨询

营养教育与营养咨询是通过营养信息的交流，帮助个体和群体获得食物与营养知识，培养健康生活方式的活动与过程。营养教育与营养咨询是营养学与心理学、行为学、健康教育学、健康传播学、信息技术等多领域相交叉融合的实践技术，也是营养师（营养指导员）必备的基本理论与基本技能。

营养教育与营养咨询的目的是提高各类人群对营养与健康知识的认识，消除或减少不利于健康的膳食因素，改善营养状况，预防营养性疾病的发生，提高人们的健康水平和生活质量。营养教育与营养咨询除了传播营养与健康知识外，还需提供教育对象改变膳食行为所必需的营养知识、操作技能和服务能力。

一、营养教育

1. 营养教育概述

根据世界卫生组织（WHO）的定义："营养教育是通过改变人们的饮食行为而达到改善营养状况目的的一种有计划的活动"，其具有计划性、组织性、系统性、评价性等特点。营养教育因具有多途径、低成本、覆盖广等优点，而被广泛作为营养干预的最常用的措施和手段。

【微课】营养教育

按研究对象划分，营养教育分为婴幼儿营养教育、儿童青少年营养教育、中老年人营养教育、特殊人群营养教育等；按教育领域划分，营养教育分为学校（幼儿园）营养教育、家庭营养教育、社区营养教育等。全民营养周、中国学生营养日等是学校开展营养教育的重要载体与切入点。

营养教育的常见形式有营养咨询、个别劝导、营养讲座、营养培训等。营养信息交流与行为干预是营养教育的基本手段。

2. 营养教育的计划与实施

（1）营养教育的计划制订　营养教育是有计划、有目标、有评价的教育活动，为确保某项营养教育活动有依据、有针对性、有目标地进行，必须事先设计好营养教育计划。

以学校营养教育计划制订为例，在制订计划前，先根据与"知信行（Knowledge, Attitude, Practice, KAP）"关系的密切程度、行为可改变性、外部条件、危害性以及受累人群数量，确定具体的健康教育目标、确定与分析目标人群（教育对象），对其进行调查和分析，主要了解其营养 KAP 现状，以便了解目标人群的需求，最终确定优先项目和营养教育主题。在此基础上选择合适的营养教育内容与实施途径、拟定所需的人力和物力清单、排定时间表、进行合理的经费预算、选择实施机构和人员、确定执行组织机构及参加人员名单、确定教育评价方案等。

制订学校营养教育计划、确定具体的营养教育目标，都需要遵循针对性、可行性、易于确定靶目标、低经费开支、易于评价等原则，选择可行性干预措施并进行具体而周密的活动安排。可以说，一个好的营养教育计划的制订，等于项目完成了一半。

（2）营养教育实施的实施步骤　营养教育在具体实施时，可按照以下具体步骤依次开展。

①了解营养教育目标人群。

②确定营养教育主题。

③制订营养教育计划。

④确定营养教育途径和资料。

⑤教育前期准备。

⑥实施营养教育计划。

⑦开展营养教育效果的评价。

营养教育目标制订时要注意与健康教育"知信行理论"（KAP 理论）相一致。由于 KAP 理论的起点是"知（K）"，即知识的传播，落脚点是"行（P）"，即行为的改变，所以在确定营养教育目标时，要注意根据 KAP 理论依次设定各阶段的分目标。近期目标为短时间可达到的目标，一般为某营养知识（如新版膳食指南）知晓率或某种营养态度持有率的提高，中期及远期目标是较长时间或长期才会出现的目标，如不良行为的改变、健康行为的形成（如每天吃早餐等行为的变化）以及体质健康指标的改善等。

3. 营养教育的常见方法

营养教育作为一种教育活动，同样遵循教育规律。在教育活动中，运动现代教学模式综合运用多种教学方法与手段，可以提高营养教育的效果。

（1）项目学习法　项目学习法是以"有目的的活动"为基础，通过方案设计、实物制作、文字图像编制、角色扮演、主题探究、知识技能培训及情感态度培养等目的性明确的活动，根据学习者的兴趣开展教学，以培养学习者发现问题、分析问题和解决问题能力的教学方法。

（2）模拟教学法　模拟教学法是一种在模拟现场（或仿真现场）环境里学习日常生活或职业环境所需的知识、技能，培养情感、态度的教学方法。通过这种教学方法，让学生在一个现实的社会环境氛围中，对自己的生活环境或未来职业岗位有一个比较具体的、综合性的全面理解，以加深对知识、技能的理解，更好地培养情感与态度。

（3）案例教学法　案例教学法是一种通过对实际生活和实践中所出现的案例进行分析和研究，以培养综合能力及实用技能的教学方法。在案例分析过程中，学生自己提出问题，并自己找出解决问题的途径和手段。

（4）角色扮演法　角色扮演法是一种教师安排学生扮演某些角色，亲身体验角色的心理、态度、情感等，从而了解教学要求、完成教学目标的教学方法。在角色扮演中，学生们通过问题情境探究学习如何处理个人和社会问题，不仅可以体验自身角色活动，还可体验对方角色心理，从而更好地达到培养社会能力的目的。

（5）游戏法　游戏法是指由两个或更多的参与者在遵守一定规则的前提下，相互竞争并达到预期目标的一种教学方法。游戏的形式取决于游戏的内容，通常游戏中含有竞赛和变革的内容。游戏法具有激发学生兴趣、调节气氛、寓教于乐等优点。

（6）小组讨论法　小组讨论法在传播学上称为"小组传播法"，即小群体成员之间就某个主题相互沟通、共享信息的一种学习和信息传播方式。小组讨论法需要一位有经验的主持人主持某个主题的讨论活动，小组成员数以6~12人为宜，最多不超过20人。

4. 营养教育常用理论

营养教育是健康教育的重要组成部分，实践往往产生于理论，理论同时又引领实践。欲提高营养教育效果，需要学一点必备的健康行为理论知识，以此来指导营养教育实践。

（1）"知信行理论"（KAP理论）　"知信行理论"是一种较为成熟、内容简洁的行为改变理论，在营养与健康教育中有着广泛的应用。这里的"知"（Knowledge）即知识、信息及感知、学习，"信"（Attitude & belief）即信念、态度，"行"（Practice）即行为、举止行动。由于"知""信""行"三词的英语首字母分别为K、A、P，所以"知信行理论"又被称KAP理论，营养教育中常开展的营养知识、态度、行为调查，又称营养KAP调查。

"知信行理论"认为：人行为的改变分为获取知识、产生信念、形成行为3个连续的过程，教育者传播信息给教育对象，可望改变教育对象的信念和态度，进而有可能改变教育对象的行为。其中，"知"是基础，"信"是行为改变的动力，"行"的改变是目标（图5-5）。

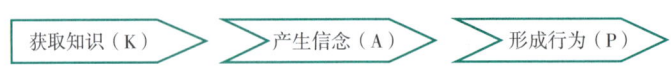

图5-5　"知信行理论"（KAP）示意图

需要指出的是，虽然人类行为的改变分为获取健康知识、产生健康信念、形成健康行为3个连续过程，但这并不意味着知、信、行三者间的联系一定会导致必然的行为结果——只要传播教育对象以健康知识和信息，教育对象就必然会改变危险行为、形成健康行为。事实上，人的心理变化过程很复杂，营养与健康教育存在艰巨性。营养教育工作者只有全面掌握"知—信—行"转变的复杂过程，采取先进的教学方法与手段进行宣教，才能避免"认知不协调"现象的发生，最终提高营养与健康教育的实际效果。

（2）其他理论

①健康信念模式：健康信念模式认为，人们接受教育采取健康行为或放弃危险行为，需要具有感知疾病或危险行为的威胁、感知健康行为的益处、自我效能等方面的认识。健康信念模式是一种用来解释和指导行为干预的常用理论模式。

②计划行为理论：计划行为理论又称"合理行动扩展理论模型"，根据该理论，人的行为是意向和感知到的行为控制综合作用的结果。计划行为理论是一种社会心理学领域关于人类行为改变的常用理论模式。

③社会认知理论：社会认知理论认为，个体的行为不是单由内部因素决定驱动的，也不是单由外部因素控制的，而是行为、个人认知和其他内部因素、环境因素之间相互作用所决定的。社会认识理论又称交互决定论，是一种常用健康行为人际理论。

④创新扩散理论：创新扩散理论是从群体层面分析和解释创新事物被传播和采纳过程的一种常用健康行为群体理论。

⑤社会网络理论：社会网络理论认为，个体、群体和组织的健康行为都要受到各种社会关系和网络的影响，故从社会网络的角度出发有利于对行为的干预。社会网络理论也是一种常用的健康行为群体理论。

二、营养咨询

1. 营养咨询的定义

咨询是指商谈、征求意见、寻求别人帮助，是通过人际关系而达到的一种帮助过程、教育过程和增长过程。营养咨询则是通过语言、文字、图片、音像等媒介，借助体格检查、计算机软件、实验室检查等资料与手段，给咨询对象以帮助、启发和教育的过程，使其在营养知识、态度、行为以及营养状况改善等方面受益。营养咨询的常见形式有门诊咨询、随访、调查咨询、电话咨询、书信咨询、媒体咨询等。

营养咨询本身是营养教育常见的形式之一，具有较强的针对性。营养咨询与营养教育是从属关系，并不是并列关系。对于执业营养师而言，营养咨询在职业技能中占有很重要的地位，因此常把营养咨询单列加以讨论。

2. 营养咨询常用方法——SOAP法

常见的营养咨询方法有SOAP法、DAMIC法、流程图法等。这里以SOAP法为例，简单阐述一下营养咨询的基本步骤。

（1）S——主观资料（Subjective）　主观资料是指询问来访者的饮食营养状况。其内容包括饮食史、饮食习惯、嗜好、餐次和分配比例、有无偏食、烹调加工方法等情况。

（2）O——客观检查（Objective）　客观检查指来访者的营养状况检查。其内容包括体格测量，如身高、体重、三头肌皮褶厚度、上臂围等；实验室检查和辅助仪器检测，如血液、尿液、头发检测、X光检测等；营养不良体征检查。

（3）A——营养评价（Assessment）　营养评价是指根据主观资料和客观检查，对服务对象进行全面的评价。其内容包括饮食调查结果评价，了解食物结构是否合理，各种营养素是否满足机体需要等；根据服务对象营养状况的检测结果评价其当前的营养状况。

（4）P——营养计划（Plan）　营养计划是指结合来访者的营养状况、生理特点、经济条件和饮食习惯等，在饮食原则方面给予指导。其内容包括：饮食禁忌、食物种类的选择、食物数量的调整、食物的等价互换、参考食谱及注意事项等。

思政之窗

营养健康与生命教育：大学生营养健康——生命教育视角

大学生是青少年人群中的一个特殊群体，是国家与地区未来建设与创新发展的中坚力量。大学生正处于青春期的后期（WHO专家提议：10~20岁为青春期），而青春期是个体从儿童向成年的逐渐过渡时期，是成长发育过程中的一个关键时期。大学生的营养健康状况关乎社会经济的可持续发展，关乎其自身的身体素质、智力发展与生命质量。调查显示：大学生营养知识方面存在偏差、营养行为方面存在缺陷，饮食营养上存在不平衡、不合理现象，体质状况方面消瘦与肥胖/超重率并存现象依旧存在。大学生营养与健康状况值得各方关注与重视。

生命教育是一种全面关怀生命多层次的人本教育，是一切教育的前提与最高追求。我国大学生生命教育一般涉及体育健康教育、营养健康教育、青春期教育、心理健康教育、预防艾滋病教育、挫折教育、死亡教育、安全教育、劳动教育、创新创业教育等内容领域。从生命教育视角与高度，重视与加强大学生营养健康，具有深远的现实意义。

健康教育是以促进健康为核心、旨在帮助对象人群或个体改善健康相关行为的系统性教育活动。大学生健康教育包括"健康生活方式""疾病预防""心理健康""生长发育与青春期保健""安全应急与避险"等内容领域。其中，"健康生活方式"又包括"合理膳食""适量运动""戒烟限酒""心理平衡"4个方面。以合理膳食为核心的营养教育，是健康教育的重要范畴和组成部分，也是生命教育的重要内容与渗透形式之一。

作为一名食品专业学子的您，既是大学生群体中的普通一员，同时又是校园传播食品营养与健康知识、开展大学生营养健康教育与生命教育的中坚力量。让我们从自身做起，从现在做起，关爱自身营养，关注大学生营养健康。

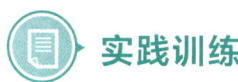

项目5-1　"膳食指南2022"主题宣教暨电子媒体材料制作

■ 决策/计划阶段

《中国居民膳食指南（2022）》（后简称"膳食指南2022"）是当前向公众进行营养教育的最权威、最重要的宣教内容。信息化、互联网时代，电子媒体在营养教育中发挥着越来越大的作用。"膳食指南2022"的宣教要充分利用微信视频号、抖音、公众号等现代媒体，以便更广泛地向公众进行营养宣教。

在这个项目里，我们将学习把"膳食指南2022"核心宣教内容做成营养宣教电子媒体材料（如PPT），然后再转换成视频、微课等形式，通过现代媒体开展营养传播，以达到事半功倍的效果。

■ 准备阶段

制作"膳食指南2022"营养宣教电子媒体材料，根据班级人数分成若干项目组（如4~5人/组），开展项目学习。以小组合作的方式开展，小组内进行角色分工，分设文稿撰写、材料搜集、课件制作、演讲宣教和微课制作等不同角色。

■ 实施阶段

任务5-1-1　"膳食指南2022"宣教PPT的制作

1. 实施步骤

（1）了解目标人群：掌握教育对象的背景资料与信息。

（2）收集材料：根据"膳食指南2022"的宣教要求，学习与汇编课堂上所学的核心知识点，并通过中国营养学会官方网站、专业APP与公众号进行拓展学习，收集更多的相关资料。

（3）撰写文稿：将收集到的资料进行筛选、甄别、整理、提炼，撰写成通俗、易懂，便于宣教的"膳食指南2022"宣教文稿。

（4）制作课件

①制作软件：推荐使用PPT或WPS演示文稿。

②设计界面：根据成稿的"膳食指南2022"宣教文稿所表达的内涵，设计符合主题、反应内容的封面和背景，背景尽量做到布局简洁、色彩搭配合理。

③制作初稿：将宣教文稿的内容按段落逐页放入PPT文本框中，尽量保证标题明显，文字内容意思完整，简明扼要。

④插入媒体：如果有合适的音、视频资料，也可将其插入到PPT的相关页面中，适当调整视频在整个页面中的大小和位置，以保证视频的播放效果。

⑤动画设置：给每一页中的各种元素和页面间的过场添加适当的动画（进入、退出、

强调、移动等）效果，保证同一画面中各元素的动画，能按文稿要求依次播放衔接有序。

⑥初稿修改：初稿完成后，由组长组织小组讨论，集体提出修改意见，制作者根据修改意见完成整改，需特别征求担任本组宣教者的意见，根据其演讲风格与习惯进行调整；最后小组全体成员一起定稿。

⑦宣教调试：由宣教者模拟宣教场景，播放宣教课件根据宣教者的语速，调整动画进出时间的长短，达到动画效果，媒体信息与文字内容相匹配。

2. 注意事项

（1）宣教课件的制作软件，要尽量选用当前比较普遍的通用软件。软件版本不宜过高，以避免在某些场合无法播放的情景出现。

（2）在保存和拷贝宣教课件时，要将课件的媒体文件、字体、声音等内容一并打包，确保演示效果完整流畅。

任务 5-1-2 "膳食指南 2022" 宣教视频的制作及营养宣教

1. 实施步骤

能将 PPT 课件转化为视频（微课）的软件很多，我们可以通过网络或者其他途径找到适合制作软件。这里以 camtasia studio（中文译音"喀秋莎"）软件为例，介绍一下运用其屏幕录制功能进行宣教课件的解读微课制作的方法。

（1）在电脑上安装正版授权的 camtasia studio 软件。

（2）在制作的宣教 PPT 基础上，录制营养宣教视频（微课）。

①录屏准备：录屏准备可分为两个小步骤（图 5-6）。

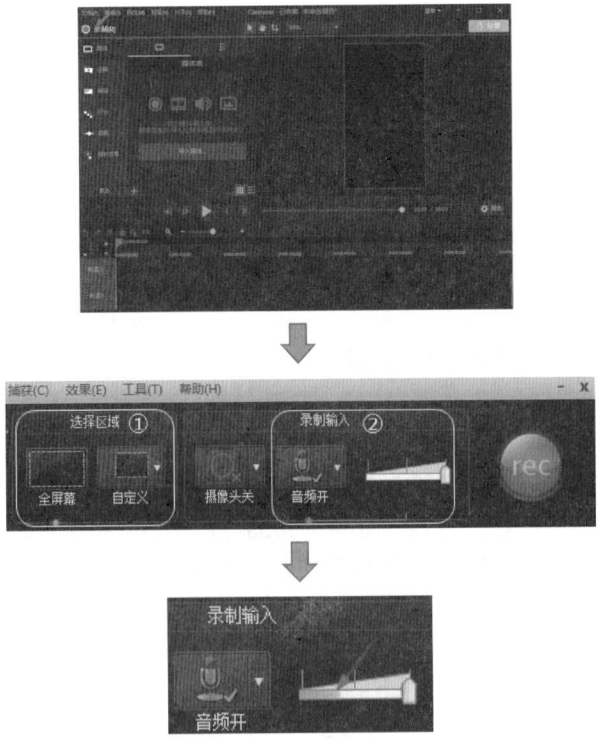

图 5-6 camtasia studio 软件：录屏准备

启动录屏程序：在打开 camtasia studio 软件界面中，点击窗口左上角的"录制屏幕"红色按钮，即可在屏幕右下角弹出一个新窗口，这个程序只有一个功能，即"录制屏幕"。

检查两个选项：在上述窗口中，首先需要检查和设置"选择区域"和"录制输入"两个部分。在"选择区域"部分，根据需要选择"全屏幕"或者"自定义"。因为需要在宣教 PPT 播放状态下做旁白配音，所以选择"全屏幕"选项录制电脑全屏。在"录制输入"部分，需要将声音设置在"音频开"的状态。

应特别注意，当周围有声音出现时，"音频开"右侧的音量控制条中应该有一个小绿条随着声音大小在跳动。只有这样，我们在录制屏幕时的旁白配音才能够被录制下来。

②录制与保存：录制与保存也可分为两个小步骤（图 5-7）。

开始录播：当以上两步检查完成后，我们就可以打开需要录制的程序窗口。如果我们想录制 PPT 播放，就需要先播放该 PPT，然后点击红色的"REC"按钮。随后，屏幕上会出现如上图所示的"倒计时"提示。倒计时结束后，屏幕录制开始记录屏幕上的所有画面以及麦克风中传来的一切声音了。此时，我们只需要边在电脑上操作、边进行语音讲解即可。

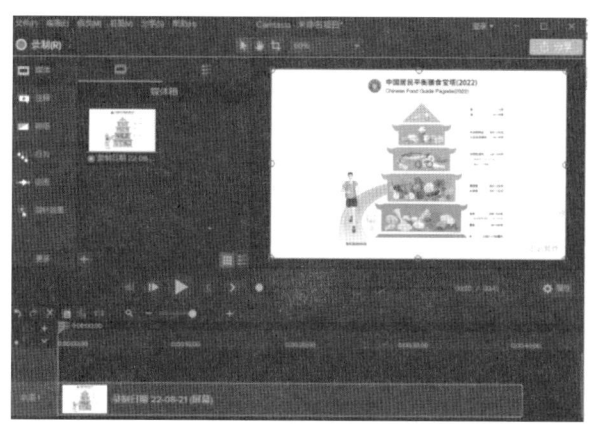

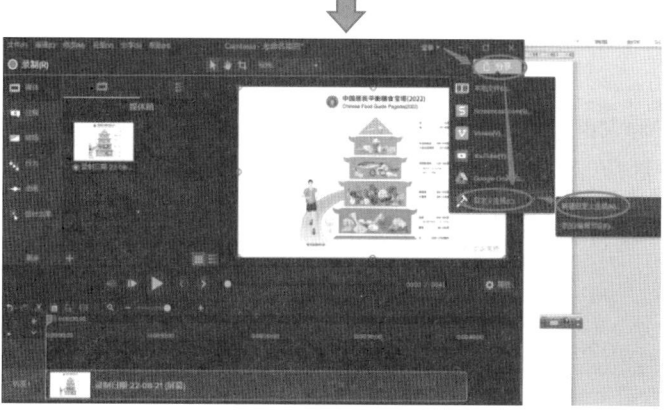

图 5-7　camtasia studio 软件：录制与保存

保存录屏文件：当完成录屏操作后，按键盘上的"F10"键就可以停止录屏操作。稍等一会后，camtasia studio 软件会自动将录屏文件放置到主界面中。然后播放预览一下，适当编辑并分享生成视频文件。

③宣教与调试：由宣教者模拟宣教场景，播放视频，检查宣教效果，并进行调试与完善。

2. 注意事项

（1）用制作视频（微课）的软件录屏时，要将宣教 PPT 打开至播放状态，避免课件中动画效果的消失。

（2）在做播放课件旁白配音时，需在安静的环境中进行，做到尽量声音响亮、一气呵成，减少后期的剪辑。

（3）生成视频文件时，应及时更改所生成视频的项目名称，并记住视频保存路径。

（4）视频内容编制时要注意重点突出，围绕每个宣教主题的核心信息进行宣教。

（5）进行现场营养宣教时注意开场白（礼貌用语、自我介绍、演讲主题介绍等）、结束语的设计。

■ 检查/评价阶段

完成本项目实验/实践报告与检查/评价报告，详见《食品营养与健康实践工作手册》。

 拓展提升

项目5-2 大学生营养教育项目计划的制订

■ 决策/计划阶段

明确本模块的工作任务，达成共识后制订以下工作计划：

根据班级人数分成若干项目组（如 4~5 人/组），开展项目学习。以小组学习的方式，完成对某一主题学校营养教育项目计划的制订工作。

■ 准备阶段

（1）了解目标人群的背景资料。

（2）准备好营养知识、态度及行为调查表，简称"营养 KAP"调查表（如无现成调查表时还需自行设计调查表，调查表的组成及内容见《食品营养与健康实践工作手册》）。

■ 实施阶段

任务 5-2-1 大学生营养问题分析：营养 KAP 现状调查

1. 实施步骤

（1）确定调查对象（范围）、抽样方法与样本数。

（2）把准备好的"营养 KAP"调查表题目录入问卷星中。

（3）利用校内社交网络平台、班级 QQ 群等开展营养 KAP 调查。

（4）导出问卷星数据，分析被调查对象（如本校或本院系大学生）存在的主要营养问题。

2. 注意事项

（1）抽样调查要遵从随机的原则。

（2）调查数据涉及个人信息及健康隐私，要注意保密。

（3）调查结果要以统计数据呈现，不涉及个人。

任务 5-2-2 大学生营养教育项目计划的设计

1. 实施步骤

一个完整的营养教育计划应由项目名称、背景、教育目标、教育目标人群、教育内容与实施途径、所需人力与物力清单、时间安排、经费预算、实施机构与人员、教育评价方案等部分组成。

（1）确定项目主题　根据前期进行的营养教育"知信行"调查结果，确定优先项目。项目名称要求简洁、明了，具有针对性。

（2）描述项目背景　项目背景也可从营养教育"知信行"调查结果中分析所得，旨在反映学生的营养现状、存在的突出营养问题，或指出本营养教育项目开展的意义等。

（3）确定教育目标人群

①一级目标人群：指建议营养行为改变的对象，即受影响最大或处于该营养问题的高危人群。

②二级目标人群：指对一级目标人群有重要影响（如能激发、教育、支持和加强一级目标人群的信念和行为）的人，如学校卫生保健人员、教师、家庭成员等。

③三级目标人群：包括决策者、领导、资助者等。

（4）确定教育目标　开展学校营养教育，目标的确定非常重要，它决定着营养教育的成败与最终效果。

学校营养教育的目标由总目标与分目标组成。总目标一般为长期目标，分目标是通过一定时间营养教育，能达到的分阶段可测目标。

（5）精选教育内容与实施途径　根据教育目标，精选出科学而有针对性的营养信息传播内容，使教育内容做到有的放矢。教育材料优先选择一些国家、省市机构推荐的现成营养宣教材料，如果暂时无现成的营养教育宣教媒体材料，则可自行设计制作。同时，选择和制订好合适的营养信息传播形式和实施途径。

（6）所需的人力与物力清单　学校营养教育人力以各专业教师（营养学、体育与健康、预防医学、生物学、思政等）和班主任、团队辅导员教师及校医等为主体；物力包括营养教育宣传材料、场地、器具、实施设备等。

（7）时间安排　时间安排应具体，包括何时进行动员、何时举办培训班、何时进行营养咨询，何时进行营养教育评价等一些细节性环节。

（8）经费预算　经费预算应细化，包括现场组织管理、培训班、现场调查、实验室检查、体格检查、健康教育材料制作等的具体经费安排与材料（设备等）清单。

（9）机构与人员　包括组织执行机构、项目领导小组成员名单，以及各协作单位的参加人员名单等。

（10）评价方案　包括评价方法、评价指标、实施评价的机构与人员、实施评价的时间等。

2. 注意事项

（1）制订学校营养教育项目计划应掌握"低经费开支"原则，所制订的计划还应具针对性、可行性，易于确定靶目标、易于评价。

（2）营养教育评价方案设计要求教育目标相对应，针对教育效果进行评价。

检查/评价阶段

完成本项目实验/实践报告与检查/评价报告，详见《食品营养与健康实践工作手册》。

模块六

今天吃了啥：
膳食营养调查

 学习目标

■ **知识与技能（Knowledge & Skills）**

掌握膳食营养调查的相关概念、技术规范等基本知识；能熟练设计相关调查问卷；能选择合适的调查方法开展膳食调查工作；能开展24h回顾调查、频率法调查、称重记账法调查等。

■ **过程与方法（Process & Steps）**

掌握项目学习、任务驱动式学习一般程序，体验角色扮演、合作学习等学习形式，掌握综合应用知识判断和解决自己或咨询对象（个体或群体）膳食营养问题的过程与方法。

■ **情感态度与价值观（Emotional Attitude & Values）**

培养爱岗敬业、认真负责、服务于民、平等待人、科学求实、精益求精、开拓创新的营养师职业精神；培养团队意识和合作精神；培养劳动精神、创新意识、工匠精神；感悟营养调查等一线营养工作的艰辛，培养营养科学态度与奉献精神，弘扬营养科学（家）精神。

✎ 模块导入

营养工作者常常要解决如下问题：某个人、某个特定人群，或某个单位、某个地区人群群体吃得好吗？膳食物构成合理吗？膳食营养满足机体需要程度如何？要回答这些问题必须首先获得食物摄入情况，这些食物摄入数据是怎么来的？

在本模块的学习中，我们将一起学习膳食调查方法，并通过亲自实践体验，能够针对不同人群和个体采用合适调查方法开展膳食调查工作，获得各类食物摄入量数据。

本模块的实践内容及工作任务如下。

1. 技能训练：训练膳食调查技能，熟悉现场调查工作要点。
2. 营养师上线：充当营养师或营养指导员（调查员）和调查对象，亲身体验膳食调查工作。

思维导图

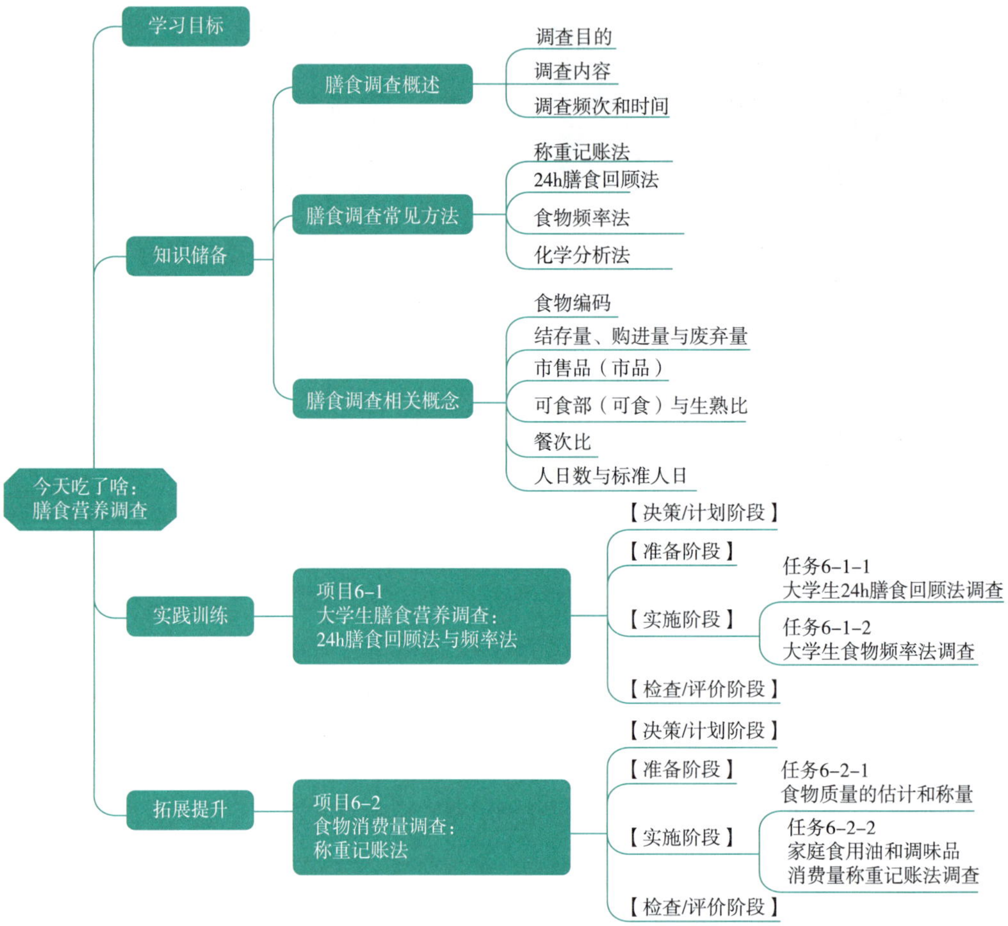

```
今天吃了啥：膳食营养调查
├─ 学习目标
├─ 知识储备
│   ├─ 膳食调查概述
│   │   ├─ 调查目的
│   │   ├─ 调查内容
│   │   └─ 调查频次和时间
│   ├─ 膳食调查常见方法
│   │   ├─ 称重记账法
│   │   ├─ 24h膳食回顾法
│   │   ├─ 食物频率法
│   │   └─ 化学分析法
│   └─ 膳食调查相关概念
│       ├─ 食物编码
│       ├─ 结存量、购进量与废弃量
│       ├─ 市售品（市品）
│       ├─ 可食部（可食）与生熟比
│       ├─ 餐次比
│       └─ 人日数与标准人日
├─ 实践训练
│   └─ 项目6-1 大学生膳食营养调查：24h膳食回顾法与频率法
│       ├─【决策/计划阶段】
│       ├─【准备阶段】
│       ├─【实施阶段】
│       │   ├─ 任务6-1-1 大学生24h膳食回顾法调查
│       │   └─ 任务6-1-2 大学生食物频率法调查
│       └─【检查/评价阶段】
└─ 拓展提升
    └─ 项目6-2 食物消费量调查：称重记账法
        ├─【决策/计划阶段】
        ├─【准备阶段】
        ├─【实施阶段】
        │   ├─ 任务6-2-1 食物质量的估计和称量
        │   └─ 任务6-2-2 家庭食用油和调味品消费量称重记账法调查
        └─【检查/评价阶段】
```

知识储备

知识点一

膳食调查概述

一、调查目的

膳食调查的目的是通过各种不同方法，对某一人群或个体食物消费量进行估计，

从而了解一定时间内调查人群或个体各类食物消费频率、数量以及食物烹调方式，为人群或个体膳食结构和营养状况评价提供数据，为国家食物计划制定和人民营养状况改善提供依据。

二、调查内容

膳食调查内容主要包括以下几方面。
（1）调查对象的基本信息（年龄、性别、生理状况、劳动强度、职业、生活习惯等）。
（2）调查期间每日摄入食物的品种和摄入量。
（3）调查期间烹调用调味品的品种（油、盐、糖、味精、酱油、醋、酱、葱、姜、蒜等）和摄入量。
（4）调查期间所摄入食物的烹调方法（煮、炒、炸、蒸、烙、烤、熟食、生吃等）。
（5）每日所摄入食物的餐次分配。
（6）某一时段某些食物摄入的频率（食物名称、次数与每次摄入量）。

膳食调查目的不同，调查内容会有所区别，可能还会调查其他相关内容，具体需依据调查目的确定。

三、调查频次和时间

膳食调查频次和时间长短与调查目的和调查方法有关。为了获得代表性的膳食营养数据，调查时间一般为3~7d。实际工作中，膳食调查的人力、物力和经费有限，同时考虑到现场工作可行性，一般大规模人群调查选择某一段时间集中进行调查。如中国疾病预防控制中心"中国居民营养与健康状况调查"和"中国居民营养状况变迁的队列研究"项目调查连续3d的食物消费情况，采取连续入户调查方式；国家食品安全风险评估中心"中国居民食物消费量调查"项目调查3d食物消费情况，采取集中一段时间内每隔3d（至少隔3d）入户调查一次的方式。调查方法可影响调查时间的长短：如双份饭法，一般只调查一餐次或一天食物摄入情况；记账法可以连续调查几周、几个月甚至一年的食物消费情况；某些科研项目为获得代表性食物消费数据，可以每季、每月、每周甚至每天进行膳食调查。

> **思政之窗**
>
> ### 营养科学故事：中国居民营养与健康状况调查
>
> 国民营养与健康状况是反映一个国家或地区经济与社会发展、卫生保健水平与人口素质的重要指标之一。世界上许多国家都定期开展国民营养与健康状况调查，及时颁布国民营养健康状况调查结果，并据此制定和评价相应的社会发展政策，以改善国民营养和健康状况，促进社会经济的协调发展。
>
> 我国于1959年、1982年和1992年开展过三次全国营养调查。2002年首次将营养

与高血压、糖尿病等专项调查整合，开展中国居民营养与健康状况调查。之后，2010—2013年和2015—2017年又开展了两次中国居民营养与健康状况调查。从2012年开始，每5年完成一轮中国居民营养与健康状况调查工作。2004年、2015年和2020年国务院新闻办公室发布了相应调查结果。同时，各省也在开展本地区的居民营养与健康状况调查工作，调查时间间隔依本省具体情况而定。2022年，我国开展新一轮中国居民营养与健康状况调查工作，在31省（自治区、直辖市）的200个监测点开展覆盖全生命周期人群（0~5岁儿童、6~17岁儿童青少年、18岁及以上成人、孕妇、乳母）的营养与健康监测工作。

2022年中国居民营养与健康状况调查，内容包括家庭基本情况表、个人营养与健康表、身体活动表、膳食调查、医学体检（身长/身高、体重、头围、腰围、颈围、握力、血压、心率等体测项目，儿童、青少年、成人、孕妇、乳母等不同人群有不同的体测项目）、实验室检测（全血血红蛋白、血脂四项、空腹血糖、糖化血红蛋白、血肌酐、血尿酸、高敏C-反应蛋白、铁蛋白、白蛋白、维生素B_{12}、叶酸、维生素A、维生素D、转铁蛋白受体、游离三碘甲状腺原氨酸、游离四碘甲状腺原氨酸、促甲状腺激素、抗甲状腺过氧化物酶抗体、抗甲状腺球蛋白抗体等指标，儿童、青少年、成人、孕妇、乳母等不同人群有不同的检测项目），收集我国居民的膳食营养与健康相关信息，分析居民膳食营养与健康现况、存在的问题及其影响因素。

知识点二

膳食调查常见方法

常采用的膳食调查方法有称重法、记账法、24h膳食回顾法、食物频率法、化学分析法。各种膳食调查方法可以单独应用，大部分情况是综合运用。

【微课】记账法

一、称重记账法

【微课】称重记账法

1. 概述

称重法就是调查过程中采用称量获得调查对象在调查期间各种食物消费量的方法。记账法是依据账目记录获得调查对象的食物消费情况的调查方法。

一般情况下，饮食账目很难提供完整的食物消费数据，常和称重法一起应用，由调查对象或调查人员称量记录一定时期内调查对象各种食物消费总量，同时记录这段时期内进餐人次数，即为称重记账法，由此计算每人每日各种食物平均摄入量。

2. 方法要点

称重记账法要求详细记录调查期间每日各类食物购进数量、废弃数量、剩余数量和进餐人数，如就餐人员个体间差异较大，还需详细记录就餐人员年龄、性别、生理状态和劳动强度等信息，以便获得的膳食营养数据能够进行纵向（不同时期）、横向（地区间、单位间、人群间）比较。

3. 优缺点

（1）称重记账法是最早、最常用的膳食调查方法，简单易行，调查人员和被调查单位膳食管理人员均能熟练掌握，可以开展长时期的膳食调查。

（2）称重记账法适用于大样本人群膳食调查，不需要具体个人食物摄入量的膳食调查，如学校、军队、公司等集体用餐单位人员平均食物摄入量调查，如家庭成员油盐糖等调味品摄入量调查，所需人力和物力少，能够承受长时期的膳食调查费用。

（3）称重记账法调查时间可长至1个月、几个月或更长时间。

（4）称重记账法用于不需要个人食物摄入量的人群膳食调查，调查能得到平均值，用以评价某特定人群膳食营养状况，不能用于个体膳食营养状况评价。

（5）对于有详细饮食账目（购进量、废弃量和剩余量等记录完整）的集体食堂等单位，称重记账法可查阅过去一定时间食堂的食物消费记录，并根据同一时期的进餐人数，直接获得食物消费量数据。

二、24h 膳食回顾法

1. 概述

24h 膳食回顾法是通过访谈（询问）的形式，请调查对象回顾和描述调查时刻以前 24h 内所有食物摄入情况，包括食物种类、名称、数量、摄入时间、烹调加工方式、进食场所等。调查数据主要用于计算个体膳食营养素摄入状况，可用于描述不同个体营养素平均摄入量，流行病学研究中常用来研究膳食与疾病之间的关系。

【微课】24h 回顾法

2. 方法要点

采用面对面询问调查的方式，调查员进行引导性的提问，并利用食物秤、家用量具或采用食物模型、食物图谱等辅助手段，请调查对象尽可能准确地回顾调查前 24h（一般是指从最后一餐吃东西开始向前推 24h 或在开始调查时刻往前推 24h）内的进食情况，记录各种食物消费量，包括在家和在外、正餐和零食等所有食物。

【微课】24h 回顾和膳食史结合法

3. 优缺点

（1）24h 膳食回顾法是目前获得个体食物消费量的最常用调查方法，用于不同规模的膳食营养调查工作和研究。

（2）24h 膳食回顾法所用时间短，调查对象不需要较高文化水平，能够迅速得到调查对象平时食物摄入种类和摄入量。

（3）24h 膳食回顾法获得的食物消费状况数据比较翔实具体，膳食营养评价比较准确。

（4）24h 膳食回顾法依赖调查对象短期记忆，需要调查员引导和协助估量食物摄入状况，调查员之间的差别难以标准化。

三、食物频率法

1. 概述

食物频率法也称食物频数法,以问卷形式调查个体一段时期内日常食物或某些特定食物消费次数和数量,以估计调查对象日常食物消费状况,依据收集的食物消费量的准确程度可分为定性、定量和半定量的食物频率法。食物频率法可获得调查对象1个月、几个月甚至1年的食物消费状况,能够比较准确反映调查对象日常饮食习惯和膳食营养状况,常用于膳食结构(模式)与相关疾病关系研究。

2. 方法要点

食物频率调查可以分为定性、半定量和定量3种。定性食物频率法,只需收集调查对象一段时期内所调查食物进食次数;半定量食物频率法,调查员需要提供标准(或准确)的食物份额大小参考样品,调查对象依食物份额参考样提供每次食用份数;定量食物频率法,需要调查对象提供所调查食物食用次数和平均每次食用量。

3. 优缺点

(1) 食物频率法调查员与应答者的负担较小,该法可以由调查员进行调查,或由被调查对象自己填报,或调查员和被调查对象一起填报,容易开展,工作量也较小。

(2) 食物频率法调查表标准化,减少了不同调查人员之间的调查偏倚。

(3) 食物频率法调查期可长可短,从几天、一周、几周、几个月到一年;一年内不同时间段(每周、每月、每季、半年)可多次进行,以获得更准确的食物消费情况,便于了解一段时间内各类食物消费量。

(4) 食物频率法可以获得长期膳食营养素摄取模式。

(5) 食物频率法可能存在回忆误差,当前的食物模式可能影响过去的膳食回顾,从而产生偏倚。

四、化学分析法

1. 概述

化学分析法通过化学分析准确获得调查对象摄入的食物中能量及各种营养素含量的方法。一般用于总膳食研究、营养代谢研究等小型研究工作。

2. 方法要点

化学分析法等量采集调查对象摄入的所有食物,包括主食、副食、汤品、酒水、饮料、水果等,采集的食物种类和数量与实际摄入一样,实验室中对采集到的食物进行营养素分析,准确地获得调查对象摄入的各种营养素量。

样品的收集方法常用双份饭法,即制作两份完全相同的饭菜,一份供调查对象食用,另一份营养素分析用;或者用餐同时,等量收集调查对象摄入的各类食物作为分析样品。

3. 优缺点

(1) 化学分析法能够准确得到通过膳食摄入的各种营养素量。

（2）化学分析法操作复杂，成本高，仅适于较小规模的调查。

知识点三

膳食调查相关概念

一、食物编码

食物编码在膳食调查数据库建立、食物分类及汇总分析、食物转化为相应的营养成分计算中发挥桥梁作用。

食物编码存在不同的编码规则，不同工作领域可以制订满足自身统计分析要求的编码规则，同一工作领域中食物编码具有唯一性。膳食营养调查工作中，一般采用《中国食物成分表》的食物编码，其编码规则参见模块四"科学识食物"相关内容。

二、结存量、购进量与废弃量

结存量是调查开始前库存、厨房及冰箱内未吃的各种食物（包括调味品、饮料和零食）现存量。

购进量是调查期间购进各种食物（包括调味品、饮料和零食）数量，包括自产自收的食物，如自家种的粮食、蔬菜、水果和自酿的酒等。

废弃量是调查期间废弃的各种食物（包括调味品、饮料和零食）数量，如丢弃的炸过鱼的油、倒掉的喝剩下的饮料、用于喂猪和鸡鸭的剩饭剩菜、由于变质而丢弃的食物等应计入废弃量中，菜汤中不能摄入的、随菜汤倒掉的油、盐等不计入废弃量。

三、市售品（市品）

市售品是指在商业市场上可以购买到的食品，包括但不限于预包装食品、加工食品以及农副产品，如尚未去皮的香蕉、带骨头的猪肉、带骨的鱼、未去根的芹菜等。

四、可食部（可食）与生熟比

可食部是指去掉不可食部分后剩余的可食用部分，如精瘦肉、削皮去核的苹果、鱼肉片、摘好的净菜等。《中国食物成分表》中有各食物可食部所占百分比，即可食部百分比，简称可食部（%）。

生熟比是指食物烹调前后质量比，如牛排煎熟前后生重和熟重比例。

五、餐次比

餐次比一般是指每餐摄入的主食食物重量或能量占全天摄入主食重量或总能量的

百分比。普通成人适宜的早餐、中餐、晚餐三餐供能比为30%、40%、30%。以用主食量占全天摄入主食总量的比例计算为例，如某人早餐吃面包100g，中午吃200g米饭，晚上吃200g米饭，一天吃主食500g，一天餐次比的计算如下：

$$早餐：100g \div 500g = 0.20$$
$$午餐：200g \div 500g = 0.40$$
$$晚餐：200g \div 500g = 0.40$$

如果早餐只喝牛乳、吃鸡蛋，不吃主食，其他餐次也以副食为主，很少吃主食，这种情况可根据总进食量综合分析，决定餐次比。

通常早餐、午餐、晚餐的主食摄入量比例分别为20%、40%和40%，餐次比分别为0.2、0.4和0.4；如果三餐比例基本相同，可计为0.3、0.3、0.4，或计为0.3、0.4、0.3。学龄前儿童一般三餐摄入均等，早中晚三餐餐次比可计为0.33、0.33和0.34。如某一餐习惯性不吃，该餐餐次比记为0；如长期每日吃两餐，可将这两餐的餐次比分别计为0.5、0.5；如习惯进食四餐或以上，按实际进食情况确定餐次比。

六、人日数与标准人日

人日数是指收集到的食物消费信息能代表的调查对象用餐天数。一个人一日吃早、午、晚三餐为1人日。如果习惯上每日只吃两餐，或者由于特殊情况（如重体力劳动、夜班生产等）每日多于三餐，按习惯一日中每餐都吃即为1人日。如果一天中有些餐次没有吃，计算人日数时需要按该餐餐次比扣除，这一天用餐不足1人日。如某人一天吃了早晚两餐，午餐未吃，早餐餐次比为0.3，晚餐餐次比为0.3，则该对象人日数=0.3+0.3=0.6。

标准人日即标准人日数，是将调查对象用餐天数折算为标准人（注：从事轻体力活动、60kg体重的成年男子）用餐天数。

$$标准人日 = 标准人系数 \times 人日数$$

实践训练

项目6-1 大学生膳食营养调查：24h 膳食回顾法与频率法

▍**决策/计划阶段**

明确本模块的工作任务，达成共识后制订以下工作计划：

根据班级人数分成若干项目组（如4~5人/组），开展项目学习。以小组学习形式，以项目组中某一人扮演调查对象，调查该"调查对象"一天各类食物摄入情况，并了解该"调查对象"近一年内各类食物消费频率，熟悉24h膳食回顾法、食物频率法及调查表设计和入户调查记录注意事项。

▍**准备阶段**

（1）了解食物成分表查询食物编码方法。

(2) 了解 24h 膳食回顾法原理和方法要点。

(3) 了解食物频率法原理和方法要点。

(4)《中国食物成分表》或《食物营养成分速查》。

(5) 电脑、打印机、A4 纸等办公设备和相关耗材，电脑安装有办公软件。

(6) 记录用笔、纸、计算器等。

实施阶段

任务 6-1-1　大学生 24h 膳食回顾法调查

1. 实施步骤

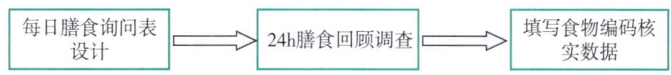

(1) 每日膳食询问表设计　膳食询问表能够完整准确记录调查对象一日三餐及零食摄入情况，以便准确分析调查对象膳食营养状况。

询问表包含所有调查内容，进餐时间、菜品名称、食物（原料）名称、食物编码、摄入量（数量）、市售品、可食部等关键信息必不可少，质量单位（一般以克为单位）要明确，便于后期分析调查对象食物摄入种类和数量；为了更全面了解膳食营养状况，还需要加工方式、进餐地点、制作方法、制作地点等信息。询问表要留够空格，满足摄入食物品种多的特殊需求；菜品名称、食物（原料）名称留出足够空间，满足某些食物复杂名称的填写。

表格尽可能简单明了，以便数据记录，同时表后备注填表说明，以备调查员及时查阅。每日膳食询问表示例见表 6-1。

表 6-1　每日膳食询问表示例

编号	进餐时间	菜品名称	食物（原料）名称	食物编码	数量/g	市售品/可食部	加工方式	进餐地点	制作方法	制作地点
1	1	油条	油条	011409	75	2	2	1	3	3
2	1	大米粥	大米（粳米）	012001	30	2	1	1	1	1
3	1	馒头	小麦粉	011202	50	2	2	1	4	3
4	3	比萨饼	比萨饼（夹奶酪）	151011	150	2	2	3	7	3
5	4	雪米饼	雪米饼	153102	50	2	3	2	9	6
6	5	米饭	米饭（蒸）	012401	180	2	1	2	1	2
7	5	西红柿炒鸡蛋	西红柿	043105	250	1	1	2	2	2
8			鸡蛋	111101	25	2	1	2	2	2
9	6	苹果	苹果	061101	220	1	1	2	8	1

续表

编号	进餐时间	菜品名称	食物（原料）名称	食物编码	数量/g	市售品/可食部	加工方式	进餐地点	制作方法	制作地点
10	6	春卷	春卷	141005	30	2	1	1	3	1
11	6	锅巴	大米（粳米）	012001	20	2	1	1	5	1
…										

进餐时间：1 早餐；2 上午小吃；3 午餐；4 下午小吃；5 晚餐；6 晚上小吃。
菜品名称：指食物制作之后的熟食名称，如米饭、馒头、西红柿炒鸡蛋、扬州炒饭等。
食物（原料）名称：指菜品中各主要食物原料（食材）的名称，如大米、面粉、豆腐、鲫鱼、豇豆等。
食物编码：每种食物（原料）均要填写 6 位编码。如编码表中查不到该食物，选择同类相近的食物编码进行记录。
市售品/可食部：1 市售品；2 可食部。指的是食物（原料）计数消费量时的状态。
加工方式：1 家庭制作（生吃）；2 餐馆加工；3 加工食品。
进餐地点：1 在家；2 学校或工作单位；3 饭馆或摊点；4 亲戚家或朋友家；5 幼儿园；6 其他。
制作方法：1 煮；2 炒；3 炸；4 蒸；5 烙；6 熟食；7 烤；8 生吃；9 其他。
制作地点：1 在家；2 学校或工作单位；3 饭馆或摊点；4 亲戚家或朋友家；5 幼儿园；6 其他。

（2）24h 膳食回顾法调查

①采取面对面询问的方式，请调查对象回忆自调查时刻前 24h 进食情况。

②本膳食调查是获得一日三餐及零食摄入情况，不管进餐地点在哪里，只要进食均应填入此表，不得遗漏。

③菜品中各主要食物原料（食材）拆开逐行记录到其后食物（原料）栏中，食物数量原则上记录食物（原料）生重，如示例中的西红柿炒鸡蛋。食物成分表中有食物编码的小吃、零食、快餐等食物，菜品不必拆分食材，可直接填写，如示例中的比萨饼、春卷；如为熟食，食物成分表中不存在该熟食食物编码，食物（原料）应填写生食（原料）名称，数量应换算成生重记录，如示例中的锅巴。

④菜品中各食材记录主要的食物（原料），油、盐、糖等主要调味品在后期数据处理时如需要按当地烹饪加工习惯补充。

⑤现场调查人员协助被访问者估量食物（原料）进食量，学会借助食物容器（杯、匙、盘、碗等）、食物图谱、易随身携带的听装可乐等估量参照物品（图 6-1）估计食物重量，预包装食品可参考包装上食品标签标注的质量，以提高膳食调查数据的准确性。

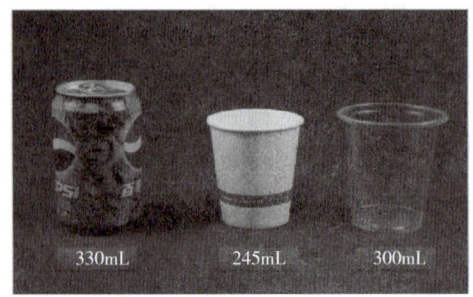 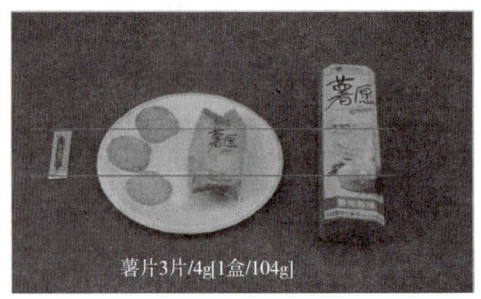

图 6-1 估量参照物品

（3）填写食物编码　查询《中国食物成分表》，填写膳食询问表中各食物的食物编码（图6-2）。

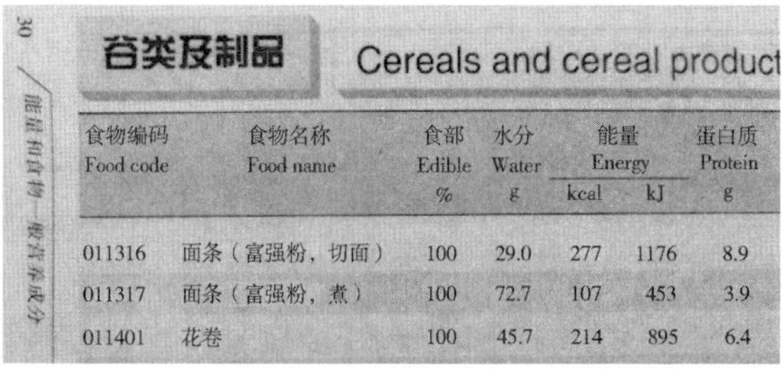
30　能量和食物一般营养成分

谷类及制品　Cereals and cereal product

食物编码 Food code	食物名称 Food name	食部 Edible %	水分 Water g	能量 Energy kcal	kJ	蛋白质 Protein g
011316	面条（富强粉，切面）	100	29.0	277	1176	8.9
011317	面条（富强粉，煮）	100	72.7	107	453	3.9
011401	花卷	100	45.7	214	895	6.4

图6-2　食物成分表编码

填写食物（原料）编码时，能够准确将菜品中各食物原料（食材）拆分出来，保证食物（原料）名称、食物（原料）编码及食物（原料）质量三者严格统一。例如菜品为米饭，如果食物（原料）填写大米，则食物编码为012001，记录大米的质量；如果食物（原料）填写米饭，则食物编码为012401，记录熟米饭的质量。例如菜品为馒头，如果食物（原料）填写面粉，食物编码为011202，记录面粉的质量；如果食物（原料）填写馒头，食物编码为011406，记录馒头的质量。

（4）核实数据　调查结束后，全面检查问卷，看是否存在逻辑错误、数据填写不清、调查内容遗漏等问题，如需要，及时和调查对象进行核实订正。

（5）项目小组完成某大学生24h膳食回顾调查　项目小组设计调查问卷，模拟进入某一高校学生寝室，3人扮演调查员，另外1人扮演调查对象，完成24h膳食回顾调查，做好调查问卷填写及核对。

2. 注意事项

（1）膳食调查牵涉面广、花费时间多，调查员工作要认真，不可马虎；询问要细致、耐心，不可草草应付。

（2）入户调查时，调查员应落落大方，向调查对象介绍本次调查的目的意义、大约需要时间长短、涉及个人隐私问题保密等事项，取得调查对象的理解、信任和支持，增加调查对象的依从性，以便获得准确数据。

（3）调查员应熟悉本地食物供应情况，了解本地市场主副食品的品种、供应情况及常见食物的单位质量。调查之前，了解当地常食用的市售食品的单位质量（如一块饼干、一块蛋糕、一个面包的质量和饭摊上的油饼、包子、面条等食品的熟重）及所用原料的质量，制成估量参考表，以备调查期间协助调查对象确定摄入量。

（4）调查员应了解当地常见食物的生重、熟重、体积等之间的关系，如500g大米煮熟能够得到多少克米饭，生熟之间的比值是多少。大米、面粉生重、熟重的质量与体积见图6-3。根据当地饮食习惯做好调查前的准备，做到心中有数，这样才能对一定量的熟食（如一碗米饭，一个馒头）估计出其原料的生重。

（5）调查员要依靠专业知识、专业态度和专业精神赢得调查对象信任，应以爱心和同理心取得调查对象积极配合，提高调查对象依从性。

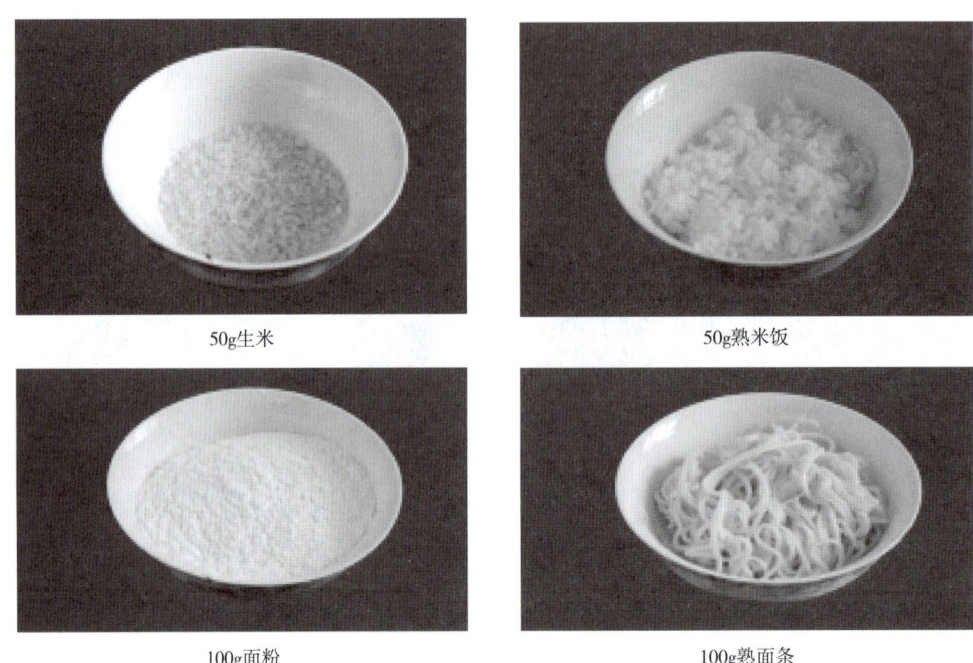

| 50g生米 | 50g熟米饭 |
| 100g面粉 | 100g熟面条 |

图6-3 生重、熟重的质量与体积

（6）膳食调查过程中，调查员要发扬敬业精神和爱国精神，结合调查对象及其食物消费情况，宣传中华优秀传统饮食文化，推广具有中国特色的平衡膳食模式。

任务6-1-2 大学生食物频率法调查

1. 实施步骤

食物频率调查问卷设计 → 食物频率调查 → 全面检查问卷

（1）食物频率调查问卷设计 食物频率调查是获得最近一段时间食物消费情况的膳食调查方法，常用于膳食模式与健康关系研究。食物摄入可以定性描述、也可以定量和半定量说明，调查时间段可以是几天、一周、一个月、几个月或一年，调查食物种类、时间长短、食用频率（次/天、次/周、次/月、次/年）和摄入定性或定量，一般依调查目的而定。如研究老年抗氧化营养补充剂摄入与心血管关系，调查的食物种类应该包括维生素C、维生素E、叶黄素、花青素、胡萝卜素等常见抗氧性剂，调查时间段设为近1年比较适宜，摄入量精确到粒（片）或g（mg）为宜；如调查近期食源性急性胃肠炎危险因素，可以调查近1个月的食物摄入情况，食入量可以定性设为吃或不吃。

食物频率常按食物类别进行调查，食物类别通常归为主食、豆类、蔬菜类、菌藻类、水果类、乳类、肉类、水产品、蛋类、饮料等十几类；食物可食部（%）、生熟、干鲜（湿）状况不同，食用同样分量所摄入的膳食营养量就会不同，设计食物频率调查问卷时，应依据各类食物日常容易操作或习惯估量方式，明确各类食物应记录生重或熟重、可食部或市售品重、干重或鲜重，以统一平均每次食用量记录标准，后期可以准确进行膳食营养评价（表6-2）。

表6-2 常用的各类食物记录推荐标准

主食
  大米及制品（米饭/米粉等）：按生重记录
  非油炸面食（面包、馒头、面条、饺子等，但方便面除外）：按生重记录
  全谷类（全麦面包、荞麦等）：按生重记录
  油炸面食（油条、油饼、麻团、麻糕、麻花等）：按熟重记录
  方便面：按面饼干重记录
  红薯：按生重记录
  土豆、芋头、甘薯：按生重记录
  其他杂粮（玉米、小米、黄米、高粱、薏米、黑麦等）：按干重记录

豆类
  干大豆（黄豆、青豆、黑豆）：按干重记录
  豆浆：按生重记录
  豆腐脑：按熟重记录
  豆腐：按熟重记录
  腐竹类（腐竹、油皮等）：按生重记录
  豆腐丝（千张、豆干等）：按生重记录
  其他豆类（红豆、绿豆、杂豆、芸豆、花豆等）：按干重记录

蔬菜类：按可食部生重记录

菌藻类（蘑菇、木耳、海藻、海带等）：按干重记录

水果类：按可食部记录

肉类：按可食部生重记录

坚果（花生、瓜子、核桃、腰果、榛子、松子等）：按可食部质量记录

  食物频率调查问卷需对问卷的使用做出详细说明和解释，以便统一调查标准。食物频率调查问卷示例见表6-3。

表6-3 食物频率调查问卷示例

食物	是否食用 1 是 2 否	食用次数（单选）				平均每次食用量
		次/天	次/周	次/月	次/年	
主食						
大米及制品（米饭/米粉等）（按生重记录）						g

续表

食物	是否食用 1 是 2 否	食用次数（单选）				平均每次食用量
		次/天	次/周	次/月	次/年	
油炸面食（油条、油饼、麻团、麻糕、麻花等）（按熟重记录）						g
方便面（按面饼干重记录）						g
…						
蔬菜类（按可食部生重记录）						
绿叶蔬菜（菠菜、油菜、空心菜、小白菜等）						g
…						

1. 是否食用：指自调查之日起的前12个月内的食用情况。

（1）如果过去12个月内尚未食用过所列食物，则填"0"；如果选择"0"则不再继续询问后面的"食用次数"和"平均每次食用量"两列，并且该两列下的方框内不填写任何数字、文字。

（2）如果过去12个月内已经食用过，则填"1"，并且继续询问后面的"食用次数"和"平均每次食用量"两列内容。

2. 食用次数：是指在某个时间段内"成顿食用"的次数，成顿，对于成人，指一日三餐或加餐，对于3~5岁幼儿，如在上午8:00~9:00间喂过孩子饼干，尽管吃了多块（多口），但均在这1h内喂的，记为1次。

填写平均食用次数时，只填写一列即可，不必通过计算填满四列。平均每天食用1次以上在"次/天"一栏填写；每周食用1~6次在"次/周"一栏填写；每月食用1~3次在"次/月"一栏填写；每年食用1~11次在"次/年"一栏填写。

明显季节性的食物，如调查对象在过去1年中有2个月（7~8月）吃小龙虾，每次吃1kg（市售品、生重），平均每周吃3次，即在表格平均每次食用量一栏记录"460"（按龙虾可食部46%计），在进食次数一栏的"次/月"这一列记录"2"，即（2月×4周/月×3次/周）/12个月=2次/月。

同类食物的消费频次需累加，平均每次食用克数=总量/食用次数。例如过去1个月中共食用过1次葡萄干（100g），2次香蕉干（100g/次），则果干食用次数为3次/月，平均每次食用量为100g。

3. 饮料。

（1）碳酸饮料：如果汁型、果味型和可乐型碳酸饮料。果汁、果味型碳酸饮料包括橘汁汽水、橙汁汽水、混合果汁汽水等，可乐型碳酸饮料包括可乐、雪碧、七喜、芬达等。

（2）果蔬汁：如汇源果汁、农夫果园、100%果汁、浓缩果汁等纯果汁。

（3）果蔬汁饮料：如美汁源、果缤纷、冰糖雪梨等液体饮料，果珍、蜂蜜柚子茶等冲调饮料。

对于果珍、蜂蜜柚子茶等冲调型饮料，按1:7冲调比例换算成毫升数记录。如冲调10g果珍，表格中记录果珍饮料的消费量为80mL[即10×（1+7），10×8]。

（4）咖啡（按固体计，冲调比1:19）：包括速溶咖啡（小包装或袋装瓶装）以及现场制售咖啡店中的咖啡，以固体计，不可填写咖啡的毫升数。如饮用了200mL咖啡，在表格中记录咖啡的消费量为10g[200÷（1+19），200÷20]。

（2）食物频率调查

①在保证最大程度反映食用频次的条件下，尽可能以最小时间单位表示，食物频率调查问卷中进食次数（次/天、次/周、次/月、次/年）只需填一列（表6-4）。

表 6-4　　食物频率调查问卷填写示例

食物	是否食用 1 是 2 否	食用次数（单选）				平均每次食用量
		次/天	次/周	次/月	次/年	
主食						
大米及制品（米饭/米粉等）（按生重记录）	1	2				75g
油炸面食（油条、油饼、麻团、麻糕、麻花等）（按熟重记录）	1		3			60g
方便面（按面饼干重记录）	2					g
…						
蔬菜类（按可食部生重记录）						
绿叶蔬菜（菠菜、油菜、空心菜、小白菜等）	1		5			56g
…						

②询问平均每次食用量时应注意各食物后的记录说明，记录相应的生重或熟重、可食部或市售品重、干重或鲜重，必要时依据可食部比例（废弃率）、泡发膨胀率、生熟比等进行换算。

③同类食物消费频次累加，各次食用量相加，总食用量除以总食用频次即得平均每次食用量。

例：每周吃 1 次菠菜 60g；2 次油菜，共计 80g；2 次空心菜，每次 70g。则

绿叶蔬菜食用频率：1+2+2＝5 次/周

平均每次绿叶蔬菜食用量：60+80+2×70＝280g，280g÷5 次＝56g/次

④明显季节性的食物，依据食用总次数折算成每月、每周或每天的食用频率。

例 1：过去一年中有 6 月、7 月和 8 月吃西瓜，平均每周吃 3 次，每次吃 1kg。

合计 1 年的食用频率：3 次/周×4 周/月×3 个月/年＝36 次/年

折算成每月食用频率：36 次÷12 个月＝3 次/月

不再折算成每周和每天食用频率，建议填写每月食用频率。

例 2：夏季 6 月、7 月和 8 月每天吃 1 次黄瓜，其他季节每月吃 1 次，每次吃 100g。

合计 1 年的食用频率：（30+31+31）+9＝101 次/年

换算为每周频率：101 次/年÷52 周/年＝1.9 次/周，四舍五入为 2 次/周，不再折算成每天食用频率，建议填写每周食用频率。

⑤现场调查人员协助被调查对象估量食物（原料）进食量，学会借助食物容器（杯、匙、盘、碗等）、食物图谱、易随身携带的听装可乐等估计食物质量，预包装食品可参考包装上食品标签标注的质量，以提高膳食调查数据的准确性。

（3）核实数据及修订　调查结束后，全面检查问卷，看是否存在逻辑错误、数据填写不清、调查内容遗漏等问题，如需要，及时和调查对象进行核实订正。

（4）项目组完成某大学生食物消费频率调查 项目小组使用预先设计打印好的食物频率调查问卷，3人扮演调查员，另外1人扮演调查对象，完成近1年食物消费频率，做好调查问卷填写及核对。

2. 注意事项

（1）一般食物频率调查的食物种类较多，所回忆的时间段较长（如回忆过去1年内各类食物消费情况），调查所用时间可能较长，调查对象依从性会逐渐下降，因此需要调查员对所调查的内容比较熟悉，不能生硬（生搬硬套、照本宣科）地将各类食物读给受调查对象，应结合调查对象的文化程度、饮食习惯、生活环境用合适的用语解释调查内容，还应善于调动调查对象依从性，才能获得符合实际的食物消费数据。

（2）调查员应熟悉所调查食物本地供应情况，了解所调查食品的品种及常见的单位质量，熟悉食物可食部比例（废弃率）、泡发膨胀率、生熟比等，以便协助调查对象平均每次食用量估量。食物的可食部比例、部分食物的生熟比、部分食品的膨胀率可在《食物营养成分速查》中查询（表6-5），《中国食物成分表》每种食物均可查询可食部比例。

表6-5　　　　　　　　　　　　部分干燥食品的泡胀率

干海藻、海产品名称	膨胀方法	泡涨前质量/g	泡涨后质量/g	泡涨前盐分/%	泡涨后盐分/%	膨胀倍数
羊栖菜	水中浸20min	35	146	3.6	0.2	4
生羊栖菜	水中浸30min	45	210	2.4	0.1	5
昆布（日高产）	水中浸15min	70	170	7.1	0.5	2.5
快煮昆布	水中浸5min	50	145	20	1.5	3
昆布丝	水洗3min，换2次水	40	127	7.6	0.8	3
洋菜丝	水中浸30min	20	180	0.1	0	9
…	…					

注：数据来源于《食物营养成分速查（2006版）》。

（3）调查时间跨度长，调查食物种类多，调查对象回忆准确性下降，配合度下降，难以保证数据质量。食物频率调查问卷设计应合理设置回忆时间段和调查的食物种类数，或者采取不同时间段（不同月份、不同季节等）进行调查，提高调查对象依从性。

（4）入户调查过程中，调查员应真诚友善，抱有爱心和同理心，取得调查户积极配合，提高调查户依从性。

（5）膳食调查过程中，调查员要发扬专业精神、敬业精神和爱国精神，结合调查对象及其食物消费情况，宣传中华优秀传统饮食文化，推广具有中国特色的平衡膳食模式。

检查/评价阶段

完成本项目实验/实践报告与检查/评价报告，详见《食品营养与健康实践工作手册》。

 拓展提升

项目6-2 食物消费量调查：称重记账法

■ 决策/计划阶段

明确本模块的工作任务，达成共识后制订以下工作计划。

根据班级人数分成若干项目组（如4~5人/组），开展项目学习。以小组学习形式，熟悉食物质量称量方法；选择一志愿者，如学校教师，作为调查对象，调查其家庭一天食用油、盐等调味品摄入情况，熟悉称重记账法调查表设计和入户调查记录注意事项，学会用餐人日数、平均摄入量的计算。

■ 准备阶段

（1）了解利用食物成分表查询食物编码方法。
（2）熟悉称重记账法原理和方法要点。
（3）熟悉结存量、人日数等相关概念。
（4）准备《中国食物成分表》或《食物营养成分速查》。
（5）准备苹果、面包、米饭等食物。
（6）准备食物秤、水杯、饭碗等称量和容器具。
（7）准备记录用笔、纸、计算器等。

■ 实施阶段

任务6-2-1 食物质量的估计和称量

1. 实施步骤

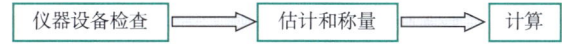

（1）仪器设备检查 食物称量前，检查食物秤电源电量，选择适当重量单位和量程，进行校准和调零。

（2）估重 依据食物图谱，或与罐装可乐（330mL）相比，通过目测或手感估计一个苹果、一个面包、一杯水重量、一碗米饭质量，做好记录。

（3）称量 使用食物秤称量苹果、面包、空水杯、空饭碗质量，水杯装水、饭碗装米饭后再次称重，做好记录。

（4）计算

$$估重偏差（\%） = \frac{估计质量 - 称量质量}{称量质量} \times 100\%$$

一杯水质量 = 装水后水杯质量 - 空水杯质量

一碗米饭质量 = 装米饭后饭碗质量 - 空饭碗质量

2. 注意事项

(1) 食物秤应放在坚硬平整的平面（台面、桌面、地面等）上。

(2) 熟悉食物秤开关、清零/去皮、称量单位转换等功能键的使用。

(3) 称量时，食物轻拿轻放；称量后，及时清洁整理食物秤。

(4) 依据称量食物的质量选择合适量程的食物秤。

(5) 食物估重在膳食调查中经常用到，应善于使用参照并结合称重不断提高食物估重的能力。

任务 6-2-2　家庭食用油和调味品消费量称重记账法调查

1. 实施步骤

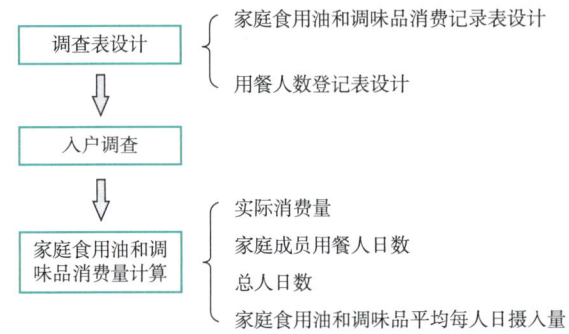

(1) 家庭食用油和调味品消费记录表设计　记录表能够完整记录调查期间食用油、食盐、糖、酱油、醋、调味酱、葱、姜、蒜等各种食用油和调味品结存量、每日购进量和废弃量、调查结束时剩余量，以便准确计算食用油和调味品实际消费量。

记录表应包含所有调查内容，食物名称、食物编码、结存量、购进或自产量、废弃量、调查日期等关键信息必不可少，质量单位（一般以 g 为单位）要明确。如食物品种多、调查时间长，记录表要留够空格；食物名称填写栏留出足够空间，满足某些食物复杂名称的填写。

表格尽可能简单明了，以便数据记录、汇总、计算和后期录入计算，同时表后备注填表说明，以备调查员及时查阅。家庭食用油和调味品食物消费记录表示例见表 6-6。

表 6-6　家庭食用油和调味品食物消费记录表示例

食物名称	食物编码	结存量/g	8月15日 购进或自产量/g	废弃量/g	8月16日 购进或自产量/g	废弃量/g	8月17日 购进或自产量/g	废弃量/g	…	合计 总购进或自产量/g	总废弃量/g	剩余总量/g
葵花籽油	192009	2300	0	50	0	0	0	0	…	0	50	2090
花生油	192007	1450	0	0	0	0	0	0	…	0	0	1425

续表

食物名称	食物编码	结存量/g	8月15日		8月16日		8月17日		…	合计		剩余总量/g
			购进或自产量/g	废弃量/g	购进或自产量/g	废弃量/g	购进或自产量/g	废弃量/g	…	总购进或自产量/g	总废弃量/g	
精盐	207102	45	0	0	250	0	0	0	…	250	0	235
绵白糖	181002	20	500	0	0	0	0	0	…	500	0	486
…									…			

（2）用餐人数登记表设计　用餐人数登记目的是通过记录调查对象每日用餐情况，获得就餐人日数，再结合调查期间食物消费情况，计算家庭成员每人日平均食用油和调味品摄入量。

登记表包含用餐人员、用餐日期、一日三餐、餐次比等关键信息；登记表要留够空格，满足调查时间长短的需要。

表格尽可能简单明了，以便数据记录、汇总、计算和后期录入计算，同时表后备注填表说明，以备调查员及时查阅。某家庭成员用餐登记表示例见表6-7。

表6-7　　　　　　　　　　某家庭成员用餐登记表示例

姓名	张家强			徐小凤			张小小			…		
在家烹调就餐吗？	早	中	晚	早	中	晚	早	中	晚	早	中	晚
8月15日	1	0	1	1	0	1	1	0	1			
8月16日	1	0	1	1	1	1	1	1	1			
8月17日	—	0	1	1	0	0	1	0	1			
…												
在家用餐人次数	2	0	3	3	1	2	3	1	3			
餐次比	0.3	0.3	0.4	0.2	0.4	0.4	0.3	0.4	0.3	—	—	—
在家用餐人日数		1.8			1.8			2.2			—	

注：0 不在家用餐；1 在家用餐；— 没吃。

（3）入户调查　取得调查户信任和配合，利用食物秤称取食用油和调味品质量，请调查户帮助记录每日食用油和调味品购买、食用、废弃及家庭成员用餐情况，调查员每日入户，核实记录，补充完善，填写食物消费记录表和用餐登记表。

查询《中国食物成分表》，填写食物消费量记录表中各食物的食物编码，用以后期营养成分摄入量分析。

（4）家庭食用油和调味品消费量计算

①实际消费量（可食总计）。

a. 计算购进总量。

b. 计算废弃总量。

c. 实际消费量（g）= 结存量+购进总量-废弃总量-剩余量

如示例表6-6中：

$$葵花籽油实际消费量=2300+0-50-2090=160（g）$$
$$精盐实际消费量=45+250-0-235=60（g）$$
$$绵白糖实际消费量=20+500-0-486=34（g）$$
$$花生油实际消费量=1450+0-0-1425=25（g）$$

②家庭成员用餐人日数。

合计调查期间早餐、午餐和晚餐的在家用餐人次数。

如示例表6-7中张家强：

$$早餐用餐人次数=1+1=2$$
$$午餐用餐人次数=0+0+0=0$$
$$晚餐用餐人次数=1+1+1=3$$

早餐、午餐、晚餐用餐次数分别乘以相应餐次比，合计得到调查时间用餐人日数。

人日数＝早餐用餐人次数×早餐餐次比+午餐用餐人次数×午餐餐次比+晚餐用餐人次数×晚餐餐次比

如示例表6-7中张家强：3d 用餐人日数＝2×0.3+0×0.3+3×0.4＝1.8

（5）总人日数计算　家庭各成员调查期间用餐人日数合计得到总人日数，又称为折合人日。

如示例表6-7中该家庭3d 总人日数＝1.8+1.8+2.2＝5.8

（6）家庭食用油和调味品平均每人日摄入量计算

食用油（或调味品）平均每人日摄入量＝食用油（或调味品）实际消费量÷总人日数

如示例表6-6和表6-7中：

该家庭食用油平均每人日摄入量＝（160+25）÷5.8＝185÷5.8＝31.9（g）

成员食用油和调味品消费量难以直接估量或称量，可以通过调查期间家庭总消费量和成员用餐人日总数占家家庭总人日数比例，计算得到家庭各成员每日平均消费量。

如示例表6-6和表6-7中：

张家强3d 调查期间在家消费食用油量＝185×（1.8÷5.8）＝57.4（g）

（7）项目小组完成某家庭食用油和调味品消费状况调查　现有某家庭成员构成及一周食用油和调味品购买、食用、废弃状况和用餐情况记录，项目小组设计家庭食物消费记录表和用餐登记表，计算食用油和调味品实际消费量，并计算该家庭平均每人日食用油和调味品摄入量。

某家庭一周食用油和调味品购买消费情况记录单

该家庭共计3口人：朱一飞 丈夫，身体健康，公司销售部门经理，外出洽谈为主业；赵燕，妻子，身体健康，家庭主妇；朱晓峰，儿子，高中生。

早中晚三餐餐次比：朱一飞 0.2∶0.4∶0.4；赵燕 0.3∶0.5∶0.2；朱晓峰 0.3∶0.3∶0.4

1. 周日（6月5日）

晚餐后剩余量：橄榄油1193g，白砂糖53g，酱油658g，精盐451g，味精26g，葱12g。

2. 周一（6月6日）

早餐：三口人；午餐：赵燕；晚餐：三口人。采购：葱30g。

3. 周二（6月7日）

早餐：三口人；午餐：赵燕，朱晓峰；晚餐：三口人。葱15g作为厨余垃圾处理。

4. 周三（6月8日）

早餐：赵燕，朱晓峰；午餐：赵燕；晚餐：赵燕，朱晓峰。采购：味精200g，葱38g。

> 5. 周四（6月9日）
> 早餐：赵燕，朱晓峰；午餐：朱晓峰；晚餐；赵燕，朱晓峰。
> 6. 周五（6月10日）
> 早餐：三口人；午餐：朱一飞，赵燕；晚餐；三口人。采购：葱34g，白砂糖500g。酱油39g、橄榄油煎炸后150g作为厨余垃圾处理。
> 7. 周六（6月11日）
> 早餐：全部在外吃；午餐：朱晓峰；晚餐；三口人。采购：葱25g。
> 8. 周日（6月12日）
> 三口人三餐全部在家吃。
> 晚饭后剩余：橄榄油773g、白砂糖500g、酱油554g、精盐279g、味精215g、葱0g。

2. 注意事项

（1）膳食调查最终目的是获得食物的摄入量，家庭食物消费调查时客人用餐也需要记录，计算实际消费量时按废弃扣除。

（2）食盐、味精（鸡精）、酱油、醋、调味酱、葱、姜、蒜、八角、孜然粉等调味品种类很多，一般调查选择食盐、味精（鸡精）、酱油、调味酱等与健康密切相关的调味品，具体依调查目的选定。

（3）入户调查时，若家里存放的食用油或调味品较多，超过了食物秤的量程，可用小的容器称出调查期间内食用量，并且嘱咐调查户在调查期间只使用放在小容器中的油或其他调味品。称结存量如带勺、盖等一起称量，应该做好备注，称取剩余量时应同样带勺、盖等一起称量（图6-4）。

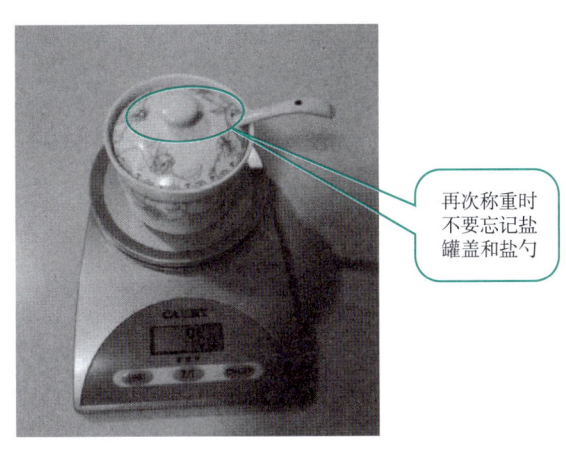

图 6-4　称重法：调料称重

（4）调查员应本人亲自称量所调查的食物，记录每天食物购进、食用、废弃情况。必要时请调查户协助称量，记录形式调查户自行选择，调查前可以设计调查户方便使用的记录表，入户时发给调查户记录用。

（5）入户调查，应真诚友善，抱有爱心和同理心，取得调查户积极配合，提高调查户依从性。

（6）膳食调查过程中，调查员要发扬专业精神、敬业精神和爱国精神，结合调查对象及其食物消费情况，宣传中华优秀传统饮食文化，推广具有中国特色的平衡膳食模式。

检查/评价阶段

完成本项目实验/实践与检查/评价报告，详见《食品营养与健康实践工作手册》。

模块七

吃的合理吗：
膳食营养评价

 学习目标

■ **知识与技能（Knowledge & Skills）**

掌握膳食营养评价主要内容；掌握膳食营养评价方法。能进行个体膳食能量和营养素摄入状况分析评价；能进行不同人群膳食营养摄入状况比较。

■ **过程与方法（Process & Steps）**

掌握项目学习、任务驱动式学习方法，提升角色扮演、合作学习能力，掌握综合应用知识调查自己或咨询对象（个体或群体）膳食营养问题的过程与方法。

■ **情感态度与价值观（Emotional Attitude & Values）**

培养爱岗敬业、认真负责、服务于民、平等待人、科学求实、精益求精、开拓创新的营养师职业精神；培养团队意识和合作精神；感悟营养调查等一线营养工作的艰辛、培养营养科学态度与奉献精神、弘扬营养科学（家）精神；培养劳动精神、创新意识、工匠精神；关注全民营养健康与消费教育。

模块导入

作为营养工作者，常常需要利用膳食调查数据进行膳食营养评价，回答如下问题：膳食营养满足机体需要程度如何？膳食食物构成合理吗？能量摄入过量吗？蛋白质、脂肪和碳水化合物摄入比例是否合适？钙、铁、锌、维生素A、维生素C、维生素E等矿物质和维生素摄入足够吗？摄入的蛋白质、钙、维生素C、维生素D等营养素质量如何？面对不合理的膳食，应该如何调整改善？

在本模块的学习中，我们将一起学习如何进行膳食营养分析评价，并通过亲自实践体验，为自己开展营养与健康指导、解决自身的膳食营养问题，并能针对特定的目前人群，开展膳食营养评价和指导工作。

本模块的实践内容及工作任务如下。

1. 技能训练：训练膳食营养评价技能，熟悉膳食营养评价工作要点。
2. 营养师上线：充当营养师或营养指导员（调查员）和调查对象，亲身体验膳食营养评价工作。

思维导图

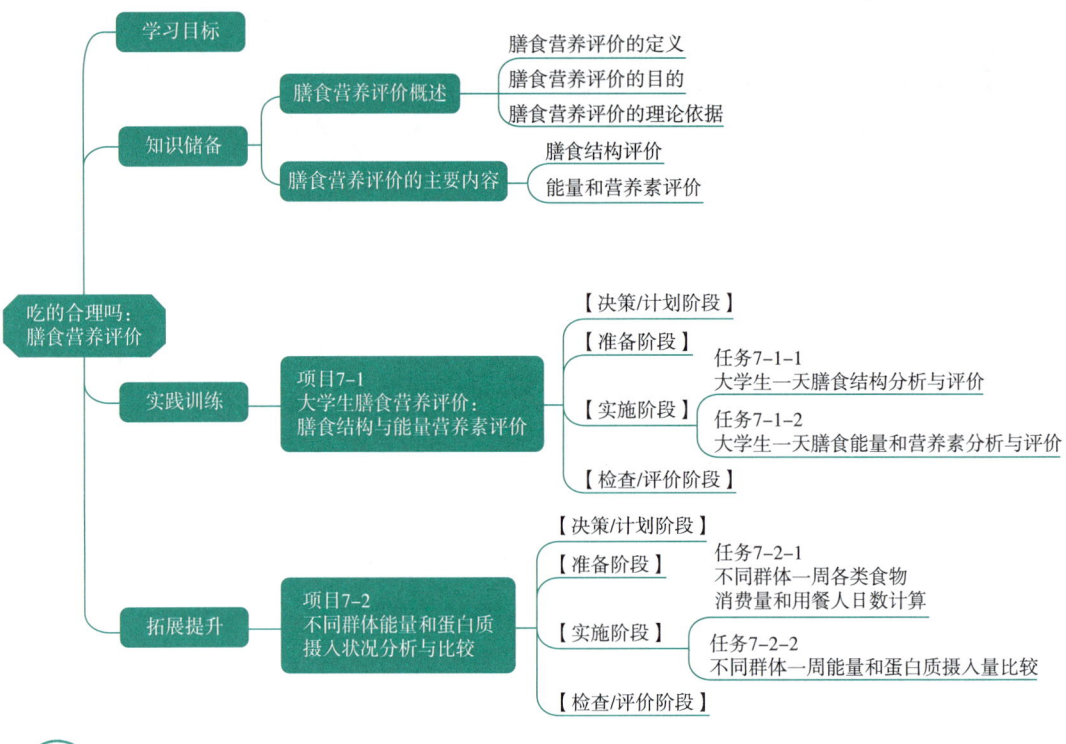

知识储备

知识点一

膳食营养评价概述

一、膳食营养评价的定义

膳食营养评价是利用膳食调查得到食物消费数据，分析调查人群或个体膳食结构、膳食能量和各营养摄入量及来源等，评价调查人群或个体营养满足程度。膳食营养评价是膳食调查工作的延续，是膳食调查的目的，是食物营养与健康工作重要组成部分。

二、膳食营养评价的目的

膳食营养评价一方面可以了解特定地区、人群或个体的膳食结构和营养状况，为制定膳食计划和营养指导、营养健康相关政策和社会发展规划提供科学依据；另一方面，可以为食物消费与营养和健康关系研究提供数据。

三、膳食营养评价的理论依据

膳食营养评价的主要依据中国居民平衡膳食模式和《中国居民膳食营养素参考摄入量（2023版）》。

知识点二

膳食营养评价的主要内容

膳食营养评价的内容包括膳食结构评价、能量和营养素评价两个方面。

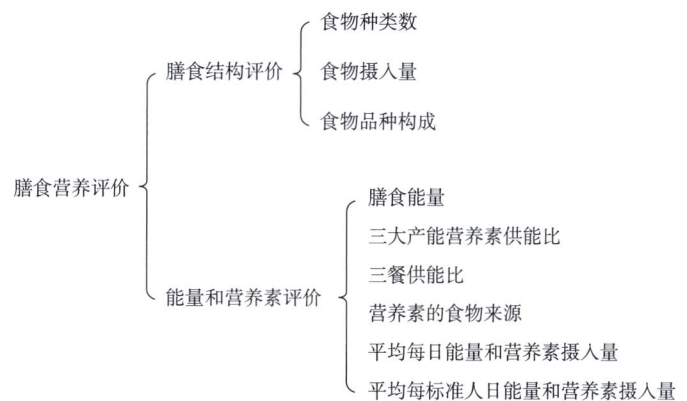

一、膳食结构评价

膳食结构是膳食中各类食物的数量及其在膳食中所占比重的概括性表述。膳食结构与社会和经济发展水平、地理气候等自然环境、文化风俗等人文环境密切相关，不同时期、不同国家、不同地区、不同阶层的膳食结构往往存在很大差异。改善不合理的膳食结构，形成良好的饮食习惯，可以有效提高营养与健康水平。通过分析评价膳食结构，可以发现影响营养与健康水平的饮食因素，为合理膳食指导提供依据。

膳食结构评价的基本方法是将膳食调查得到的食物进行归类，计算每日每类食物摄入量，与平衡膳食模式推荐的食物种类和数量比较，评价食物种类是否齐全、搭配是否合理、食物摄入量是否符合推荐量，并给出指导意见。

二、能量和营养素评价

1. 能量和三大产能营养素

膳食能量是膳食中各供能营养素质量（克）乘以相应的能量转换系数的总和。

碳水化合物、脂肪和蛋白质能够在体内代谢产生能量，称为三大产能营养素。

每克碳水化合物、蛋白质和脂肪在体内代谢产生的能量值称为能量系数，分别为 4kcal（17kJ）、4kcal（17kJ）和 9kcal（37kJ）；其中乙醇、膳食纤维和有机酸的能量系数分别为 7kcal（29kJ）、2kcal（8kJ）和 3kcal（13kJ）。

2. 营养素的食物来源

食物可分为植物性食物和动物性食物，进一步可分为谷薯类、蔬菜水果类、畜禽肉类、鱼虾蟹贝类、蛋乳类、大豆类、坚果种子类等，每类还可以依据功能特性再进一步细分。不同来源的营养素体内消化吸收不同，如乳及乳制品是钙的优质来源，人体消化吸收率高；肉类铁含量丰富，主要为血红素铁，可直接为机体吸收，消化吸收率高。不同来源的营养素营养价值不同，如动物性食物中蛋白质氨基酸种类和含量构成与人机体相近，为优质蛋白质，营养价值高。能量食物来源不同，反映了膳食结构是否合理。因此，分析营养素食物来源对于评价膳食结构、开展合理膳食指导具有重要意义。

3. 平均每标准人日营养素摄入量

个体年龄、性别、生理状况、劳动强度等不同，能量和营养素需求不同；同样的膳食摄入量能满足某一个体需要，但可能不满足另一个体需要。因此，不能简单地用平均每日营养素摄入量来比较不同个体、不同群体间膳食营养状况。以某一调查对象为标准，将平均每日营养素摄入量转换为平均每标准人日营养素摄入量（即标准人日营养素平均摄入量），以此进行各个体（群体）间膳食营养状况比较。

（1）标准人系数　以从事轻体力的体重 60kg 成年男子为标准人，以其能量供给量 2400kcal 作为 1，其他各类人员按其能量推荐量与 2400kcal 之比得到的系数即为标准人系数。

（2）调查个体平均每标准人日营养素摄入量　调查能够获得调查对象个体食物消费量数据，按下式计算具体个体平均每标准人日营养素摄入量。

平均每标准人日营养素摄入量＝平均每人日膳食营养素摄入量÷标准人系数

（3）混合群体（包含不同特征的个体）平均每标准人日营养素摄入量　膳食调查得到包含不同特征个体的混合群体的食物消费量数据，不能得到具体每个调查对象食物消费量数据，按下列公式计算混合群体平均每标准人日营养素摄入量。

平均每人日营养素摄入量＝调查群体总的膳食营养素摄入量÷总人日数

混合系数＝（调查对象 1 标准人系数×调查对象 1 人日数＋调查对象 2 标准人系数×调查对象 2 人日数＋…＋调查对象 n 标准人系数×调查对象 n 人日数）÷总人日数

平均每标准人日营养素摄入量＝平均每人日膳食营养素摄入量÷混合系数

总体而言，同一均匀群体（包含同一特征的个体）间膳食营养摄入量比较，可直接使用平均每人日营养素摄入量，如不同学校或不同地区小学二年级男生膳食营养状况评价，不同社区、不同地区间 65~79 岁女性老人膳食营养状况评价；混合群体间膳食营养摄入量比较，需要使用平均每标准人日营养素摄入量，如不同家庭间膳食营养状况评价，不同社区间老年人食营养状况评价，不同年级小学生间的膳食营养状况评价。

> **思政之窗**
>
> ### 营养健康与消费教育：膳食指数法（Dietary indices）及其常见种类
>
> 现代营养学越来越多地关注膳食的整体质量，而不是单一营养素或者单一食物的健康效应。为此，一种膳食综合质量评价方法——膳食指数法（Dietary indices）受到青睐。消费者在日常饮食及选择食物时，需更多地关注膳食搭配与食物整体质量。
>
> 膳食指数法是以膳食指南或其他已有的营养知识为基础，与现有的膳食建议对比进行评分的方法。膳食指数法关注膳食整体质量，是膳食综合质量评价方法，结果用于膳食质量评估，探究膳食质量影响因素，研究膳食质量与健康结局之间的关系。膳食指数依据评分纳入的食物或营养素成分不同分为3大类：以营养素为基础的膳食指数、以食物和食物种类为基础的膳食指数、包含营养素和食物种类或饮食行为的混合膳食指数。常见的膳食指数有如下几种。
>
> （1）膳食质量指数（Diet quality index，DQI） 以美国食品和营养公告中推荐的标准为基础建立的混合膳食指数，现在也建立了用于不同国家膳食质量比较的国际膳食质量指数（Diet quality index-international，DQI-I）。
>
> （2）健康饮食指数（Healthy eating index，HEI） 以美国居民膳食指南为依据建立的混合膳食指数，用于监测美国人群的膳食摄入量，在HEI主要版本基础上还衍生了替代的健康饮食指数（Alternative health eating index，AHEI）。
>
> （3）中国膳食平衡指数（Diet balance index，DBI） 是依据《中国居民膳食指南》建立的适用于评价中国居民饮食的指数，是以食物及食物种类为基础的膳食指数的代表。最新版DBI—2022将能量细化成11个水平，可用于不同人群和个体膳食营养评价。
>
> （4）营养质量指数（Nutritional quality index，NQI） 是计算营养素达到推荐量的程度，纳入评分的营养素包括蛋白质、脂肪、胆固醇、膳食纤维、胡萝卜素等35种，包含的营养素范围广。
>
> （5）炎症饮食指数（Dietary inflammatory index，DII） 以炎症相关的食物和营养素作为评分纳入成分，以现有的相关文献为基础，依据膳食营养成分对6种炎症标志物的影响进行评分。DII是针对特定目的而制定的膳食指数，类似的膳食指数还有防治高血压饮食（Dietary approaches to stop hypertension，DASH）等。

实践训练

项目7-1 大学生膳食营养评价：膳食结构与能量营养素评价

■ 决策/计划阶段

明确本模块的工作任务，达成共识后制订以下工作计划。

某大学生,男,身高172cm,90kg,血糖、血脂、血压正常,没有不适感觉。该生希望形成良好的饮食习惯,预防营养相关疾病的发生。现通过询问得到该男生一天食谱(表7-1)。根据班级人数分成若干项目组(如4~5人/组),开展项目学习。以小组学习形式,依据该食谱进行膳食结构和营养分析评价,并给出具体指导意见。

表7-1　　　　　　　　　　某大学男生一天食谱

餐次	菜品	食材(原材料)	1. 市售品 2. 可食部	数量/g
早餐	牛奶	牛奶	2	250
	油条	油条	2	170
	三明治	鸡蛋	2	50
		培根	2	40
		面包	2	50
午餐	米饭	粳米	2	250
	尖椒牛柳	牛柳	2	50
		尖椒	1	20
	西葫芦炒肉片	西葫芦	1	40
		瘦猪肉	2	40
	木耳山药合炒	水发木耳	2	30
		山药	1	20
	清炒小白菜	小白菜	1	50
晚餐	米饭	米饭	2	200
	红烧肉	五花肉	2	120
		百叶结	2	15
	鲜菇炖鸡肉	鲜香菇	1	35
		鸡胸肉	2	40
	茄汁有机花菜	花菜	1	30
		西红柿	1	30
零食	饼干	饼干	2	60
	苹果	苹果	1	160
油盐	食用油	花生油	2	35
	盐	精盐	2	12

■ **准备阶段**

(1) 熟悉中国居民平衡膳食模式及特点。

(2) 了解超重、肥胖、糖尿病、血脂异常、高血压、动脉硬化、冠心病、脑卒中等营养相关疾病的判定标准和危险因素。

（3）熟悉生理状况分类和劳动强度分级。

（4）熟悉利用食物成分表查找各食物营养素含量。

（5）熟悉膳食营养素摄入量计算方法。

（6）准备《中国食物成分表》。

（7）记录用笔、纸、计算器等。

【微课】膳食结构分析与评价

■ 实施阶段

任务 7-1-1 大学生一天膳食结构分析与评价

1. 实施步骤

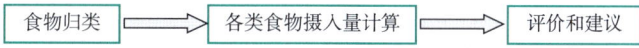

食物归类 ⟹ 各类食物摄入量计算 ⟹ 评价和建议

（1）食物归类　依据中国居民平衡膳食模式，将食物归类，计数各类食物种类数。

（2）各类食物摄入量计算

①膳食结构分析均以生的可食质量进行比较分析。

②调查时获得的市售品（市品）质量，应依据《中国食物成分表》中的可食部百分比转换为可食质量；调查时获得的熟食质量，应转换为生食质量。

③某些食物原料（食材）不同加工处理方法得到食物性状不同，单位质量食物中食物原料（食材）含量相差较大，需要折算后相加归为同一类食物摄入总量。

如大豆及其制品需换算成干豆量，其中豆腐、香干、豆浆、腐竹、豆腐皮等可按蛋白质含量折算为大豆干重，煮黄豆（黄豆炖猪脚）可按黄豆泡发率折算为大豆干重，折算后再相加合计为大豆及其制品摄入量；乳及乳制品需换算成鲜乳量，其中乳粉、酸乳等可按蛋白质含量折算为鲜乳质量，自冲泡的液体乳按加入的乳粉折算为鲜乳质量，折算后再相加合计为乳及乳制品摄入量。也可按图 5-4 所示直接进行互换。

（3）评价和建议

①依据中国居民平衡膳食模式食物构成特点分析评价和建议。

②中国居民平衡膳食模式建议的各类食物摄入量是一个平均值和比例，日常生活中无需天天如此，一段时间内符合平均值和比例构成即可；建议日常膳食能够常常遵循中国居民平衡膳食模式推荐的各类食物比例。

③日常膳食除了遵循中国居民平衡膳食模式建议的平均值和比例外，还要注意一日三餐食物分配，一日三餐各种食物分配和用餐时间应与个体作息时间和劳动强度适应。

2. 注意事项

（1）不同年龄、性别、生理状态、劳动强度的调查对象能量需要量不同，按《中国居民膳食指南（2022）》提供的相应能量需要水平的平衡膳食模式和食物量进行评价。

（2）膳食调查数据至少是 24h 食物消费量数据。膳食调查天数多、日期长，获得的膳食结构代表性强，能够反映调查对象实际膳食结构。

（3）油盐等调味品消费量数据通常由称重记账法获得。

（4）备孕妇女、孕期妇女、哺乳期妇女、婴幼儿、学龄前儿童、学龄儿童、老年人等特定人群，在平衡膳食模式基础上，应参照特定人群膳食指南对膳食结构进行评价和建议。

【微课】膳食调查结果
计算与分析

任务 7-1-2　大学生一天膳食能量和营养素分析与评价

1. 实施步骤

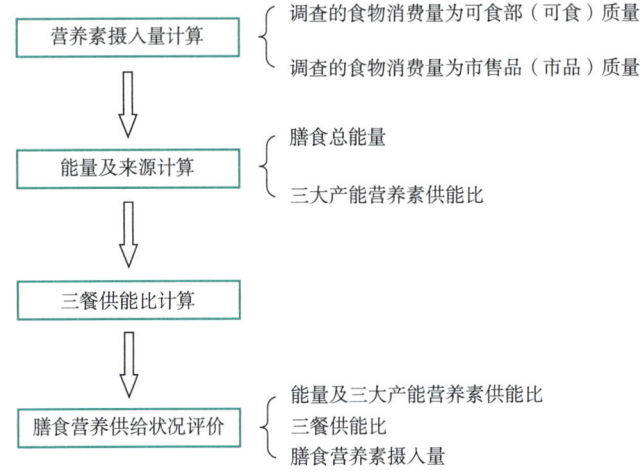

（1）营养素（能量除外）摄入量计算

①调查的食物消费量为可食部（可食）质量。

　　某营养素摄入量＝食物 1 可食部质量×食物 1 中该营养素含量＋食物 2 可食部质量×
　　　　　　　　　食物 2 中该营养素含量＋…＋食物 n 可食部质量×食物 n 中该营养素含量

②调查的食物消费量为市售品（市品）质量。

　　某营养素摄入量＝食物 1 市（售）品质量×食物 1 可食部比例×
　　　　　　　　　食物 1 中该营养素含量＋食物 2 市（售）品质量×食物 2 可食部比例×
　　　　　　　　　食物 2 中该营养素含量＋…＋食物 n 市（售）品质量×
　　　　　　　　　食物 n 可食部比例×食物 n 中该营养素含量

（2）能量及来源计算

①膳食总能量。

　　膳食总能量＝膳食蛋白质摄入量×4＋膳食碳水化合物摄入量×4＋膳食脂肪摄入量×
　　　　　　　　9＋乙醇摄入量×7＋膳食纤维摄入量×2＋有机酸摄入量×3

②三大产能营养素供能比。

膳食结构与目前慢性病患病率及其发生发展密切相关。分析三大产能营养素供能比及其食物来源，可以评价膳食结构是否合理，为合理膳食指导提供依据。

　　　　蛋白质供能比＝（蛋白质摄入量×4）÷摄入总能量×100%
　　　碳水化合物供能比＝（碳水化合物摄入量×4）÷摄入总能量×100%
　　　　脂肪供能比＝（脂肪摄入量×9）÷摄入总能量×100%

(3) 三餐供能比计算　三餐食物量的分配应与作息时间和劳动状况相匹配，适应工作生活的需要，有利于维护机体健康。

$$早餐供能比 = （早餐摄入的能量÷一天摄入的总能量）\times 100\%$$
$$午餐供能比 = （午餐摄入的能量÷一天摄入的总能量）\times 100\%$$
$$晚餐供能比 = （晚餐摄入的能量÷一天摄入的总能量）\times 100\%$$

(4) 膳食营养供给状况评价　参照《中国居民膳食指南（2022）》及《中国居民膳食营养素参考摄入量（2023版）》（以下简称《DRIs（2023）》）分析摄入量是否达到了要求，评定能量及其他膳食营养满足机体需要程度。

①膳食能量及三大产能营养素供能比。将计算所得平均每日能量供给量及三大产能营养素供能比列表（表7-2），与《DRIs（2023）》建议值进行比较。

表7-2　　　　　　　　　膳食能量及三大产能营养素供能比

产能营养素	供给能量/kcal	占膳食总能量比例/%	占比建议值/%
蛋白质			10~20
脂肪			20~30
碳水化合物			50~65
合计			

注：年龄、性别、生理状态、劳动强度不同，能量需求不同，建议值参见《DRIs（2023）》。

评价要点：

a. 将膳食总能量与中国居民膳食能量需要量（EER）比较，对于个体（有具体每日食物消费量数据），评估能量摄入不足的可能性；对于群体（有群体总的食物消费量数据，没有具体每个调查对象的食物消费量数据），评估能量是否摄入不足。

b. 三大产能营养素供能比适宜，在建议值范围内。年龄、性别、生理状态、劳动强度不同，如少年儿童和退休老人，三大产能营养素供能比建议值不同，针对特定人群选择合适的建议值范围进行分析比较。

c. 目前超重、肥胖、高血脂、高血压、心脑血管疾病等慢性病患病率持续增高，与食用油和动物性食物摄入比例增加有关，应重点关注蛋白质和脂肪供能比。

d. 能量应主要来源于碳水化合物，足够的碳水化合物具有节省蛋白质作用。

②三餐供能比。按照一般个体作息时间和劳动状况，以早、中、晚餐供能各占30%、40%和30%为宜；如果职业比较特殊、每天2餐等特殊情况，可以按身体活动需求确定三餐供能比。

③膳食营养素摄入量分析。将计算所得平均每日营养素摄入量列表，与《DRIs（2023）》建议值进行比较（表7-3）。

表7-3　　　　　　　膳食营养素摄入量与摄入量建议值比较

营养素	平均每日摄入量	摄入量建议值（RNI或AI）	占摄入量建议值比例/%	可耐受最高摄入量（UL）
蛋白质/g				

续表

营养素	平均每日摄入量	摄入量建议值（RNI或AI）	占摄入量建议值比例/%	可耐受最高摄入量（UL）
脂肪/g				
维生素A/μgRAE				
硫氨酸/mg				
核黄素/mg				
…				

评价要点：

a. 膳食营养素摄入量在摄入量建议值（RNI或AI）90%~110%，膳食营养状况良好。

b. 膳食营养素摄入量不能超过可耐受最高摄入量（UL）。

2. 注意事项

（1）充分熟悉食物成分表构成，能够熟练查询各种食物的营养成分。

（2）正确理解膳食营养参考摄入量概念及在个体和群体中的应用。

（3）营养素的食物来源可影响吸收和利用，营养素同样摄入量，来源不同，营养价值不同。可能条件下，进一步开展营养素食物来源分析评价具有特殊意义。

▍检查/评价阶段

完成本项目实验/实践报告与检查/评价报告，详见《食品营养与健康实践工作手册》。

拓展提升

项目7-2 不同群体能量和蛋白质摄入状况分析与比较

▍决策/计划阶段

明确本模块的工作任务，达成共识后制订以下工作计划。

中小学生身体生长发育迅速，活泼好动，学习任务重，对能量和营养素需求高，合理膳食营养对中小学生健康成长非常重要。某县教育局打算了解不同类型学校学生能量和蛋白质摄入情况，为制定学生餐政策提供依据。该教育局经初步调查，得到一所九年寄宿制学校（小学和初中）和一所寄宿制高中一周各类食物消费量及学生用餐状况记录。根据班级人数分成若干项目组（如4~5人/组），开展项目学习。分析比较这两所学校能量和蛋白质摄入状况。

九年寄宿制学校供餐状况记录

1. 用餐人数

周一至周五用餐人数（不包括周五晚餐）：小学一年级、二年级、三年级、四年级、五年级和六年级用餐人数男生分别为115，136，140，121，106和112人，女生分别为125，104，95，114，129和118人；初一、初二和初三用餐人数男生分别为156，147和151人，女生分别为164，168和157人。

周五不供应晚餐，学生周末休假回家；周六周日不供餐，学生周日在家晚饭后返校。

2. 食物结存、购买、废弃、剩余情况

所购蔬菜、水果均以市售品计量，学校食堂需摘拣清洗后使用；奶制品按可食部计量；大豆及制品均以可食部计量；肉制品按常规以市售品计量，有标注除外。

周一

前天剩余：酸奶12kg，鸡蛋162kg，大米532kg，玉米糁185kg，面粉766kg，调和油（菜籽油+棕榈油）260kg，食盐201kg，白糖36kg，酱油20kg，味精5.4kg。

购买：猪肉72kg，猪小排236kg，鸡翅500kg，鸡腿500kg，酸奶236kg，鸡蛋300kg，包菜268kg，四季豆160kg，苋菜211kg，茄子165kg，西红柿40kg，菠菜43kg。

废弃：无。

周二

购买：猪肉72kg，猪大排212kg，南豆腐224kg，丝瓜93kg，茭白312kg，西红柿79kg，胡萝卜79kg，青椒127kg，空心菜154kg，大米1000kg，苹果259kg。

废弃：调和油（菜籽油+棕榈油）1kg。

周三

购买：猪肉72kg，猪五花肉16kg，酸奶236kg，鸡蛋300kg，包菜90kg，丝瓜185kg，豇豆274kg，西红柿40kg，平菇38kg，空心菜154kg，调和油（菜籽油+棕榈油）350kg，食盐100kg，白糖20kg，酱油20kg。

废弃：无。

周四

购买：猪肉72kg，猪大排212kg，千张64kg，黄瓜251kg，四季豆160kg，西红柿40kg，胡萝卜79kg，菠菜173kg，青椒127kg，平菇38kg，香蕉340kg。

废弃：调和油（菜籽油+棕榈油）1kg。

周五

购买：猪肉22kg，牛肉（无骨）130kg，鸡蛋100kg，丝瓜56kg，四季豆160kg，豇豆93kg，苋菜92kg，大米1000kg，玉米糁150kg，面粉700kg，苹果155kg。

废弃：无。

最后剩余：鸡翅82kg，鸡腿110kg，酸奶126kg，鸡蛋216kg，调和油（菜籽油+棕榈油）261kg，食盐192kg，白糖32kg，酱油22kg，味精3.1kg，大米615kg，玉米糁179kg，面粉775kg，苹果94kg。

寄宿制高中学校供餐状况记录

1. 用餐人数情况

周一至周五（一日三餐，周五晚餐除外）用餐人数：高一、高二和高三用餐人数男生分别为224，214和206人，女生分别为206，206和209人。

周五周末放假回家，部分学生在校用餐（周五晚餐）：高一、高二和高三用餐人数男生分别为94，134和187人，女生分别为87，98和146人。

周六不供餐，周日供晚餐，部分学生用餐：高一、高二和高三用餐人数男生分别为122，101和156人，女生分别为89，90和123人。

2. 食物结存、购买、废弃、剩余情况

所购蔬菜、水果均以市售品计量，学校食堂需摘拣清洗后使用；奶制品按可食部计量；大豆及制品均以可食部计量；肉制品按常规以市售品计量，有标注除外。

周天

前天剩余：虾皮57kg，鸡蛋100kg，大米649kg，黄米128kg，玉米糁127kg，绿豆425kg，面粉723kg，调和油（菜籽油+棕榈油）203kg，食盐51kg，白糖22kg，酱油6.8kg，味精5.6kg。

购买：猪肉 51kg，猪大排 149kg，鸡翅 200kg，鸡腿 300kg，豆腐干 67kg，鸡蛋 100kg，酸奶 152kg，四季豆 74kg，茭白 96kg，冬瓜 30kg，菠菜 80kg，青椒 52kg，平菇 24kg，空心菜 71kg，土豆 90kg，苹果 119kg。

废弃：无。

周二

购买：猪肉 51kg，猪五花肉 111kg，对虾 118kg，酸奶 152kg，丝瓜 86kg，豇豆 73kg，苋菜 97kg，西红柿 26kg，冬瓜 30kg，西葫芦 97kg，青椒 71kg，娃娃菜 71kg，香蕉 172kg。

废弃：无。

周三

购买：猪肉 51kg，牛肉 89kg，南豆腐 213kg，鸡蛋 100kg，酸奶 152kg，包菜 83kg，黄瓜 77kg，丝瓜 29kg，四季豆 74kg，茭白 96kg，苋菜 97kg，茄子 97kg，西红柿 26kg，菠菜 80kg，食盐 60kg，酱油 8kg，苹果 119kg。

废弃：调和油（菜籽油+棕榈油）1.5kg。

周四

购买：猪肉 51kg，猪小排 166kg，草鱼肉片（无骨）101kg，酸奶 152kg，包菜 83kg，豇豆 74kg，西红柿 26kg，胡萝卜 49kg，冬瓜 30kg，黄豆芽 71kg，西葫芦 65kg，杏鲍菇 71kg，空心菜 47kg，大米 1000kg，黄米 100kg，玉米糁 100kg，面粉 700kg，香蕉 172kg。

废弃：无。

周五

购买：猪肉 42kg，猪大排 124kg，千张 51kg，鸡蛋 100kg，酸奶 127kg，丝瓜 24kg，茭白 96kg，韭菜 66kg，青椒 40kg，调和油（菜籽油+棕榈油）200kg，苹果 100kg。

废弃：无。

周日

购买：猪肉 109kg，猪大排 64kg，包菜 18kg，黄瓜 17kg，四季豆 16kg，西红柿 16kg。

废弃：无。

最后剩余：鸡翅 86kg，鸡腿 26kg，虾皮 32kg，鸡蛋 100kg，大米 617kg，黄米 140kg，玉米糁 139kg，绿豆 296kg，面粉 603kg，调和油（菜籽油+棕榈油）190kg，食盐 47kg，白糖 19kg，酱油 5.2kg，味精 2.6kg，苹果 31kg。

■ 准备阶段

（1）了解称重记账法基本原理和方法要点。

（2）熟悉生理状况分类和劳动强度分级。

（3）熟悉利用食物成分表查找各食物营养素含量。

（4）熟悉膳食营养素摄入量计算方法。

（5）准备《中国食物成分表》。

（6）准备记录用笔、纸、计算器等。

■ 实施阶段

任务 7-2-1　不同群体一周各类食物消费量和用餐人日数计算

1. 实施步骤

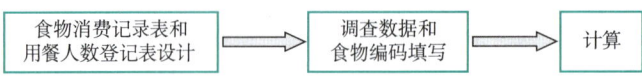

（1）食物消费记录表设计　食物消费记录表能够完整记录调查期间各种食物结存量、每日各种食物购进量和废弃量、调查结束时各种食物剩余量，以便准确计算各种食物实际消费量。

记录表包含所有调查内容，食物名称、市售品（市品）、可食部（可食）、食物编码、结存量、购进量、废弃量、购进及废弃时间等关键信息必不可少，质量单位要明确；如食物品种多、调查时间长，记录表要留够空格；食物名称项留出足够空间，满足某些食物复杂名称的填写。

表格尽可能简单明了，以便数据记录、汇总、计算和后期录入计算，同时表后备注填表说明，以备调查员及时查阅（表7-4）。

表 7-4　　　　　　　　　　　　食物消费记录表

食物名称		大米		猪肉		大白菜		某品牌花生油	...
		市品	可食	市品	可食	市品	可食		...
食物编码									
结存量/g		500		0		300		450	
××月××日	购进/g	0		750		1500		0	
	废弃/g	0		25		0		100	
××月××日	购进/g	5000		1000		0		0	
	废弃/g	0		0		0		0	
××月××日	购进/g	0		250		0		0	
	废弃/g	0		0		0		50	
...	...								
购进总量/g		5000		2000		1500		0	
废弃总量/g		0		25		0		150	
剩余量/g		3600		250		800		0	220
实际消费量/g		1900		1725		700		150	230
实际消费量（可食总计）/g		1900		1725		773			230

注：1. 食物名称：食物的商标+名称，需要详细记录食物品牌，以利于准确填写食物编码。
2. 购买或废弃的食物的质量填在相应的市品或可食栏内。

市品，即市售品，指购买或废弃的食物尚未去掉不可食用部分，如尚未去皮的香蕉、带骨头的猪肉、带骨的鱼、未去根的芹菜等。

可食，即可食部，指购买或废弃掉的食物已去掉不可食部分，已经完全可以食用，如精瘦肉、削皮去核的苹果、鱼肉片、摘好的净菜等。

（2）用餐人数登记表设计　用餐人数登记目的是通过记录调查对象每日用餐情况，获得就餐人日数，再结合调查期间食物消费情况，计算食物平均每人日摄入量。

为了比较不同单位和不同人群平均每人日摄入量，还需要收集年龄、性别、生理状况、劳动强度等数据，用于计算平均每标准人日摄入量。

登记表包含所有调查内容,一日三餐、餐次比、年龄、性别、生理状况、劳动强度、用餐日期等关键信息必不可少;登记表要留够空格,满足调查时间长短的需要;食物名称项留出足够空间,满足某些食物复杂名称的填写。表格尽可能简单明了,以便数据记录、汇总、计算和后期录入计算,同时表后备注填表说明,以备调查员及时查阅。

如调查对象为部队战士,用餐人员在年龄、性别和劳动强度上差别不大时,只需准确记录用餐人次数,不用细分年龄和劳动强度记录。

如调查对象是中小学生,6岁~、7岁~、8岁~、9岁~、10岁~、11岁~、14~17岁等不同年龄段、不同性别的中小学生每日能量需要量不同,劳动强度相似,用餐人数登记可以按年龄、性别分别记录(表7-5)。

表 7-5　　　　　　　　　　某小学学生用餐登记表(男)

调查对象	6岁~			7岁~			8岁~			9岁~			…
	早	中	晚	早	中	晚	早	中	晚	早	中	晚	
××月××日	20	22	22	25	25	23	26	27	27	30	30	30	
××月××日	22	22	22	25	25	25	25	27	27	30	30	30	
××月××日	19	21	22	25	25	25	26	27	27	30	30	30	
…													
用餐总人次	61	65	66	75	75	73	77	81	81	90	90	90	
餐次比	0.3	0.3	0.4	0.3	0.3	0.4	0.3	0.3	0.4	0.3	0.3	0.4	
总人日数		64			74			80			90		
总人日数合计						308							

如调查对象是成年人群,18岁~、50岁~、60岁~等不同年龄段、不同性别、不同劳动强度的成年人每日能量需求不同,用餐人数登记可以按年龄段、性别、劳动强度分别记录(表7-6)。

表 7-6　　　　　　　　　　某物业公司员工用餐登记表

调查对象		18岁~						50岁~						…
		男			女			男			女			
		轻	中	重	轻	中	重	轻	中	重	轻	中	重	
××月××日	早													
	中													
	晚													
…	…													
用餐总人次	早													
	中													
	晚													

续表

调查对象	18 岁~						50 岁~						...
	男			女			男			女			
	轻	中	重	轻	中	重	轻	中	重	轻	中	重	
餐次比 早													
中													
晚													
总人日数													

劳动强度：

（1）轻度身体活动：75%时间坐或站立、25%时间特殊职业活动，如办公室工作、修理电器钟表、售货员、酒店服务员、化学实验操作、讲课等。

（2）中度身体活动：25%时间坐或站立、75%时间特殊职业活动，如学生日常活动、机动车驾驶、电工安装、车床操作、金工切割等。

（3）重度身体活动：40%时间坐或站立、60%时间特殊职业活动，如非机械化农业劳动、炼钢、舞蹈、体育运动、装卸、采矿等。

如调查家庭，儿童青少年、成年人、老年人等不同年龄段调查对象可能都存在，生理状况和劳动强度也会不同，调查对象每日能量需求不同，用餐人数登记可以按年龄、性别、生理状况、劳动强度分别记录（表7-7）。

表 7-7　　　　　　　　　　　某家庭成员用餐登记表

姓名									...
年龄									
性别									
生理状况									
劳动强度									
在家烹调就餐吗？	早	中	晚	早	中	晚	早	中	晚
××月××日									
××月××日									
××月××日									
...									
在家用餐人次数									
餐次比	—			—			—		
在家用餐人日总数	—			—			—		

注：1. 生理状况：1 正常；2 孕妇；3 乳母。

2. 劳动强度：

（1）轻度身体活动：75%时间坐或站立、25%时间特殊职业活动，如办公室工作、修理电器钟表、售货员、酒店服务员、化学实验操作、讲课等。

（2）中度身体活动：25%时间坐或站立、75%时间特殊职业活动，如学生日常活动、机动车驾驶、电工安装、车床操作、金工切割等。

（3）重度身体活动：40%时间坐或站立、60%时间特殊职业活动，如非机械化农业劳动、炼钢、舞蹈、体育运动、装卸、采矿等。

（3）填写调查数据　依据调查对象提供的食物购买、食用、废弃及用餐情况记录，进行整理汇总，填写到食物消费量记录表和用餐人数登记表中。

（4）填写食物编码　查询《中国食物成分表》，填写食物消费量记录表中各食物的食物编码。

（5）计算

①实际消费量。

a. 计算购进总量。

b. 计算废弃总量。

c. 实际消费量（g）=结存量+购进总量-废弃总量-剩余量

总计可食（可食部）实际消费量，需要将市品（市售品）消费量换算成可食（可食部）消费量。

称重记账法许多食物无法获得可食（可食部）质量，需要以市品（市售品）质量乘以该食品可食部%得到可食（可食部）质量，可食（可食部）质量合计即得按可食总计的实际消费量。

如示例表7-4中大白菜：实际消费量（g）=市售品实际消费量×可食部%+可食部实际消费量=700×0.89+150=773（g）。

②人日数。

a. 分别计算出调查期间早餐、午餐和晚餐的用餐人次数。

b. 用各餐用餐人次数分别乘以各餐次的餐次比，从而得到调查时间早餐、午餐、晚餐分别相当于多少人日数。

c. 将各餐次的人日数相加，得到总人日数（总的折合人日）。

总人日数=早餐用餐人次数×早餐餐次比+中餐用餐人次数×中餐餐次比+晚餐用餐人次数×晚餐餐次比

2. 注意事项

（1）食物通常为生的市售品（市品）原料，熟食需要单独记录。如食物成分表中没有该熟食的数据，还需按生熟比换算成生的原料量。

（2）调查记录要仔细，不要漏掉酱油、味精（鸡精）、葱、姜、蒜、酱等调味品，不要漏掉绿豆、杂豆、小米等各种小杂粮，不要漏掉糖果、糕点、饮料等零食。

（3）调查目的不同，就餐人数登记记录的内容不同，应依据调查目的增减用餐记录表内容。如调查学生在校各类食物消费情况，学校只供应午餐和晚餐，就餐人数记录表中则不需早餐选项；如调查家庭成员食用油消费情况，一日三餐均要记录，还要记录调查期间客人用餐情况。

（4）入户调查过程中，应抱有爱心和同理心，取得调查户积极配合，提高调查户依从性。

（5）膳食调查过程中，调查员要发扬专业精神、敬业精神和爱国精神，结合调查对象及其食物消费情况，宣传中华优秀传统饮食文化，推广具有中国特色的平衡膳食模式。

任务 7-2-2　不同群体一周能量和蛋白质摄入量比较

1. 实施步骤

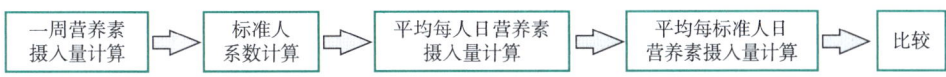

（1）计算一周营养素摄入量　依据食物消费记录表，分别计算两所寄宿制学校一周能量和蛋白质总摄入量。

营养素摄入量计算方法参见项目 7-1-2 能量和营养素分析与评价部分。

（2）计算标准人系数　按标准人系数定义：标准人系数＝调查对象能量需要量（kcal）÷2400kcal

如查中国居民膳食能量需要量（EER）表，得知 6 岁、7 岁、8 岁、9 岁的男孩的 EER（学生设为中度身体活动）分别为 1600kcal，1700kcal，1850kcal 和 1950kcal，则标准人系数为：

6 岁男孩标准人系数 = 1600÷2400 = 0.67
7 岁男孩标准人系数 = 1700÷2400 = 0.71
8 岁男孩标准人系数 = 1850÷2400 = 0.77
9 岁男孩标准人系数 = 1950÷2400 = 0.81

（3）计算平均每人日营养素摄入量

平均每人日营养素摄入量＝调查群体总的膳食营养素摄入量÷总人日数

如示例表 7-5 中，假设周一到周三期间 6~9 岁男孩铁的总摄入量为 4050mg，则

平均每人日铁摄入量 = 4050÷308 = 13.15（mg）

（4）计算平均每标准人日营养素摄入量

混合系数＝（调查对象 1 标准人系数×调查对象 1 人日数+调查对象 2 标准人系数×调查对象 2 人日数+…+调查对象 n 标准人系数×调查对象 n 人日数）÷总人日数

平均每标准人日营养素摄入量＝平均每人日营养素摄入量÷混合系数

如示例表 7-5 中，混合系数 =（6 岁男孩标准人系数×6 岁男孩调查期间用餐总人日数+7 岁男孩标准人系数×7 岁男孩调查期间用餐总人日数+8 岁男孩标准人系数×8 岁男孩调查期间用餐总人日数+9 岁男孩标准人系数×9 岁男孩调查期间用餐总人日数）÷总人日数合计 =（0.67×64+0.71×74+0.77×80+0.81×90）÷308 = 0.75

平均每标准人日铁摄入量 = 13.15÷0.66 = 19.84（mg）

（5）比较能量与蛋白质摄入量　计算得到的九年寄宿制学校和寄宿制高中平均每标准人日能量和蛋白质摄入量，比较两所学校学生摄入量高低。

2. 注意事项

（1）数据定期更新，标准人系数计算应依据最新版《DRIs（2023）》数据。

（2）部分熟制、泡发等食品没有出现食物成分表中，需要转换计算成相应的食材摄入量。

■ 检查/评价阶段

完成本项目实验/实践报告与检查/评价报告，详见《食品营养与健康实践工作手册》。

模块八

看标签选食品：营养标签的识别与制作

 学习目标

■ **知识与技能（Knowledge & Skills）**

　　掌握预包装食品标签、营养标签相关概念、技术规范等基本知识；能读懂包装食品标签、营养标签；能进行简单的营养标签设计与制作。

■ **过程与方法（Process & Steps）**

　　掌握项目学习、任务驱动式学习方法，提升角色扮演、合作学习能力；掌握营养标签制作的方法与步骤；掌握借助食品营养标签合理选购预包装食品的过程与方法。

■ **情感态度与价值观（Emotional Attitude & Values）**

　　培养爱岗敬业、认真负责、服务于民、平等待人、科学求实、精益求精、开拓创新的营养师职业精神；培养团队意识及合作精神；培养劳动精神、创新意识、工匠精神；培养民生情怀，关注国民生命全周期营养与健康教育、营养与消费教育。

模块导入

　　随着食品加工技术的发展，人们日常生活中的食材越来越多样化，不仅来源于自家菜地、附近菜场、粮油店，诱人的美食也不仅仅是自家或附近小作坊加工制作，还来自超市、商店、商场中的预包装食品。不合理的食物选购习惯，可引发肥胖、高血压、高血脂、糖尿病、心脑血管疾病、肿瘤等慢性病。面对琳琅满目的预包装食品，人们应该如何选择，实践平衡膳食理念呢？

　　在本模块的学习中，我们将一起开启对食物营养标签的学习与探究，通过营养标签解读，更好地帮助我们认识和选择食物；进一步通过营养标签制作实践，提高我们营养指导和技术服务能力。

本模块的实践内容及工作任务如下。

1. 技能训练：练习食品营养标签解读，掌握营养标签制作步骤，提高营养标签解读与制作能力。

2. 营养师上线：充当营养师或营养指导员，对前来咨询的消费者进行营养标签解读、食品选购（选用）指导。

思维导图

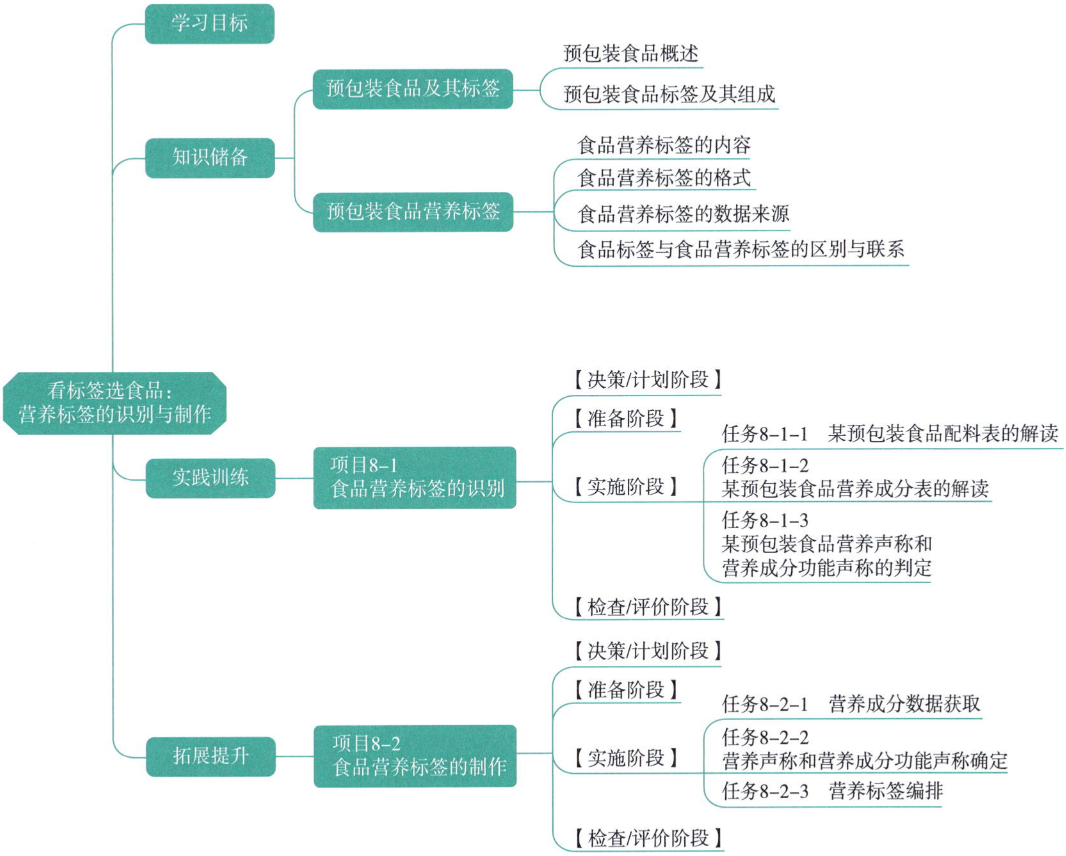

```
                    ┌─ 学习目标
                    │
                    │                ┌─ 预包装食品及其标签 ─┬─ 预包装食品概述
                    │                │                     └─ 预包装食品标签及其组成
                    ├─ 知识储备 ─────┤
                    │                │                          ┌─ 食品营养标签的内容
                    │                │                          ├─ 食品营养标签的格式
                    │                └─ 预包装食品营养标签 ─────┤
                    │                                           ├─ 食品营养标签的数据来源
                    │                                           └─ 食品标签与食品营养标签的区别与联系
看标签选食品：      │
营养标签的识别与制作│                                          【决策/计划阶段】
                    │                                          【准备阶段】
                    │                                                  任务8-1-1 某预包装食品配料表的解读
                    │                 项目8-1                           任务8-1-2 某预包装食品营养成分表的解读
                    ├─ 实践训练 ──── 食品营养标签的识别 ──── 【实施阶段】
                    │                                                  任务8-1-3 某预包装食品营养声称和
                    │                                                           营养成分功能声称的判定
                    │                                          【检查/评价阶段】
                    │
                    │                                          【决策/计划阶段】
                    │                                          【准备阶段】
                    │                                                  任务8-2-1 营养成分数据获取
                    │                 项目8-2                           任务8-2-2
                    └─ 拓展提升 ──── 食品营养标签的制作 ──── 【实施阶段】
                                                                        营养声称和营养成分功能声称确定
                                                                  任务8-2-3 营养标签编排
                                                          【检查/评价阶段】
```

知识储备

知识点一

预包装食品及其标签

一、预包装食品概述

预包装食品是预先定量包装或者制作在包装材料和容器中的食品，包括预先定量包装以及预先定量制作在包装材料和容器中并且在一定量限范围内具有统一的质量或体积标识的食品。

二、预包装食品标签及其组成

预包装食品标签简称食品标签,指的是食品包装上的文字、图形、符号及一切说明物。

食品标签是食品的一张"身份证"(图8-1),主要内容包括食品名称、配料表、净含量和规格、生产日期和保质期、贮藏条件、食品生产许可证编号、产品标准代号、食用人群与食用方法、生产者和(或)经销者的名称、地址和联系方式等,还包括营养标签、质量等级、致敏物质、辐照、转基因、批号等其他需要标示的内容,重点是显示和说明食品质量和食品安全相关信息。

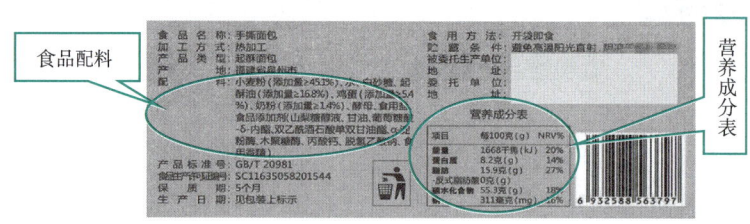

图8-1 食品标签

1. 食品配料

食品配料是在制造或加工食品时使用的并存在(包括以改性形式存在)于最终产品中的任何物质,包括食品制造或加工过程中加入的水、可食用的包装物(如可食用的胶囊、糖果的糯米纸)和食品添加剂。食品的营养品质本质上取决于原料及其比例,依据食品标签配料表正确分析食品原料及其占比有助于选择更优的食品。

食品标签中食品配料以"配料"或"配料表"为引导词,配料按含量由高到低顺序一一排列,含量最大的原料排在第一位,最少的原料排在最后一位,食品加工助剂不需要标识。对食品营养价值进行评价时,应优先关注排在配料表前几位的原辅料,它们客观反映了食品的主要成分。

2. 生产日期与保质期

预包装食品生产日期与保质期见图8-2。预包装食品生产日期为食品成为最终产品的日期,也包括包装或灌装日期,即将食品装入(灌入)包装物或容器中,形成最终销售单元的日期。预包装食品在标签指明的储存条件下,保持品质的期限。在此期限内,产品完全适于销售,并保持标签中不必说明或已经说明的特有品质。

预包装食品必须清晰标识生产日期和保质期,日期标示不得另外加贴、补印或篡改,标示形式有多种形式。

3. 规格及基本要求

规格是同一预包装内含有多件预包装食品(同种类或不同种类)时,对净含量和内含件数关系的表述(图8-3)。

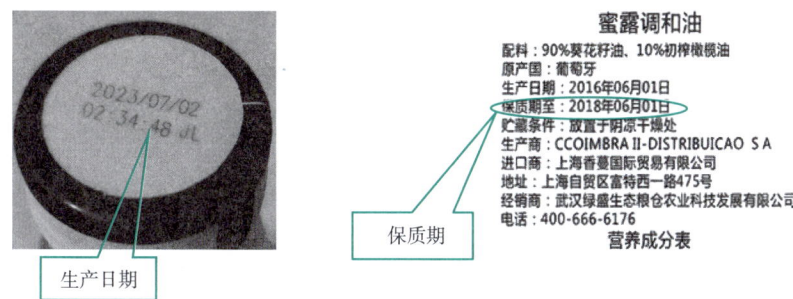

图 8-2 预包装食品生产日期与保质期

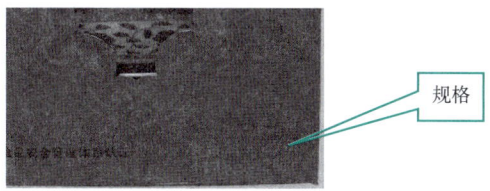

图 8-3 预包装食品规格

规格的标示应由单件预包装食品净含量和件数组成，或只标示件数，可不标示"规格"二字。规格的标示有多种不同形式，如"40 克×5""5×40 克""200 克（5×40 克）""200 克（A 产品 40 克×3，B 产品 40 克×2）""A 产品 100 克，B 产品 50 克×2，C 产品 50 克""100 克 + 50 克×2"等。

同一预包装内含有多个单件预包装食品时，大包装在标示净含量的同时还应标示规格。单件预包装食品的规格即指净含量。

知识点二

预包装食品营养标签

预包装食品营养标签是食品包装上向消费者提供食品营养信息和特性的说明，包括营养成分表、营养声称和营养成分功能声称，简称食品营养标签或营养标签（图 8-4）。

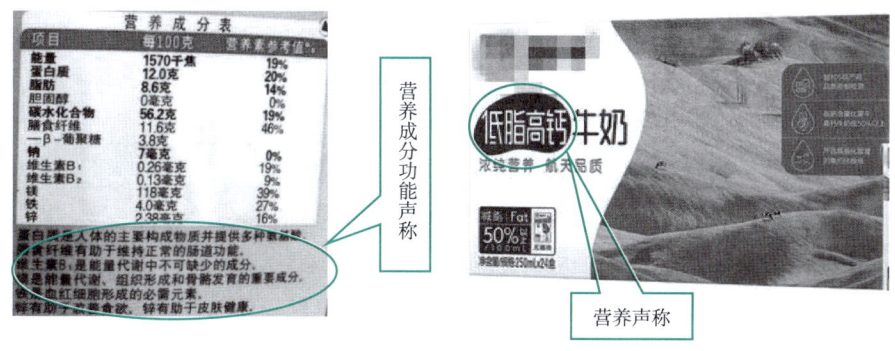

图 8-4 预包装食品营养标签

食品营养标签向消费者直观展示食品营养组分、营养特征和营养相关知识，重点是显示和说明产品的营养特点，宣传营养健康知识，使消费者形成良好的饮食习惯。

依据营养成分表、营养声称和营养成分功能声称，同时结合食品配料表，可以对预包装食品进行营养价值分析，判断预包装食品适宜人群和不适宜人群，进而结合不同人群营养需求和存在的健康问题，指导消费者合理选购和食用预包装食品。

一、食品营养标签的内容

1. 营养成分表

营养成分表是标有食品营养成分名称、含量和占营养素参考值（NRV）百分比的表格（图8-5）。

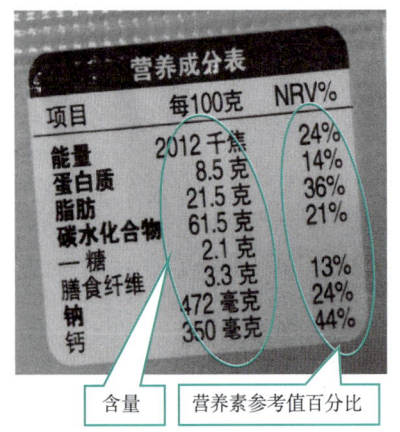
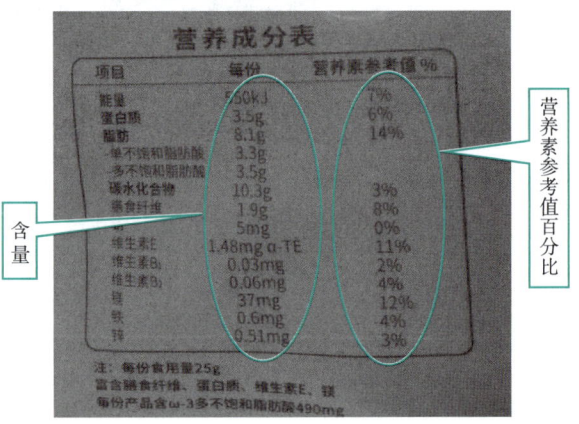

图8-5 预包装食品营养成分表

（1）食物营养成分 食物营养成分分为强制标示内容和可选择标示内容。

①强制标示内容。

a. 能量和核心营养素。核心营养素是食品中存在的、与人体健康密切相关的、具有重要公共卫生意义的营养素，不同国家和地区核心营养素数量及种类不同（表8-1）。我国充分考虑居民营养状况、营养缺乏症、慢性病发生率、监督水平、企业承受能力、国际贸易需要及我国社会发展需求等因素，将"蛋白质、脂肪、碳水化合物、钠"作为营养标签核心营养素。

表8-1　　　　　　　　部分国家和地区核心营养素数量及种类

国家或地区	能量+核心营养素
国际食品法典委员会	1+6：能量、蛋白质、可利用碳水化合物、脂肪、饱和脂肪、钠、总糖
美国	1+14：能量、由脂肪提供的能量百分比、脂肪、饱和脂肪、胆固醇、总碳水化合物、糖、膳食纤维、蛋白质、维生素A、维生素C、钠、钙、铁、反式脂肪酸

续表

国家或地区	能量+核心营养素
加拿大	1+13：能量、脂肪、饱和脂肪、反式脂肪（同时标出饱和脂肪与反式脂肪之和）、胆固醇、钠、总碳水化合物、膳食纤维、糖、蛋白质、维生素A、维生素C、钙、铁
澳大利亚	1+6：能量、蛋白质、脂肪、饱和脂肪、碳水化合物、糖、钠
马来西亚	1+4：能量、蛋白质、脂肪、碳水化合物、总糖
新加坡	1+8：能量、蛋白质、总脂肪、饱和脂肪、反式脂肪、胆固醇、碳水化合物、膳食纤维、钠
日本	1+4：能量、蛋白质、脂肪、碳水化合物、钠
中国台湾地区	1+6：能量、蛋白质、脂肪、饱和脂肪、反式脂肪、碳水化合物、钠
中国香港特别行政区	1+7：能量、蛋白质、碳水化合物、总脂肪、饱和脂肪、反式脂肪、糖、钠

b. 有营养声称或营养成分功能声称的营养成分。

c. 使用了营养强化的营养成分。

d. 食品配料含有或生产过程中使用了氢化和（或）部分氢化油脂时，需标示反式脂肪（酸）。

②可选择标示内容。

a. 饱和脂肪酸、不饱和脂肪酸、反式脂肪酸（符合强制标示条件需强制标示）。

b. 糖、寡糖、多糖、膳食纤维。

c. 可溶性膳食纤维、不可溶性膳食纤维、单体（如多聚果糖、非淀粉多糖、菊粉、聚葡萄糖、低聚半乳糖、抗性淀粉、抗性糊精等）。

d. 维生素（14种）：维生素A、维生素D、维生素E、维生素K、维生素B_1（硫胺素）、维生素B_2（核黄素）、维生素B_6、维生素B_{12}、维生素C（抗坏血酸）、烟酸（烟酰胺）、叶酸、泛酸、生物素和胆碱。

e. 矿物质（14种）：钙、磷、钾、钠、镁、铁、锌、碘、硒、铜、氟、铬、锰和钼。

(2) 含量　含量以每100g（mL）和（或）每份食品可食部分中的具体数值来标示。当按照每份来标示含量时，应标明每份食品的量，份的大小可根据食品的特点或推荐量规定。

①"份"是企业根据产品特点或推荐量而设定的，每包、每袋、每支、每罐等均可作为1份，也可将1个包装分成多份，但应注明每份的具体含量（g或mL）。

②含量值为"0"或"0.0"，表示该营养成分含量数值≤"0"界限值。"0"界限值是指当能量或某一营养成分含量小于该界限值时，基本不具有实际营养意义，而在检测数据的准确性上有较大风险，因此应标示为"0"。GB 28050—2011《食品安全国家标准　预包装食品营养标签通则》对营养成分"0"界限值做了规定。

③当以每份标示营养成分时，含量值标示为"0"或"0.0"，也要符合每100g或100mL的"0"的界限值规定。

(3) 营养素参考值百分比

①营养素参考值。营养素参考值（NRV）是中国食品标签营养素参考值的简称，

是指在一天内，正常成年人能保持健康体质和正常活动时对营养素的标准需要量，也称为营养素参考摄入量。

NRV 是主要依据我国居民膳食营养素推荐摄入量（RNI）和适宜摄入量（AI），结合我国居民消费习惯和消耗量，以 2000kcal 为基础制定的大概值，蛋白质、脂肪和碳水化合物的供能百分比分别为 13%、27% 和 60%，大致可以满足正常成人的营养需要。

目前仅有 33 个营养成分有 NRV 数值，糖、不饱和脂肪酸、反式脂肪酸、可溶性膳食纤维、不可溶膳食纤维等营养成分没有 NRV。

②营养素参考值百分比。营养素参考值百分比可表示为营养素参考值%或 NRV%，指每 100g（mL）或每份食品中某种营养成分含量占 NRV 的百分比。NRV%用来估算摄入的食品满足机体营养需要的程度，为消费者选择食品提供一种营养参照尺度，另一重要作用是营养声称和零数值标示的标准参考。

NRV 专用于食品营养标签，NRV%仅适用于预包装食品营养标签的标示，不适合 4 岁以下的儿童食品和专用于孕妇的食品。

2. 营养声称

营养声称是指食品营养标签上对食物营养特性的确切描述和说明。包括含量声称和比较声称。

（1）含量声称 含量声称为描述食物中能量或营养成分含量水平的声称（图 8-6）。含量声称用语有：高、富含、良好来源、含丰富××、丰富（的）××、提供高（含量）××，低，少，极低，极少，无，不含，零（0）、没有，100%不含、0%，含有、来源、提供、含、有，瘦，脱脂，少油。

不同的营养成分有不同的含量声称方式，对含量有具体的要求和限制性条件，应符合营养标签通则声称的要求和条件。如每 100g 食品中钙的 NRV%≥30%，可标示为高钙；每 100g（或 mL）食品中钠含量≤120mg，可标示为低钠；每 100mL 液体食品中膳食纤维含量≥3g，可标示为膳食纤维良好来源；100g 固体食品中能量≤17kJ，可标示为无能量。

含量声称可标示在食品名称中，如高钙食品、高钙乳、高钙养生乳、高钙果蔬饼干，也可单独标示在标签某处。

（2）比较声称 比较声称是与消费者熟知的同类食品的营养成分含量或能量值进行比较以后的声称。

以消费者熟知、容易理解的同类或同一属性的食品作为参考食品（基准食品），如普通乳粉可作为脱脂乳粉的参考食品，普通酱油可作为强化铁酱油的参考食品，与参考食品营养成分含量或能量值进行比较，满足增加或减少 25%以上的条件，食品中能量或营养成分增加或减少的描述和说明。

比较声称用语有：增加、增、加、增高，增加×%（×倍）、增×%（×倍）、加×%（×倍）、增高（了）×%（×倍）、添加（了）×%（×倍）、多×%、提高×倍；减少、减、少、减低，减少×%（×倍）、少×%（×倍）、减低×%（×倍）、降×%（×倍）、降低×%（×倍）。比较声称在食品营养标签中用的比较少。

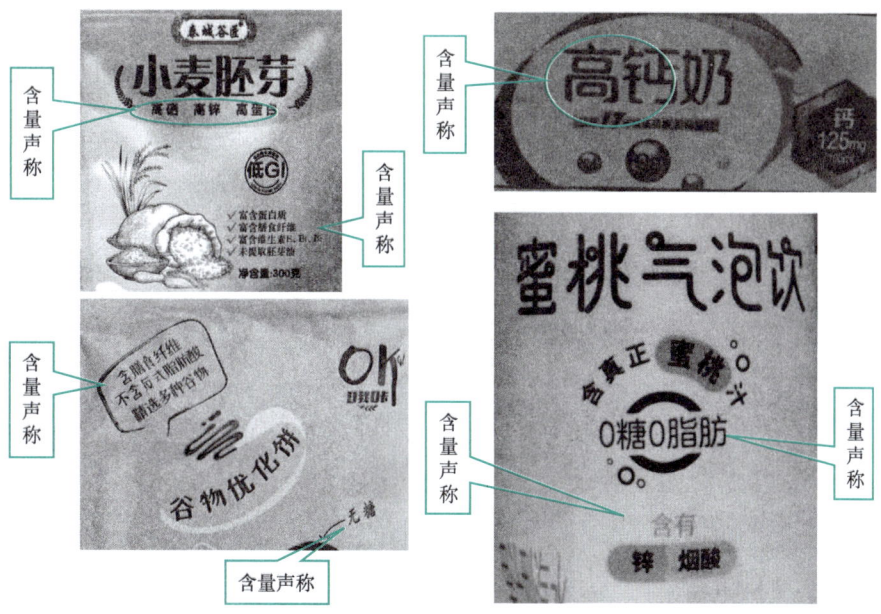

图 8-6 预包装食品含量声称

3. 营养成分功能声称

营养成分功能声称是食品营养标签上某营养成分可以维持人体正常生长、发育和正常生理功能等作用的描述和说明（图 8-7）。

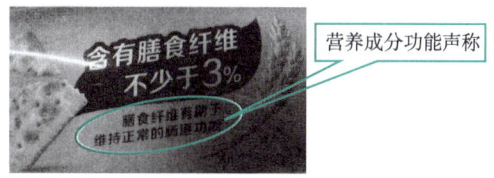

图 8-7 预包装食品营养成分功能声称

被声称的营养成分的功能作用有公认的科学依据，并具有营养素参考值（NRV），产品中被声称的营养成分含量应当符合营养标签通则中声称准则的要求和条件。

营养成分功能声称应使用标准用语，营养标签通则列出了 23 种营养素共计 65 条标准用语，如"钙是骨骼和牙齿的主要成分，并维持骨密度""维生素 D 可促进钙的吸收""机体的生长发育和一切活动都需要能量""蛋白质有助于构成或修复人体组织""饱和脂肪可促进食品中胆固醇的吸收"等，功能声称标准用语不得删改或添加，更不能任意编写。

二、食品营养标签的格式

营养标签的格式有多种，可以依据食品包装整体设计和面积大小选择格式。

1. 仅标示能量及核心营养素

仅标示能量及核心营养素的营养成分表示例见表 8-2。

表 8-2　　　　　　　　　　　营养成分表示例 1

项目	每 100 克（g）或 100 毫升（mL）或每份	营养素参考值%或 NRV%
能量	千焦（kJ）	%
蛋白质	克（g）	%
脂肪	克（g）	%
碳水化合物	克（g）	%
钠	毫克（mg）	%

2. 标示更多营养成分

标示更多营养成分的营养成分表示例见表 8-3。

表 8-3　　　　　　　　　　　营养成分表示例 2

项目	每 100 克（g）或 100 毫升（mL）或每份	营养素参考值%或 NRV%
能量	千焦（kJ）	%
蛋白质	克（g）	%
脂肪	克（g）	%
——饱和脂肪（酸）	克（g）	%
——反式脂肪（酸）	克（g）	%
碳水化合物	克（g）	%
——糖	克（g）	%
膳食纤维	克（g）	%
钠	毫克（mg）	%

3. 附有外文格式

附有外文格式的营养成分表示例见表 8-4。

表 8-4　　　　　　　　　　　营养成分表示例 3

项目	每 100 克（g）或 100 毫升（mL）/ per 100mL 或每份/ per serving	营养素参考值/NRV
能量/energy	千焦（kJ）	%
蛋白质/protein	克（g）	%
脂肪/ fat	克（g）	%
碳水化合物/carbohydrate	克（g）	%
钠/ sodium	毫克（mg）	%

4. 文字格式

文字格式的营养成分表示例如下：

营养成分/100g：能量××kJ，蛋白质××g，脂肪××g，碳水化合物××g，钠××mg。

5. 横排格式

横排格式的营养成分表示例见表8-5。

表8-5　　　　　　　　　　营养成分表示例4

项目	每100克（g）或100毫升（mL）或每份	营养素参考值%或NRV%	项目	每100克（g）或100毫升（mL）或每份	营养素参考值%或NRV%
能量	千焦（kJ）	%	碳水化合物	克（g）	%
蛋白质	克（g）	%	钠	毫克（mg）	%
脂肪	克（g）	%			

6. 附有声称格式

附有声称格式的营养成分表示例见表8-6。

表8-6　　　　　　　　　　营养成分表示例5

项目	每100克（g）或100毫升（mL）或每份	营养素参考值%或NRV%
能量	千焦（kJ）	%
蛋白质	克（g）	%
脂肪	克（g）	%
碳水化合物	克（g）	%
钠	毫克（mg）	%

营养声称如：低脂肪××。

营养成分功能声称如：每日膳食中脂肪提供的能量比例不宜超过总能量的30%。

营养声称、营养成分功能声称可以在标签的任意位置，但其字号不得大于食品名称和商标。

三、食品营养标签的数据来源

食品营养标签数据可以通过计算法获得，也可以经由实验室检测分析获得。计算法和检测法可联合应用，既获得真实可靠的食品营养成分含量数据，又减轻了企业成本压力。

1. 计算法

计算法是根据食品原料的配比，或其他确实的资料，如公认的食物营养成分数据、相似的同类食品等的营养成分数据，计算出产品的营养成分含量。

采用计算法应具备以下条件。

（1）配方明确且相对简单。

（2）原料货源稳定、可靠。

（3）加工工艺简单且固定。

（4）所要标示的营养成分变异较小。

（5）有可靠的营养成分数据来源。

2. 检测法

检测法通过抽取产品进行检测分析，获得食品营养成分数据，数据反映了食品原料来源、加工工艺、储存等对营养成分的影响，营养成分数据比较真实可靠，但成本投入较高。

（1）检测样品要求　食品样品采集原则是随机、多批次采集，样品要取可食部分样品混合均匀，保证食品样品具有代表性和可靠性。

检测样品数和检测次数越多越接近真实值，对营养成分不稳定和本底值易变动的食品，应增加检测批次。

（2）检测方法要求　首先选择国家标准方法的最新版本，如有并列方法时，可根据适用范围选择适宜的方法。当无国标方法时，推荐优先使用美国分析化学家协会（Association of Official Analytical Chemists，AOAC）的方法，经过验证的、引自权威文献报道或行业公认的权威方法也可以使用。

四、食品标签与食品营养标签的区别与联系

GB 7718—2011《食品安全国家标准　预包装食品标签通则》和 GB 28050—2011《食品安全国家标准　预包装食品营养标签通则》都是国家强制标准，需要预包装食品严格遵守。食品营养标签是食品标签的一部分，部分食品标签可以没有营养标签内容。

直接提供给消费者的预包装食品，应标示营养标签（豁免标示的食品除外）；非直接提供给消费者的预包装食品，没有强制要求标识营养标签，可按需要选择是否标示。

直接和非直接提供给消费者的预包装食品均需要标识食品标签。

思政之窗

营养健康与消费教育：选购食品需要了解点国家标准

1994年2月4日，国家技术监督局批准GB 7718—1994《食品标签通用标准》，1995年2月1日正式实施；2004年5月9日，国家质量监督检验检疫总局和国家标准化管理委员会联合发布GB 7718—2004《预包装食品标签通则》，代替GB 7718—1994，2005年10月1日正式实施；2011年4月20日，国家卫生部发布GB 7718—2011《食品安全国家标准　预包装食品标签通则》（以下简称《预包装食品标签通则》），代替GB 7718—2004，2012年4月20日正式实施。

国家卫生部充分考虑2007年公布的《食品营养标签管理规范》规定及其实施情况，并参考国际食品法典委员会（CAC）和国内外管理经验，组织制定并于2011年11月2日发布了我国第一个食品营养标签国家标准——GB 28050—2011《食品安全国家标准　预包装食品营养标签通则》（以下简称《预包装食品营养标签通则》），2013年1月1日起正式实施。

标准分为国家标准、行业标准、地方标准、企业标准四级。国家标准是最权威的

标准，其他各级标准不得与之相抵触，分为强制性标准和推荐性标准。《预包装食品标签通则》和《预包装食品营养标签通则》都是强制性国家标准，预包装食品生产企业必须严格遵守。

消费者应该通过互联网等途径，了解一下预包装食品相关国家标准《预包装食品标签通则》《预包装食品营养标签通则》（图8-8），在选购预包装食品时，养成看其食品标签特别是看食品营养标签的好习惯，并学会按照营养标签上提示的该款食品的营养特征与相关营养信息，选购适合自己或食用者的食品。不清楚时，请向身边的营养师咨询。

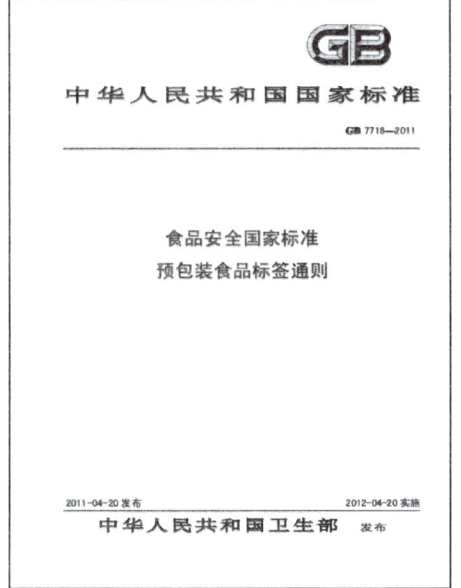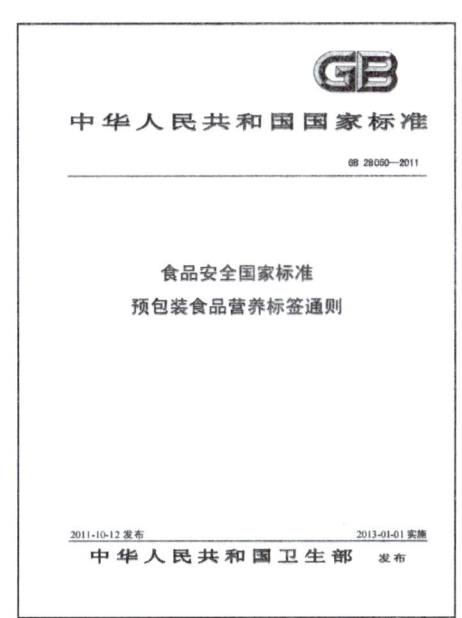

图8-8　GB 7718—2011《食品安全国家标准　预包装食品标签通则》和
GB 28050—2011《食品安全国家标准　预包装食品营养标签通则》

 实践训练

项目8-1　食品营养标签的识别

决策/计划阶段

明确本模块的工作任务，达成共识后制订以下工作计划。

超市中食品琳琅满目，预包装食品越来越多地放进人们的购物篮，但大多数消费者不能依据食品包装上的图文信息选择促进自身健康的食品。指导人们合理选择预包装食品，是营养师应该掌握的基本技能。有位消费者带着三个预包装食品（乐疏脆饼、高钙饼干、高钙低糖果干）来到营养咨询室，请公共营养师指导如何选择食用。根据班级人数分成若干项目组（如4~5人/组），开展项目学习。其中一人扮演咨询对象，其余人员扮演公共营养师,结合产品名称、加工工艺、配料表、营养成分表、声称等信息分析一下该食品营养特点,并结合"咨询对象"状况给出食用指导意见。

产品名称:乐疏脆饼
加工方式:热加工
产品类型:含油型膨化食品
配料:全小麦粉、小米粉、玉米粉、麦芽糖浆、食用植物油、白砂糖、菠菜(添加量≥0.5%)、胡萝卜(添加量≥0.5%)、芹菜(添加量≥0.5%)、花椰菜(添加量≥0.5%)、食盐、烧烤调味料(孜然粉、椒盐、辣椒粉、黑胡椒粉、味精、麦芽糊精、阿巴斯甜)、复配膨松剂(碳酸氢钠、焦磷酸二氢二钠、磷酸二氢钙、磷酸氢钙、碳酸钙、食用玉米淀粉)、食用香精。

产品名称:高钙饼干

高钙饼干营养成分表

项目	每100克	营养素参考值%	项目	每100克	营养素参考值%
能量	2010千焦	24%	碳水化合物	54.8克	18%
蛋白质	4.5克	8%	——糖	1.5克	
脂肪	27.0克	45%	钠	260毫克	13%
——胆固醇	0毫克	0%	钙	600毫克	75%

产品名称:高钙低糖果干

高钙低糖果干营养成分表

项目	每100克	营养素参考值%
能量	2202千焦	26%
蛋白质	9.5克	16%
脂肪	48.6克	81%
——胆固醇	0毫克	0%
碳水化合物	12.8克	4%
钠	240毫克	12%
钙	300毫克	38%
锌	4.6毫克	31%

富含蛋白质。
无反式脂肪酸。
富含多种矿物质。
蛋白质是人体生命活动中必需的重要物质,有助于组织的形成和生长。
钙可以预防骨质疏松。
钙有助于骨骼和牙齿更坚固。
锌有助于增强食欲。

准备阶段

(1) 了解食品配料概念和配料表中配料排序规则。
(2) 了解食物营养标签构成。
(3) 了解各类食物营养特点。
(4) 熟悉食品营养成分表构成。
(5) 熟悉营养声称和营养成分功能声称概念、要求和条件及规范用语。
(6) 熟悉营养素与人体健康关系。
(7) 准备《中国居民膳食营养参考摄入量（2023版）》。
(8) 准备纸、笔等记录用具。

实施阶段

任务8-1-1 某预包装食品配料表的解读

1. 实施步骤

(1) 找出主要食物原料　配料一般按含量由高到低顺序一一排列，依据排列顺序找出主要原料。

示例：小麦粉、巧克力颗粒（白砂糖、氢化植物油、可可粉、葡萄糖、乳化剂、香兰素）、植物起酥油、白砂糖、食用盐、乳清粉、膨松剂、食用香精、柠檬酸、焦糖色。

如示例，该食品的主要原料是小麦粉，提示该产品是谷类食物，能量、碳水化合物、矿物质含量较高。

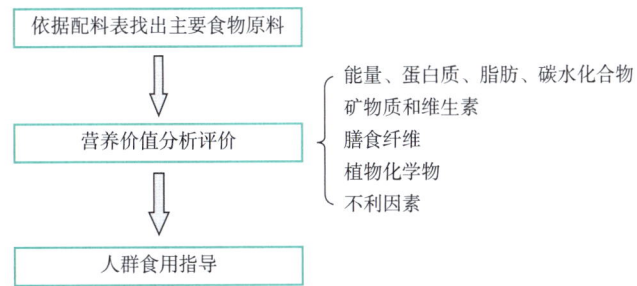

(2) 营养价值分析评价　依据产品主辅配料，分析能量和营养素来源，进一步分析各营养成分质量。

①能量：主要来源于小麦粉、巧克力颗粒、植物起酥油和白砂糖，而巧克力颗粒是白砂糖、氢化植物油和可可粉复配而成，这些配料排在前三位，巧克力颗粒、植物起酥油和白砂糖都是能量密度高的食物，提示该产品能量密度较大，注意食用量，以控制能量摄入。

②蛋白质：主要来源于小麦粉，谷物蛋白营养价值较低。该产品配方中含有一定乳清粉，但排在食盐后，说明加入量较低，对于蛋白质质量影响不大。

③脂肪：主要来自起酥油和氢化植物油，不饱和脂肪酸含量低，脂肪酸构成不

合理。

④碳水化合物：主要来自小麦粉和白砂糖，均为精制碳水化合物，升血糖能力强，摄入太多不利于血糖控制。

⑤矿物质和维生素：微量营养素主要来自小麦粉，没有强化微量营养素，矿物质和维生素含量低。

⑥膳食纤维：全小麦粉（全谷类）膳食纤维含量比较多，作为主要原料可以提供较多膳食纤维。配料表中小麦粉没有特殊说明，应不是全小麦粉，其余配料中几乎不含膳食纤维含量，本食品膳食纤维含量低。

⑦植物化学物：本食品不含植物化学物。

⑧不利因素：

a. 该产品使用了一定量起酥油，其饱和脂肪酸含量较高，可能含有一定量反式脂肪酸，食用过多可能影响健康。

b. 该产品为小麦制品，麸质可致使某些人群过敏。

（3）人群食用指导　结合食用分量、主要原料、营养价值、不利因素、适宜人群等给出合理建议。

如示例：

①该产品主要提供能量，优质蛋白含量较低，不适合作为补充蛋白和矿物质的食物。

②该产品能量密度高，超重肥胖患者不宜多食用。

③该产品血糖生成指数较高，糖尿病患者应注意适量食用。

④该产品为小麦制品，对麸质过敏者应注意。

2. 注意事项

除了考虑食物配料外，还要结合食品标签中包含的食物名称、加工方式、产品类型等信息对食品营养价值进行更加全面评价。

任务 8-1-2　某预包装食品营养成分表的解读

1. 实施步骤

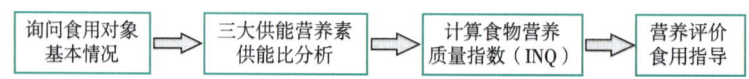

（1）询问食用对象基本情况　通过询问，获得食用对象年龄、性别、身高、体重、劳动强度、生理状况等信息，判断食用对象是否超重或肥胖，通过《DRIs（2023）》查询营养成分表中相关营养素推荐摄入量。

（2）三大供能营养素供能比分析　计算蛋白质、脂肪和碳水化合物供能比，判断三大产能营养素供能比是否合理。

（3）计算食物营养质量指数（INQ）　计算方法具体见模块四中食物营养价值评价指标。

（4）营养评价和食用指导　依据三大供能营养素供能比、营养成分 NRV% 和营养质量指数（INQ）对食物进行全面营养评价，并结合食用对象具体情况给出指导意见。

①膳食供能应以碳水化合物为主，碳水化合物具有节省蛋白作用。蛋白质具有重要生理功能，应该保证足量蛋白质摄入，但不宜摄入过多。

②膳食调查表明，目前脂肪摄入过高，脂肪供能占比较大，应减少脂肪的摄入。

③依据 NRV%，对矿物质和微量元素的营养价值进行评价。

④能量和营养素推荐量因人而异，因此同一食物的 INQ 因人而异。

食物营养评价时需考虑到食用人群，综合能量、三大供能营养素供能比、营养成分 NRV% 和营养质量指数（INQ）进行全面营养评价。

如某饮料每份 29g，按食品标签营养素参考值假定的成人营养需求（能量相当于 2000kcal，蛋白质、脂肪、碳水化合物供能分别占总能量的 13%、27% 和 60%），计算得出三大营养素供能比和各营养素 INQ，示例见表 8-7。该食品三大营养素供能比不合理，蛋白供能比超过 80%，并且每份供能只占一天能量需要量 5%，因此该食品不宜作为提供能量的食物；该食品蛋白质、钙和锌的 INQ>1，每份食品蛋白质、钙和锌的含量占相应营养素参考值 33%、62% 和 16%，综合来看，该食品适合给超重和肥胖人群补充蛋白、钙和锌；对于肾脏病患者，需要控制蛋白摄入，食用与否应征询医生意见。

表 8-7　　某预包装食品营养成分相关数据表

项目	每份	每份营养素参考值%	供能比	INQ
能量	420 千焦	5%	—	—
蛋白质	20 克	33%	81%	6.7
脂肪	1.5 克	3%	13%	0.5
碳水化合物	2.0 克	1%	6%	0.1
钠	7 毫克	0%	—	0.1
钙	500 毫克	63%	—	12.5
锌	2.38 毫克	16%	—	3.2

2. 注意事项

（1）掌握沟通交流技巧，以同理心、民生大爱和真诚关怀赢取咨询对象信任和配合。

（2）注意咨询对象隐私保护。

（3）同一食物，其营养价值因人而异，应结合具体食用对象进行评价。

（4）咨询过程中宣扬中华优秀传统饮食文化。

任务 8-1-3　某预包装食品营养声称和营养成分功能声称的判定

1. 实施步骤

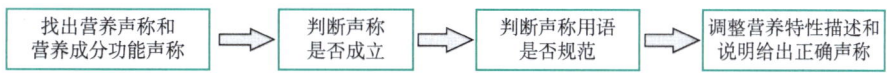

（1）找出营养声称和营养成分功能声称　阅读营养标签，看是否存在该食品能量、蛋白质、钙等营养成分含量水平的描述或说明，是否存该食品营养成分在与消费者熟知的同类食品进行比较的描述或说明，是否存在某营养成分可以维持人体正常生长、发育和正常生理功能等作用的描述和说明，找出营养含量和比较声称、营养成分功能声称的语句。

（2）判断声称是否成立　依据《预包装食品营养标签通则》中声称的含量声称和比较声称要求和条件（表8-8、表8-9），判断声称是否成立。

表8-8　　　　　　　　能量和营养成分含量声称的要求和条件（部分）

项目	含量声称方式	含量要求	限制性条件
能量	无能量	≤17kJ/100g（固体）或100mL（液体）	其中脂肪提供的能量≤总能量的50%
	低能量	≤170kJ/100g 固体 ≤80kJ/100mL 液体	
蛋白质	低蛋白质	来自蛋白质的能量≤总能量的5%	总能量指每100g/mL 或每份
	蛋白质来源，或含有蛋白质	每100g 的含量≥10%NRV 每100mL 的含量≥5%NRV 或 每420kJ 的含量≥5%NRV	
	高，或富含蛋白质	每100g 的含量≥20%NRV 每100mL 的含量≥10%NRV 或者 每420kJ 的含量≥10%NRV	
脂肪	无或不含脂肪	≤0.5g/100g（固体）或100mL（液体）	
	低脂肪	≤3g/100g 固体；≤1.5g/100mL 液体	
	瘦	脂肪含量≤10%	仅指畜肉类和禽肉类
	脱脂	液态奶和酸奶：脂肪含量≤0.5%； 乳粉：脂肪含量≤1.5%	仅指乳品类
	无或不含饱和脂肪	≤0.1g/100g（固体）或100mL（液体）	指饱和脂肪及反式脂肪的总和
	低饱和脂肪	≤1.5g/100g 固体 ≤0.75g/100mL 液体	1. 指饱和脂肪及反式脂肪的总和； 2. 其提供的能量占食品总能量的10%以下
	无或不含反式脂肪酸	≤0.3g/100g（固体）或100mL（液体）	

表8-9　　　　　　　　能量和营养成分比较声称的要求和条件

比较声称方式	要求	条件
减少能量	与参考食品比较，能量值减少25%以上	参考食品（基准食品）应为消费者熟知、容易理解的同类或同一属类食品
增加或减少蛋白质	与参考食品比较，蛋白质含量增加或减少25%以上	
减少脂肪	与参考食品比较，脂肪含量减少25%以上	
减少胆固醇	与参考食品比较，胆固醇含量减少25%以上	

续表

比较声称方式	要求	条件
增加或减少碳水化合物	与参考食品比较，碳水化合物含量增加或减少 25% 以上	参考食品（基准食品）应为消费者熟知、容易理解的同类或同一属类食品
减少糖	与参考食品比较，糖含量减少 25% 以上	
增加或减少膳食纤维	与参考食品比较，膳食纤维含量增加或减少 25% 以上	
减少钠	与参考食品比较，钠含量减少 25% 以上	
增加或减少矿物质（不包括钠）	与参考食品比较，矿物质含量增加或减少 25% 以上	
增加或减少维生素	与参考食品比较，维生素含量增加或减少 25% 以上	

（3）判断声称用语是否规范　在声称是否成立判断基础上，进一步依据《预包装食品营养标签通则》中声称方式、同义语和标准用语（表 8-10~表 8-12），判断声称用语是否规范。

（4）调整营养特性描述和说明，给出正确的声称。

表 8-10　　　　　　　　　　　　含量声称的同义语

标准语	同义语	标准语	同义语
不含，无	零（0），没有，100%不含，无，0%	含有，来源	提供，含，有
极低	极少	富含，高	良好来源，含丰富××、丰富（的）××，提供高（含量）××
低	少、少油*		

注：*"少油"仅用于低脂肪的声称。

表 8-11　　　　　　　　　　　　比较声称的同义语

标准语	同义语	标准语	同义语
增加	增加×%（×倍） 增、增×%（×倍） 加、加×%（×倍） 增高、增高（了）×%（×倍） 添加（了）×%（×倍） 多×%，提高×倍等	减少	减少×%（×倍） 减、减×%（×倍） 少、少×%（×倍） 减低、减低×%（×倍） 降×%（×倍） 降低×%（×倍）等

表 8-12　　　　　　　　　能量和营养成分功能声称标准用语（部分）

项目	标准用语
能量	人体需要能量来维持生命活动 机体的生长发育和一切活动都需要能量 适当的能量可以保持良好的健康状况 能量摄入过高、缺少运动与超重和肥胖有关

续表

项目	标准用语
蛋白质	蛋白质是人体的主要构成物质并提供多种氨基酸
	蛋白质是人体生命活动中必需的重要物质,有助于组织的形成和生长
	蛋白质有助于构成或修复人体组织
	蛋白质有助于组织的形成和生长
	蛋白质是组织形成和生长的主要营养素
脂肪	脂肪提供高能量
	每日膳食中脂肪提供的能量比例不宜超过总能量的 30%
	脂肪是人体的重要组成成分
	脂肪可辅助脂溶性维生素的吸收
	脂肪提供人体必需脂肪酸

2. 注意事项

（1）营养声称的类型分含量声称和比较声称，前者描述食品中能量或营养成分含量水平，后者是与熟知的同类食品进行比较。

（2）营养声称的位置多样，可在食物名称中，也可单独出现在标签某处。

（3）营养成分功能声称用语应规范，应依据《预包装食品营养标签通则》中声称方式、同义语和标准用语，不得随意编写。

■ 检查/评价阶段

完成本项目实验/实践报告与检查/评价报告，详见《食品营养与健康实践工作手册》。

 拓展提升

项目8-2 食品营养标签的制作

■ 决策/计划阶段

明确本模块的工作任务，达成共识后制订以下工作计划：

某食品企业准备为一产品制作营养标签。根据班级人数分成若干项目组（如 4~5 人/组），开展项目学习。各项目小组（模拟）协助该企业开展食品标签制作工作，确定标识的营养成分和标示值，确定营养标签格式。

【动画】饼干的营养标签制作

■ 准备阶段

（1）掌握食品营养成分的定义和计算方法。

（2）掌握营养成分含量的数据表达、营养声称和营养成分功能声称要求。

（3）熟悉食物营养成分表格式及数据标识要求。

（4）熟悉食物营养成分检测方法。

（5）查询 GB 28050—2011《食品安全国家标准 预包装食品营养标签通则》（以下简称为《预包装食品营养标签通则》）及其问答（修订版）。

（6）查询《中国食物成分表》。

（7）确定一家拟开展食品营养标签制作的食品企业。

（8）熟练办公软件和打印机的使用。

（9）准备记录用纸、笔、计算器等。

■ 实施阶段

任务 8-2-1 营养成分数据获取

1. 实施步骤

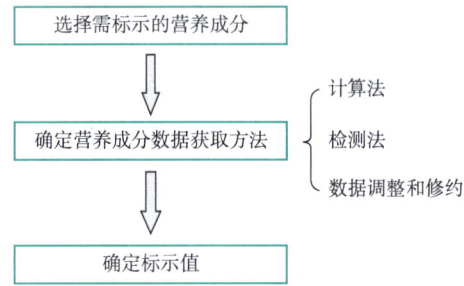

（1）选择需标示的营养成分 原则上选择能反映食品营养特性、有 NRV 值、检测方法相对成熟、能相对保持稳定的营养成分进行标示。

①按《预包装食品营养标签通则》，能量、蛋白质、脂肪、碳水化合物和钠为强制标示的营养成分。

②自愿标示的营养成分，依据食物营养特性和营养成分含量，与企业商讨确定。

（2）确定营养成分数据获取方法

①详细分析产品配方及原料来源，充分了解加工工艺，掌握产品营养成分影响因素。

②如果配方明确且相对简单、原料货源稳定可靠、加工工艺简单且固定，所要标示的营养成分变异较小，同时原料有可靠的、准确的、完整的营养成分数据，且待标示的营养成分数据完备，可以选择计算法。

③计算法不能或部分得到产品营养成分真实数据，则需要通过分析检测获取产品营养成分数据，或计算法与测定法联合获取产品营养成分数据。

（3）营养成分数据获取

①计算法。

a. 列出提供营养成分的主要原料及配比；

b. 查询食物成分表或原料数据计算可食部质量；

c. 查询食物成分表或原料数据列出各营养成分含量；

d. 采用权重法（即按含量配比）计算产品中各营养成分含量；

e. 依据加工生产过程损失率或生熟比变化折算终产品各营养素含量；

②检测法。

a. 制订产品分析计划；

b. 产品样品采集，必须具有代表性，能够真实、全面反映产品配方、生产加工、保管；

c. 储存等情况；

d. 选择适当的检测方法，首选国家标准，其次选择美国分析化学家协会（AOAC）等国际组织方法；

e. 选择具有资质的检测机构进行样品检测；

f. 获得检测数据，进行整理分析。

③数据调整和修约。

a. 整理获得的营养成分数据，与文献（食物成分表、相关标准等）比对，如数据值偏差超出合理范围，需要寻找原因，重新计算或检测。

b. 按《预包装食品营养标签通则》及其问答（修订版）对营养成分数据进行调整和修约。

（4）确定标示值

①0 值标示应依据《预包装食品营养标签通则》"0"界值表。

②当总成分含量用某一单体成分代表时，可以使用总成分的 NRV 数值。如糖可使用碳水化合物的 NRV 值，可溶性膳食纤维和（或）不可溶性膳食纤维可以用膳食纤维的 NRV 值。

③"营养素参考值"和"NRV"可同时写在营养成分表中，也可只写一个，如"营养素参考值（NRV)%""营养素参考值%"或"NRV%"。当表头中已经标示百分号（%）的情况下，表中可标示为"×%"或者仅标示数值如"×"。规定了 NRV 值的营养成分应当标示 NRV%，未规定 NRV 值的营养成分仅需标示含量。

④有营养声称或营养成分功能声称时，标示出该营养成分的含量及营养素参考值 NRV%。

⑤标示值的允许误差。

≥80%，包括：蛋白质，多不饱和及单不饱和脂肪（酸），碳水化合物、糖（仅限乳糖），总的、可溶性或不溶性膳食纤维及其单体，维生素（不包括维生素 A、维生素 D），矿物质（不包括钠），强化的其他营养成分。

≤120%，包括：能量、脂肪、饱和脂肪、反式脂肪酸、胆固醇、糖、钠。

80%～180%，包括：维生素 A、维生素 D。

2. 注意事项

（1）营养成分含量是按可食部计量，营养成分计算时注意可食部换算。

（2）生产加工对营养成分产生影响，如热加工导致维生素含量减少、发酵导致维生素 B 含量增加，应采用测定法获取产品营养成分数据。

任务 8-2-2　营养声称和营养成分功能声称确定

1. 实施步骤

可声称的营养成分选择 ⟹ 声称用语选择 ⟹ 声称确定

营养声称和营养成分功能声称是自愿标示的内容，依据食品营养特性、营养成分含量和企业的意愿进行选择标示。

（1）可声称的营养成分选择　将营养成分标示值，与《预包装食品营养标签通则》中声称的含量要求和条件比较，选出可以声称的营养成分。

（2）声称用语选择　围绕选定的需要声称的营养成分及标示值，依据《预包装食品营养标签通则》中声称方式、同义语和标准用语，选择声称用语。

（3）声称确定　依据产品特点和企业品牌定位，选择确定需要声称的营养成分和声称用语。

2. 注意事项

（1）声称相关的营养成分必须满足《预包装食品营养标签通则》规定的含量要求和条件。

（2）声称方式和用语严格按照《预包装食品营养标签通则》进行描述，不得删改、增减、合并，更不得随意编写。

任务 8-2-3　营养标签编排

1. 实施步骤

（1）选择合适格式的营养成分表，填写相关内容。

（2）结合食品标签整体进行精心排版布局，符合文字、字体、字号等基本要求。

（3）营养成分表中，强制标示的营养成分在先，可选择性标示的营养成分在后。

①常见的营养成分标示顺序。

能量
蛋白质
脂肪
——饱和脂肪（酸）
——不饱和脂肪（酸）
——反式脂肪（酸）
胆固醇
碳水化合物
——糖
膳食纤维
——可溶性膳食纤维
——不溶性膳食纤维
钠
钙

维生素 A

②营养成分名称规定。营养成分必须使用规定名称,不得改变。

a. 当某营养素有两个名称时,如烟酸(烟酰胺),可以选择标示"烟酸"或"烟酰胺",也可以标示"烟酸(烟酰胺)"。同样,饱和脂肪(酸)可标示为"饱和脂肪"或"饱和脂肪酸",也可标示为"饱和脂肪(酸)"。类似的还有"反式脂肪(酸)""单不饱和脂肪(酸)""多不饱和脂肪(酸)"等。

b. 若产品中添加了两种及以上膳食纤维,如多聚果糖 1.5g/100g,菊粉 1.0g/100g 时,可标示为:膳食纤维(以多聚果糖+菊粉计)2.5g,或膳食纤维(以多聚果糖、菊粉计)2.5g,或膳食纤维(以多聚果糖和菊粉计)2.5g,NRV%标示值为 10%。

c. "非脂乳固体""益生菌"等不属于营养标签通则规定的营养成分,可在营养成分表外单独标示。

③强制标示与可选择性标示的营养成分区分。强制标示与可选择性标示的营养成分共同出现时,强制标示的营养成分更加醒目,如增大字号、改变颜色、加粗字体等(表 8-13)。

表 8-13 营养成分表示例 6

项目	每 100g	NRV%
能量	1823kJ	22%
蛋白质	9.0g	15%
脂肪	12.7g	21%
碳水化合物	70.6g	24%
钠	204mg	10%
维生素 A	72μgRE	9%
维生素 B_1	0.09mg	6%

2. 注意事项

(1)预包装食品营养标签可以豁免,但应符合营养标签通则规定的条件。

(2)鼓励豁免强制标示营养标签的预包装食品按营养标签通则要求自愿标识营养标签。

检查/评价阶段

完成本项目实验/实践报告与检查/评价报告,详见《食品营养与健康实践工作手册》。

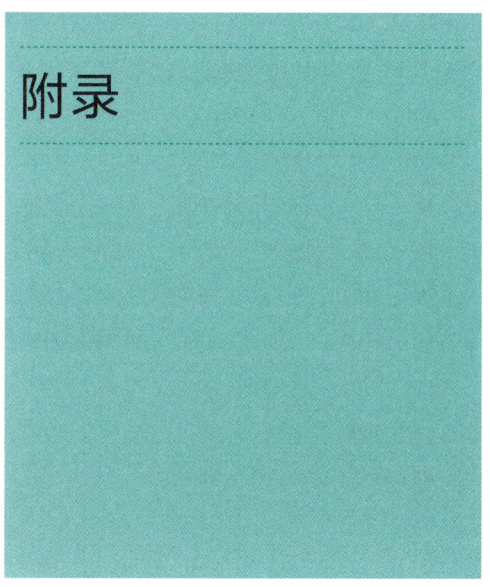

附录

附录一

《中国居民膳食营养素参考摄入量（2023版）》速查表

附表1-1　膳食能量需要量（EER）

年龄/阶段	男性						女性					
	PAL Ⅰ[a]		PAL Ⅱ[b]		PAL Ⅲ[c]		PAL Ⅰ[a]		PAL Ⅱ[b]		PAL Ⅲ[c]	
	MJ/d	kcal/d	MJ/d	kcal/d	MJ/d	kcal/d	MJ/d	kcal/d	MJ/d	kcal/d	MJ/d	kcal/d
0岁~	—	—	0.38MJ/(kg·d)	90kcal/(kg·d)	—	—	—	—	0.38MJ/(kg·d)	90kcal/(kg·d)	—	—
0.5岁~	—	—	0.31MJ/(kg·d)	75kcal/(kg·d)	—	—	—	—	0.31MJ/(kg·d)	75kcal/(kg·d)	—	—
1岁~	—	—	3.77	900	—	—	—	—	3.35	800	—	—
2岁~	—	—	4.60	1100	—	—	—	—	4.18	1000	—	—
3岁~	—	—	5.23	1250	—	—	—	—	4.81	1150	—	—
4岁~	—	—	5.44	1300	—	—	—	—	5.23	1250	—	—
5岁~	—	—	5.86	1400	—	—	—	—	5.44	1300	—	—
6岁~	5.86	1400	6.69	1600	7.53	1800	5.44	1300	6.07	1450	6.90	1650
7岁~	6.28	1500	7.11	1700	7.95	1900	5.65	1350	6.49	1550	7.32	1750
8岁~	6.69	1600	7.74	1850	8.79	2100	6.07	1450	7.11	1700	7.95	1900
9岁~	7.11	1700	8.16	1950	9.20	2200	6.49	1550	7.53	1800	8.37	2000
10岁~	7.53	1800	8.58	2050	9.62	2300	6.90	1650	7.95	1900	8.79	2100

续表

年龄/阶段	男性						女性					
	PAL Ⅰ[a]		PAL Ⅱ[b]		PAL Ⅲ[c]		PAL Ⅰ[a]		PAL Ⅱ[b]		PAL Ⅲ[c]	
	MJ/d	kcal/d	MJ/d	kcal/d	MJ/d	kcal/d	MJ/d	kcal/d	MJ/d	kcal/d	MJ/d	kcal/d
11岁~	7.95	1900	9.20	2200	10.25	2450	7.32	1750	8.37	2000	9.41	2250
12岁~	9.62	2300	10.88	2600	12.13	2900	8.16	1950	9.20	2200	10.25	2450
15岁~	10.88	2600	12.34	2950	13.81	3300	8.79	2100	9.83	2350	11.09	2650
18岁~	9.00	2150	10.67	2550	12.55	3000	7.11	1700	8.79	2100	10.25	2450
30岁~	8.58	2050	10.46	2500	12.34	2950	7.11	1700	8.58	2050	10.04	2400
50岁~	8.16	1950	10.04	2400	11.72	2800	6.69	1600	8.16	1950	9.62	2300
65岁~	7.95	1900	9.62	2300	—	—	6.49	1550	7.74	1850	—	—
75岁~	7.53	1800	9.20	2200	—	—	6.28	1500	7.32	1750	—	—
孕早期	—	—	—	—	—	—	+0	+0	+0	+0	+0	+0
孕中期	—	—	—	—	—	—	+1.05	+250	+1.05	+250	+1.05	+250
孕晚期	—	—	—	—	—	—	+1.67	+400	+1.67	+400	+1.67	+400
乳母	—	—	—	—	—	—	+1.67	+400	+1.67	+400	+1.67	+400

注：附录一各表分别参考《中国居民膳食营养素参考摄入量（2023版）》分类总表3-1、表3-7、表3-8、表3-10，其余参考摄入量值见教材相应模块内容。

PAL Ⅰ[a]、PAL Ⅱ[b]、PAL Ⅲ[c] 表示分别代表低强度、中等强度和高强度身体活动水平。

"—"表示未制定或未涉及；"+"表示在相应年龄阶段的成年女性需要量基础上增加的需要量。

附表 1-2 膳食矿物质推荐摄入量（RNI）或适宜摄入量（AI）

年龄/阶段	钙/(mg/d) RNI	磷/(mg/d) RNI	钾/(mg/d) AI	钠/(mg/d) AI	镁/(mg/d) RNI	氯/(mg/d) AI	铁/(mg/d) RNI 男	铁/(mg/d) RNI 女	碘/(μg/d) RNI	锌/(mg/d) RNI 男	锌/(mg/d) RNI 女	硒/(μg/d) RNI	铜/(mg/d) RNI	氟/(mg/d) AI	铬/(μg/d) AI 男	铬/(μg/d) AI 女	锰/(mg/d) AI 男	锰/(mg/d) AI 女	钼/(μg/d) RNI
0岁~	200(AI)	105(AI)	400	80	20(AI)	120	0.3(AI)	0.3(AI)	85(AI)	1.5(AI)	1.5(AI)	15(AI)	0.3(AI)	0.01	0.2	0.2	0.01	0.01	3(AI)
0.5岁~	350(AI)	180(AI)	600	180	65(AI)	450	10	10	115(AI)	3.2(AI)	3.2(AI)	20(AI)	0.3(AI)	0.23	5	5	0.7	0.7	6(AI)
1岁~	500	300	900	500~700a	140	800~1100b	10	10	90	4.0	4.0	25	0.3	0.6	15	15	2.0	1.5	10
4岁~	600	350	1100	800	160	1200	10	10	90	5.5	5.5	30	0.4	0.7	15	15	2.0	2.0	12
7岁~	800	440	1300	900	200	1400	12	12	90	7.0	7.0	40	0.5	0.9	20	20	2.5	2.5	15
9岁~	1000	550	1600	1100	250	1700	16	16	90	7.0	7.0	45	0.6	1.1	25	25	3.5	3.0	20
12岁~	1000	700	1800	1400	320	2200	16	18	110	8.5	7.5	60	0.7	1.4	33	30	4.5	4.0	25
15岁~	1000	720	2000	1600	330	2500	16	18	120	11.5	8.0	60	0.8	1.5	35	30	5.0	4.0	25
18岁~	800	720	2000	1500	330	2300	12	18	120	12.0	8.5	60	0.8	1.5	35	30	4.5	4.0	25
30岁~	800	710	2000	1500	320	2300	12	18	120	12.0	8.5	60	0.8	1.5	35	30	4.5	4.0	25
50岁~	800	710	2000	1500	320	2300	12	10c, 18d	120	12.0	8.5	60	0.8	1.5	30	25	4.5	4.0	25
65岁~	800	680	2000	1400	310	2200	12	10	120	12.0	8.5	60	0.8	1.5	30	25	4.5	4.0	25
75岁~	800	680	2000	1400	300	2200	12	10	120	12.0	8.5	60	0.7	1.5	30	25	4.5	4.0	25

续表

年龄阶段	钙/(mg/d) RNI	磷/(mg/d) RNI	钾/(mg/d) AI	钠/(mg/d) AI	镁/(mg/d) RNI	氯/(mg/d) AI	铁/(mg/d) RNI 男	铁/(mg/d) RNI 女	碘/(μg/d) RNI	锌/(mg/d) RNI 男	锌/(mg/d) RNI 女	硒/(μg/d) RNI	铜/(mg/d) RNI	氟/(mg/d) AI	铬/(μg/d) AI 男	铬/(μg/d) AI 女	锰/(mg/d) AI 男	锰/(mg/d) AI 女	钼/(μg/d) RNI
孕早期	+0	+0	+0	+0	+40	+0	—	+0	+110	—	+2.0	+5	+0.1	+0	—	+0	—	+0	+0
孕中期	+0	+0	+0	+0	+40	+0	—	+7	+110	—	+2.0	+5	+0.1	+0	—	+3	—	+0	+0
孕晚期	+0	+0	+0	+0	+40	+0	—	+11	+110	—	+2.0	+5	+0.1	+0	—	+5	—	+0	+0
乳母	+0	+0	+400	+0	+0	+0	—	+6	+120	—	+4.5	+18	+0.7	+0	—	+5	—	+0.2	+5

注：[a] 1岁~为500mg/d，2岁~为600mg/d，3岁~为700mg/d。
[b] 1岁~为800mg/d，2岁~为900mg/d，3岁~为1100mg/d。
[c] 无月经；[d] 有月经。
"—"表示未涉及；"+"表示在相应年龄阶段的成年女性需要量基础上增加的需要量。

附录

附表 1-3　膳食维生素推荐摄入量（RNI）或适宜摄入量（AI）

年龄阶段	维生素 A/(μgRAE/d) RNI 男	维生素 A/(μgRAE/d) RNI 女	维生素 D/(μg/d) RNI	维生素 E/(mgα-TE/d) AI	维生素 K/(μg/d) AI	维生素 B₁/(μg/d) RNI 男	维生素 B₁/(μg/d) RNI 女	维生素 B₂/(mg/d) RNI 男	维生素 B₂/(mg/d) RNI 女	烟酸/(mgNE/d) RNI 男	烟酸/(mgNE/d) RNI 女	维生素 B₆/(mg/d) RNI	叶酸/(μgDFE/d) RNI	维生素 B₁₂/(μg/d) RNI	泛酸/(mg/d) AI	生物素/(μg/d) AI	胆碱/(mg/d) AI 男	胆碱/(mg/d) AI 女	维生素 C/(mg/d) RNI
0 岁~	300 (AI)	300 (AI)	10 (AI)	3	2	0.1 (AI)	0.1 (AI)	0.4 (AI)	0.4 (AI)	1 (AI)	1 (AI)	0.1 (AI)	65 (AI)	0.3 (AI)	1.7	5	120	120	40 (AI)
0.5 岁~	350 (AI)	350 (AI)	10 (AI)	4	10	0.3 (AI)	0.3 (AI)	0.6 (AI)	0.6 (AI)	2 (AI)	2 (AI)	0.3 (AI)	100 (AI)	0.6 (AI)	1.9	10	140	140	40 (AI)
1 岁~	340	330	10	6	30	0.6	0.6	0.7	0.6	6	5	0.6	160	1.0	2.1	17	170	170	40
4 岁~	390	380	10	7	40	0.9	0.8	0.9	0.8	7	6	0.7	190	1.2	2.5	20	200	200	50
7 岁~	430	390	10	9	50	1.0	0.9	1.0	0.9	9	8	0.8	240	1.4	3.1	25	250	250	60
9 岁~	560	540	10	11	60	1.1	1.0	1.1	1.0	10	10	1.0	290	1.8	3.8	30	300	300	75
12 岁~	780	730	10	13	70	1.4	1.2	1.4	1.2	13	12	1.3	370	2.0	4.9	35	380	380	95
15 岁~	810	670	10	14	75	1.6	1.3	1.6	1.2	15	12	1.4	400	2.5	5.0	40	450	380	100
18 岁~	770	660	10	14	80	1.4	1.2	1.4	1.2	15	12	1.4	400	2.4	5.0	40	450	380	100
30 岁~	770	660	10	14	80	1.4	1.2	1.4	1.2	15	12	1.4	400	2.4	5.0	40	450	380	100
50 岁~	750	660	10	14	80	1.4	1.2	1.4	1.2	15	12	1.6	400	2.4	5.0	40	450	380	100
65 岁~	730	640	15	14	80	1.4	1.2	1.4	1.2	15	12	1.6	400	2.4	5.0	40	450	380	100
75 岁~	710	600	15	14	80	1.4	1.2	1.4	1.2	15	12	1.6	400	2.4	5.0	40	450	380	100
孕早期	—	+0	+0	+0	+0	—	+0	—	+0	—	+0	+0.8	+200	+0.5	+1.0	+10	—	+80	+0
孕中期	—	+70	+0	+0	+0	—	+0.2	—	+0.1	—	+0	+0.8	+200	+0.5	+1.0	+10	—	+80	+15
孕晚期	—	+70	+0	+0	+0	—	+0.3	—	+0.2	—	+0	+0.8	+200	+0.5	+1.0	+10	—	+80	+15
乳母	—	+600	+0	+3	+5	—	+0.3	—	+0.5	—	+4	+0.3	+150	+0.8	+2.0	+10	—	+120	+50

注："—"表示未涉及；"+"表示在相应年龄阶段的成年女性需要量基础上增加的需要量。

附表 1-4　膳食矿物质与维生素的可耐受最高摄入量（UL）

年龄/阶段	矿物质									维生素					
	钙/(mg/d)	磷/(mg/d)	铁/(mg/d)	碘/(μg/d)	锌/(mg/d)	硒/(μg/d)	铜/(mg/d)	氟/(mg/d)	维生素A/(μgRAE/d)	维生素D/(μg/d)	维生素E/(mgα-TE/d)	烟酰胺/(mg/d)	维生素B₆/(mg/d)	叶酸/(μgDFE/d)	维生素C/(mg/d)
0岁~	1000	—	—	—	—	55	—	—	600	20	—	—	—	—	—
0.5岁~	1500	—	—	—	—	80	—	—	600	20	—	—	—	—	—
1岁~	1500	—	25	—	9	80	2.0	0.8	700	20	150	100	20	300	400
4岁~	2000	—	30	200	13	120	3.0	1.1	1000	30	200	130	25	400	600
7岁~	2000	—	35	250	21	150	3.0	1.5	1300	45	300	160	32	500	800
9岁~	2000	—	35	250	24	200	5.0	2.0	1800	45	400	200	40	650	1100
12岁~	2000	—	40	300	32	300	6.0	2.4	2400	50	500	260	50	800	1600
15岁~	2000	—	40	500	37	350	7.0	3.5	2800	50	600	290	55	900	1800
18岁~	2000	3500	42	600	40	400	8.0	3.5	3000	50	700	310	60	1000	2000
30岁~	2000	3500	42	600	40	400	8.0	3.5	3000	50	700	310	60	1000	2000
50岁~	2000	3500	42	600	40	400	8.0	3.5	3000	50	700	310	55	1000	2000
65岁~	2000	3000	42	600	40	400	8.0	3.5	3000	50	700	300	55	1000	2000
75岁~	2000	3000	42	600	40	400	8.0	3.5	3000	50	700	290	55	1000	2000
孕早期	2000	3500	42	500	40	400	8.0	3.5	3000	50	700	310	60	1000	2000
孕中期	2000	3500	42	500	40	400	8.0	3.5	3000	50	700	310	60	1000	2000
孕晚期	2000	3500	42	500	40	400	8.0	3.5	3000	50	700	310	60	1000	2000
乳母	2000	3500	42	500	40	400	8.0	3.5	3000	50	700	310	60	1000	2000

注："—"表示未制定。

附录二

常见食物成分表

附表 2-1 常见植物性食物成分表

食物名称	食部/%	水分/g	能量/kcal	蛋白质/g	脂肪/g	碳水化合物/g	膳食纤维/g	胡萝卜素/μg	视黄醇/μg	硫胺素/mg	核黄素/mg	维生素C/mg	维生素E T/mg	钙/mg	钾/mg	钠/mg	铁/mg	锌/mg	硒/μg
含薯类及其制品																			
小麦粉（标粉）	100	9.9	362	15.7	2.5	70.9	—	0	0	0.46	0.05	0	0.32	31	190	3.1	0.6	0.20	7.42
挂面（标粉）	100	12.4	348	10.1	0.7	76.0	1.6	—	0	0.19	0.04	0	1.11	14	157	150.0	3.5	1.22	9.90
花卷	100	45.7	214	6.4	1.0	45.6	1.5	—	0	Tr	0.02	0	—	19	83	95.0	0.4	Tr	6.17
烙饼（标粉）	100	36.4	258	7.5	2.3	52.9	1.9	—	0	0.02	0.04	0	1.03	20	141	149.3	2.4	0.94	7.50
馒头（标粉）	100	40.5	236	7.8	1.0	49.8	1.5	—	0	0.05	0.07	0	0.86	18	129	165.2	1.9	1.01	9.70
油条	100	21.8	388	6.9	17.6	51.0	0.9	—	0	0.01	0.07	0	3.19	6	227	585.2	1.0	0.75	8.60
粞米（标一）	100	13.7	345	7.7	0.6	77.4	0.6	0	0	0.16	0.08	0	1.01	11	97	2.4	1.1	1.45	2.50
粳米饭（蒸）	100	70.6	118	2.6	0.3	26.2	0.2	0	0	Tr	0.03	0	—	7	39	3.3	2.2	1.36	0.40
粳米粥	100	88.6	46	1.1	0.3	9.9	0.1	0	0	Tr	0.03	0	—	7	13	2.8	0.1	0.20	0.20
米粉	100	12.7	349	0.4	0.8	85.8	—	0	0	0.01	0.01	0	Tr	11	19	52.2	2.4	0.36	0.45
玉米（黄，干）	100	13.2	348	8.7	3.8	73.0	6.4	100	0	0.21	0.13	0	3.89	14	300	3.3	2.4	1.70	3.52
小米	100	11.6	361	9.0	3.1	75.1	1.6	100	0	0.33	0.10	0	3.63	41	284	4.3	5.1	1.87	4.74
小米粥	100	89.3	46	1.4	0.7	8.4	—	—	0	0.02	0.07	0	0.26	10	19	4.1	1.0	0.41	0.30

续表

食物名称	食部/%	水分/g	能量/kcal	蛋白质/g	脂肪/g	碳水化合物/g	膳食纤维/g	胡萝卜素/μg	视黄醇/μg	硫胺素/mg	核黄素/mg	维生素C/mg	维生素E T/mg	钙/mg	钾/mg	钠/mg	铁/mg	锌/mg	硒/μg
燕麦	100	10.2	338	10.1	0.2	77.4	6.0	Tr	0	0.46	0.07	—	0.91	58	356	2.1	2.9	1.75	—
马铃薯（土豆）	94	78.6	81	2.6	0.2	17.8	1.1	6	0	0.10	0.02	14.0	0.34	7	347	5.9	0.4	0.3	0.47
甘薯（白心）	86	72.6	106	1.4	0.2	25.2	1.0	220	0	0.07	0.04	24.0	0.43	24	174	58.2	0.8	0.22	0.63
甘薯（红心）	90	83.4	61	0.7	0.2	15.3	—	750	0	0.05	0.01	4.0	0.28	18	88	70.9	0.2	0.16	0.22
藕粉	100	6.4	373	0.2	Tr	93.0	0.1	—	0	Tr	0.01	—	—	8	35	10.8	17.9	0.15	2.10
淀粉（马铃薯）	100	17.4	332	0.1	0.1	82.0	0	0	0	0	0	0	—	22	32	50	1.8	—	—
粉丝	100	15.0	338	0.8	0.2	83.7	1.1	—	0	0.03	0.02	0	—	31	18	9.3	6.4	0.27	3.39
干豆（大豆+杂豆）及制品																			
黄豆（大豆）	100	10.2	390	35.0	16.0	34.2	15.5	220	0	0.41	0.20	—	18.90	191	1503	2.2	8.2	3.34	6.16
黑豆（黑大豆）	100	9.9	401	36.0	15.9	33.6	10.2	30	0	0.20	0.33	—	17.36	224	1377	3.0	7.0	4.18	6.79
青豆（青大豆）	100	9.5	398	34.5	16.0	35.4	12.6	790	0	0.41	0.18	—	10.09	200	718	1.8	8.4	3.18	5.62
豆腐（内酯）	100	89.2	50	5.0	1.9	3.3	0.4	—	0	0.06	0.03	—	3.26	17	95	6.4	0.8	0.55	0.81
豆腐脑（老豆腐）	100	96.7	15	1.9	0.8	0.0	Tr	—	0	0.04	0.02	—	10.46	18	107	2.8	0.9	0.49	Tr
豆浆	100	93.8	31	3.0	1.6	1.2	—	—	0	0.02	0.02	Tr	1.06	5	117	3.7	0.4	0.28	Tr
腐竹	100	7.9	461	44.6	21.7	22.3	1.0	—	0	0.13	0.07	—	27.84	77	553	26.5	16.5	3.69	6.65
千张（百叶）	100	52.0	262	24.5	16.0	5.5	1.0	30	0	0.04	0.05	—	23.38	313	94	20.6	6.4	2.52	1.75
豆腐干（代表值）	100	61.3	197	14.9	11.3	9.6	—	25	0	0.02	0.05	Tr	13.00	447	137	329.0	7.1	1.84	7.12

续表

食物名称	食部/%	水分/g	能量/kcal	蛋白质/g	脂肪/g	碳水化合物/g	膳食纤维/g	胡萝卜素/μg	视黄醇/μg	硫胺素/mg	核黄素/mg	维生素C/mg	维生素E/mg	钙/mg	钾/mg	钠/mg	铁/mg	锌/mg	硒/μg
素鸡	100	64.3	194	16.5	12.5	4.2	0.9	60	0	0.02	0.03	—	17.80	319	42	373.8	5.3	1.74	6.73
烤麸	100	68.6	121	20.4	0.3	9.3	0.2	—	0	0.04	0.05	—	0.42	30	25	230.0	2.7	1.19	—
绿豆	100	12.3	329	21.6	0.8	62.0	6.4	130	0	0.25	0.11	—	10.95	81	787	3.2	6.5	2.18	4.28
赤小豆（红小豆）	100	12.6	324	20.2	0.6	63.4	7.7	80	0	0.16	0.11	—	14.36	74	860	2.2	7.4	2.20	3.80
蚕豆（干）	100	13.2	338	21.6	1.0	61.5	1.7	—	0	0.09	0.13	2.0	1.60	31	1117	86.0	8.2	3.42	1.30
蔬菜类（含菌藻类）																			
白萝卜（鲜）	95	94.6	16	0.7	0.1	4.0	—	Tr	0	0.02	0.01	19.0	Tr	47	167	54.3	0.2	0.14	0.12
红萝卜（卞萝卜）	97	93.8	22	1.0	0.1	4.6	0.8	Tr	0	0.05	0.02	3.0	1.20	11	110	62.7	2.8	0.69	Tr
胡萝卜	97	90.0	32	1.0	0.2	8.1	—	4107	0	—	0.02	9.0	0.31	27	119	120.7	0.3	0.22	0.60
豆角	96	90.0	34	2.5	0.2	6.7	2.1	200	0	0.05	0.07	18.0	2.24	29	207	3.4	1.5	0.54	2.16
荷兰豆	88	91.9	30	2.5	0.3	4.9	1.4	480	0	0.09	0.04	16.0	0.30	51	116	8.8	0.9	0.50	0.42
毛豆（鲜）	53	69.6	131	13.1	5.0	10.5	4.0	130	0	0.15	0.07	27.0	2.44	135	478	3.9	3.5	1.73	2.48
黄豆芽	100	88.8	47	4.5	1.6	4.5	1.5	30	0	0.04	0.07	8.0	0.80	21	160	7.2	0.9	0.54	0.96
茄子（代表值）	93	93.4	23	1.1	0.2	4.9	1.3	50	0	0.02	0.04	5.0	1.13	24	142	5.4	0.5	0.23	0.48
番茄（西红柿）	97	95.2	15	0.9	0.2	3.3	—	375	0	0.02	0.01	14.0	0.42	4	179	9.7	0.2	0.12	Tr
甜椒（灯笼椒）	82	94.6	18	1.0	0.2	3.8	—	76	0	0.02	0.02	130.0	0.41	—	—	—	—	—	0.38

续表

食物名称	食部/%	水分/g	能量/kcal	蛋白质/g	脂肪/g	碳水化合物/g	膳食纤维/g	胡萝卜素/μg	视黄醇/μg	硫胺素/mg	核黄素/mg	维生素C/mg	维生素E/T/mg	钙/mg	钾/mg	钠/mg	铁/mg	锌/mg	硒/μg
黄瓜（鲜）[胡瓜]	92	95.8	16	0.8	0.2	2.9	0.5	90	0	0.02	0.03	9.0	0.49	24	102	4.9	0.5	0.18	0.38
苦瓜（鲜）[凉瓜]	81	93.4	22	1.0	0.1	4.9	1.4	100	0	0.03	0.03	56.0	0.85	14	256	2.5	0.7	0.36	0.36
南瓜（鲜）[倭瓜]	85	93.5	23	0.7	0.1	5.3	0.8	890	0	0.03	0.04	8.0	0.36	16	145	0.8	0.4	0.14	0.46
冬瓜	80	96.9	10	43	0.3	0.2	2.4	Tr	0	Tr	Tr	16.0	0.04	12	57	2.8	0.1	0.10	0.02
大蒜（白皮/鲜）	85	66.6	128	4.5	0.2	27.6	1.1	30	0	0.04	0.06	7.0	1.07	39	302	19.6	1.2	0.88	3.09
洋葱（鲜）[葱头]	90	89.2	40	1.1	0.2	9.0	0.9	20	0	0.03	0.03	8.0	0.14	24	147	4.4	0.6	0.23	0.92
韭菜	90	92.0	25	2.4	0.4	4.5	—	1596	0	0.04	0.05	2.0	0.57	44	241	5.8	0.7	0.25	1.33
大白菜（代表值）	89	94.4	20	1.6	0.2	3.4	0.9	80	0	0.05	0.04	37.5	0.36	57	134	68.9	0.8	0.46	0.57
油菜	96	94.1	19	1.8	0.2	2.9	0.9	1460	0	0.01	0.10	24.0	0.94	191	143	98.8	5.9	1.27	Tr
圆白菜，卷心菜	86	93.2	24	1.5	0.2	4.6	1.0	70	0	0.03	0.03	40.0	0.50	49	124	27.2	0.6	0.25	0.96
菜花[花椰菜]	82	93.2	20	1.7	0.2	4.2	2.1	11	0	0.04	0.04	32.0	Tr	31	206	39.2	0.4	0.17	2.86
西兰花[绿菜花]	83	91.6	27	3.5	0.6	3.7	—	151	0	0.06	0.08	56.0	0.76	50	179	46.7	0.9	0.46	0.43

续表

食物名称	食部/%	水分/g	能量/kcal	蛋白质/g	脂肪/g	碳水化合物/g	膳食纤维/g	胡萝卜素/μg	视黄醇/μg	硫胺素/mg	核黄素/mg	维生素C/mg	维生素E/mg	钙/mg	钾/mg	钠/mg	铁/mg	锌/mg	硒/μg
菠菜(鲜)	89	91.2	28	2.6	0.3	4.5	1.7	2920	0	0.04	0.11	32.0	1.74	66	311	85.2	2.9	0.85	0.97
苋菜(绿鲜)	74	90.2	30	2.8	0.3	5.0	2.2	2110	0	0.03	0.12	47.0	0.36	187	207	32.4	5.4	0.80	0.52
莴笋(鲜)[莴苣]	62	95.5	15	1.0	0.1	2.8	0.6	150	0	0.02	0.02	4.0	0.19	23	212	36.5	0.9	0.33	0.54
芹菜(茎)[药芹]	100	95.4	13	0.4	0.2	3.1	1.0	18	0	0.01	0.02	2.0	Tr	15	128	166.4	0.2	0.14	0.07
生菜(叶用莴苣)	94	96.7	12	1.6	0.4	1.1	—	26	0	0.02	0.01	Tr	Tr	14	91	16.1	0.2	0.12	0.04
蕹菜[空心菜]	100	92.3	19	2.2	0.2	4.0	—	1714	0	0.03	0.05	5.0	0.10	115	304	107.6	1.0	0.27	—
春笋(鲜)	66	91.4	25	2.4	0.1	5.1	2.8	30	0	0.05	0.04	5.0	—	8	300	6.0	2.4	0.43	0.66
冬笋(鲜)	39	88.1	42	4.1	0.1	6.5	0.8	80	0	0.08	0.08	1.0	—	22	—	—	0.1	—	—
茭白	74	92.2	26	1.2	0.2	5.9	1.9	30	0	0.02	0.03	5.0	0.99	4	209	5.8	0.4	0.33	0.45
藕(连藕)	88	86.4	47	1.2	0.2	11.5	2.2	Tr	0	0.04	0.01	19.0	0.32	18	293	34.3	0.3	0.24	0.17
山药(鲜/薯蓣)	83	84.8	57	1.9	0.2	12.4	0.8	20	0	0.005	0.02	5.0	0.24	16	213	18.6	0.3	0.27	0.55
金针菇(鲜)	100	90.2	32	2.4	0.4	6.0	2.7	30	0	0.15	0.19	2.0	1.14	—	195	4.3	1.4	0.39	0.28
蘑菇(鲜蘑)	99	92.4	24	2.7	0.1	4.1	2.1	10	0	0.08	0.35	2.0	0.56	6	312	8.3	1.2	0.92	0.55
木耳(干)	100	15.5	265	12.1	1.5	65.6	29.9	100	0	0.17	0.44	—	11.34	247	757	48.5	97.4	3.18	3.72

续表

食物名称	食部/%	水分/g	能量/kcal	蛋白质/g	脂肪/g	碳水化合物/g	膳食纤维/g	胡萝卜素/μg	视黄醇/μg	硫胺素/mg	核黄素/mg	维生素C/mg	维生素E/T/mg	钙/mg	钾/mg	钠/mg	铁/mg	锌/mg	硒/μg
香菇（鲜）[冬菇]	100	91.7	26	2.2	0.3	5.2	3.3	—	0	Tr	0.08	1.0	—	2	20	1.4	0.3	0.66	2.58
海带（鲜）	100	94.4	13	1.2	0.1	2.1	0.5	—	0	0.02	0.15	Tr	1.85	46	246	8.6	0.9	0.16	9.54
紫菜（干）	100	12.7	250	26.7	1.1	44.1	21.6	1370	0	0.27	1.02	2.0	1.82	264	1796	710.5	54.9	2.47	7.22
水果类																			
苹果（代表值）	85	86.1	53	0.4	0.2	13.7	1.7	50	0	0.02	0.02	3.0	0.43	4	83	1.3	0.3	0.04	0.10
梨（代表值）	82	85.9	51	0.3	0.1	13.1	2.6	20	0	0.03	0.03	5.0	0.46	7	85	1.7	0.4	0.10	0.29
桃（代表值）	89	88.9	42	0.6	0.1	10.1	1.0	20	0	0.01	0.02	10.0	0.71	6	127	1.7	0.3	0.14	0.47
枣（鲜）	87	67.4	125	1.1	0.3	30.5	20	240	0	0.06	0.09	243.0	0.78	22	375	1.2	1.2	1.52	0.80
葡萄（代表值）	86	88.5	45	0.4	0.3	10.3	1.0	40	0	0.03	0.02	4.0	0.86	9	127	1.9	0.4	0.16	0.11
柿	87	80.6	74	0.4	0.1	18.5	1.4	120	0	0.02	0.02	30	1.12	9	151	0.8	0.2	0.08	0.24
中华猕猴桃	83	83.4	61	0.8	0.6	14.5	2.6	130	0	0.05	0.02	62.0	2.43	27	144	10.0	1.2	0.57	0.28
草莓（洋莓）	97	91.3	32	1.0	0.2	7.1	1.1	30	0	0.02	0.03	47.0	0.71	18	131	4.2	1.8	0.14	0.70
橙	74	87.4	48	0.8	0.2	11.1	0.6	160	0	0.05	0.04	33.0	0.56	20	159	1.2	0.4	0.14	0.31
杨梅[树梅]	82	92.0	30	0.8	0.2	6.7	1.0	40	0	0.01	0.05	9.0	0.81	14	149	0.7	1.0	0.14	0.31
枇杷	62	89.3	41	0.8	0.2	9.3	0.8	—	0	0.01	0.03	8.0	0.24	17	122	4.0	1.1	0.21	0.72
香蕉[甘蕉]	59	75.8	93	1.4	0.2	22.0	1.2	60	0	0.02	0.04	8.0	0.24	7	256	0.8	0.4	0.18	0.87
白兰瓜	55	93.2	23	0.6	0.1	5.3	0.8	40	0	0.02	0.03	14.0	—	24	—	—	0.9	—	—

续表

食物名称	食部/%	水分/g	能量/kcal	蛋白质/g	脂肪/g	碳水化合物/g	膳食纤维/g	胡萝卜素/μg	视黄醇/μg	硫胺素/mg	核黄素/mg	维生素C/mg	维生素E/T/mg	钙/mg	钾/mg	钠/mg	铁/mg	锌/mg	硒/μg
哈密瓜	71	91.0	34	0.5	0.1	7.9	0.2	920	0	—	0.01	12.0	—	4	190	26.7	Tr	0.13	1.10
西瓜（代表值）	59	92.3	31	0.5	0.3	6.8	0.2	173	0	0.02	0.04	5.7	0.11	7	97	3.3	0.4	0.09	0.09
坚果类（含种子）																			
核桃（干，胡桃）	43	5.2	646	14.9	58.8	19.1	9.5	30	0	0.15	0.14	1.0	43.21	56	385	6.4	2.7	2.17	4.62
栗子（鲜，板栗）	80	52.0	188	4.2	0.7	42.2	1.7	190	0	0.14	0.17	24.0	4.56	17	442	13.9	1.1	0.57	1.13
杏仁（大杏仁）	100	6.2	540	19.9	42.9	27.8	18.5	—	0	0.02	1.82	26.0	—	49	169	—	1.2	4.06	27.06
山核桃（熟）	45	2.8	658	8.3	64.5	21.3	—	137	0	0.11	0.07	—	14.75	132	4	855.5	6.0	7.07	1.15
腰果（熟）	100	2.1	615	24.0	50.9	20.4	10.4	49	0	0.24	0.13	—	6.70	19	680	35.7	7.4	5.30	10.93
花生（炒）	71	4.1	601	21.7	48.0	23.8	6.3	60	0	0.13	0.12	Tr	12.94	47	563	34.8	1.5	2.03	3.90
葵花子（生）	50	2.4	609	23.9	49.9	19.1	6.1	30	0	0.36	0.20	Tr	34.53	72	562	5.5	5.7	6.03	1.21
开心果（熟）	82	0.8	631	20.6	53.0	21.9	8.2	—	0	0.45	0.10	—	19.36	108	735	756.4	4.4	3.11	6.50
南瓜子（炒）	68	4.1	582	36.0	46.1	7.9	4.1	—	0	0.08	0.16	—	27.28	37	672	15.8	6.5	7.12	27.03
芝麻子（黑）	100	5.7	559	19.1	46.1	24.0	14.0	—	0	0.66	0.25	—	50.40	780	358	8.3	22.7	6.13	4.70

附表 2-2　常见动物性食物成分表

食物名称	食部/%	水分/g	能量/kcal	蛋白质/g	脂肪/g	碳水化合物/g	膳食纤维/g	胡萝卜素/μg	视黄醇/μg	硫胺素/mg	核黄素/mg	维生素C/mg	维生素E/mg	钙/mg	钾/mg	钠/mg	铁/mg	锌/mg	硒/μg
畜肉类																			
猪肉（代表值）	91	54.9	331	15.1	30.1	0.0	0.0	0	15	0.30	0.13	Tr	0.67	6	218	56.8	1.3	1.78	7.90
猪肉（肋条肉）	96	31.1	568	9.3	59.0	0.0	0.0	0	10	0.09	0.04	Tr	0.05	6	214	80.0	1.0	1.61	3.70
猪肉（瘦）	100	71.0	143	20.3	6.2	1.5	0.0	0	44	0.54	0.10	Tr	0.34	6	305	57.5	3.0	2.99	9.50
猪肉（腿）	100	67.6	190	17.9	12.8	0.8	0.0	0	3	0.53	0.24	Tr	0.30	6	295	63.0	0.9	2.18	13.40
猪肉（里脊）	100	74.7	150	19.6	7.9	0.0	0.0	0	Tr	0.32	0.20	Tr	0.33	6	317	43.2	1.5	2.01	8.32
猪肉[硬五花]	79	53.0	339	13.6	30.6	2.2	0.0	10	0	0.36	0.15	Tr	0.20	6	168	52.0	1.3	2.20	6.05
猪大排	68	58.8	264	18.3	20.4	1.7	0.0	12	0	0.80	0.15	Tr	0.11	8	274	44.5	0.8	1.72	10.30
猪肝	100	72.6	126	19.2	4.7	1.8	0.0	0	6502	0.22	2.02	20.0	Tr	6	235	68.6	23.2	3.68	26.12
猪肚	96	78.2	110	15.2	5.1	0.7	0.0	0	3	0.07	0.16	—	0.32	11	171	75.1	2.4	1.92	12.76
猪肾[猪腰子]	92	75.0	137	16.0	8.1	0.0	0.0	0	46	0.29	0.69	7.0	0.33	2	194	124.8	4.6	1.98	156.77
牛肉（代表值）	100	69.8	160	20.0	8.7	0.5	0.0	0	3	0.04	0.11	Tr	0.68	5	212	64.1	1.8	4.70	3.15
牛肉（后腿）	100	74.9	106	20.9	2.0	1.1	0.0	0	3	0.04	0.14	Tr	0.97	5	197	45.4	3.3	4.07	4.96
牛百叶	100	85.6	70	13.2	1.9	0.0	0.0	0	Tr	0.02	0.15	—	Tr	40	162	60.6	2.1	7.03	3.80
羊肉（代表值）	100	72.5	139	18.5	6.5	1.6	0.0	0	8	0.07	0.16	Tr	0.48	16	300	89.9	3.9	3.52	5.95
羊肉（后腿/带骨）	77	75.8	110	19.5	3.4	0.3	0.0	0	8	0.05	0.19	Tr	0.34	6	143	60.0	2.7	2.18	4.49
羊肝	100	69.7	134	17.9	3.6	7.4	0.0	0	20972	0.21	1.75	—	29.93	8	241	123.0	7.5	3.45	17.68
禽肉类																			
鸡（代表值）	63	70.5	145	20.3	6.7	0.9	0.0	0	92	0.06	0.07	Tr	1.34	13	249	62.8	1.8	1.46	11.92

续表

食物名称	食部/%	水分/g	能量/kcal	蛋白质/g	脂肪/g	碳水化合物/g	膳食纤维/g	胡萝卜素/μg	视黄醇/μg	硫胺素/mg	核黄素/mg	维生素C/mg	维生素E/mg	钙/mg	钾/mg	钠/mg	铁/mg	锌/mg	硒/μg
鸡胸脯肉	100	71.7	118	24.6	1.9	0.6	0.0	0	3	0.07	0.06	Tr	0.41	1	333	44.8	1.0	0.26	11.75
鸡腿	74	71.7	146	20.2	7.2	0.0	0.0	0	22	0.06	0.10	Tr	Tr	0	221	73.6	1.8	1.11	9.70
鸡爪	60	56.4	254	23.9	16.4	2.7	0.0	0	37	0.01	0.13	Tr	0.32	36	108	169.0	1.4	0.90	9.95
鸡翅	69	63.3	202	19.0	11.5	5.5	0.0	0	28	Tr	0.05	Tr	0.44	8	205	50.8	0.9	0.42	8.72
鸡肝	100	74.4	121	16.6	4.8	2.8	0.0	0	10414	0.33	1.10	—	1.88	7	222	92.0	12.0	2.40	38.55
鸡胗[鸡肫]	100	73.1	118	19.2	2.8	4.0	0.0	0	36	0.04	0.09	—	0.87	7	272	74.8	4.4	2.76	10.54
鸭（代表值）	68	63.9	240	15.5	19.7	0.2	0.0	0	52	0.08	0.22	Tr	0.27	6	191	69.0	2.2	1.33	12.25
鸭血（白鸭）	100	72.6	108	13.6	0.4	12.4	0.0	0	—	0.06	0.06	—	0.34	5	166	173.6	30.5	0.50	—
鹅	63	61.4	251	17.9	19.9	0.0	0.0	0	42	0.07	0.23	Tr	0.22	4	232	58.8	3.8	1.36	17.68
鹅肝	100	70.7	129	15.2	3.4	9.3	0.0	0	6100	0.27	0.25	—	0.29	2	336	70.2	7.8	3.56	—

乳类及制品

食物名称	食部/%	水分/g	能量/kcal	蛋白质/g	脂肪/g	碳水化合物/g	膳食纤维/g	胡萝卜素/μg	视黄醇/μg	硫胺素/mg	核黄素/mg	维生素C/mg	维生素E/mg	钙/mg	钾/mg	钠/mg	铁/mg	锌/mg	硒/μg
纯牛奶-全脂	100	87.6	65	3.3	3.6	4.9	0.0	—	54	0.03	0.12	Tr	0.13	107	180	63.7	0.3	0.28	1.34
纯牛奶-脱脂	100	91.0	34	3.5	0.3	4.6	0.0	—	37	0.03	0.16	Tr	0.05	116	200	127.3	0.3	0.28	1.05
鲜牛奶-全脂	100	87.1	67	3.4	3.7	5.1	0.0	—	73	0.02	0.12	Tr	0.11	113	127	120.3	0.3	0.24	—
全脂奶粉	100	2.6	482	19.9	22.3	50.5	—	—	163	0.13	1.90	23.6	0.48	928	777	352.0	4.6	3.93	12.09
酸奶	100	81.0	86	2.8	2.6	12.9	—	—	23	0.03	0.12	1.3	0.12	128	150	37.7	0.3	0.43	1.30
奶酪（干酪）	100	43.5	328	25.7	23.5	3.5	—	—	152	0.06	0.91	—	0.60	799	75	584.6	2.4	6.97	1.50
羊乳	100	88.9	59	1.5	3.5	5.4	0.0	—	84	0.04	0.12	—	0.19	82	135	20.6	0.5	0.29	1.75
人乳	100	87.6	65	1.3	3.4	7.4	0.0	—	11	0.01	0.05	5.0	—	30	—	—	0.1	0.28	—

续表

食物名称	食部/%	水分/g	能量/kcal	蛋白质/g	脂肪/g	碳水化合物/g	膳食纤维/g	胡萝卜素/μg	视黄醇/μg	硫胺素/mg	核黄素/mg	维生素C/mg	维生素E/mg	钙/mg	钾/mg	钠/mg	铁/mg	锌/mg	硒/μg
蛋类及制品																			
鸡蛋（代表值）	87	75.2	139	13.1	8.6	2.4	0.0	—	216	0.09	0.20	Tr	1.14	56	154	131.5	1.6	0.89	13.96
鸡蛋白	100	84.4	60	11.6	0.1	3.1	0.0	—	—	0.04	0.31	Tr	0.01	9	132	79.4	1.6	0.02	6.97
鸡蛋黄	100	51.5	328	15.2	28.2	3.4	0.0	—	438	0.33	0.29	Tr	5.06	112	95	54.9	6.5	3.79	27.01
鸭蛋	87	70.3	180	12.6	13.0	3.1	0.0	—	261	0.17	0.35	Tr	4.98	62	135	106.0	2.9	1.67	15.68
松花蛋（皮蛋）	90	68.4	171	14.2	10.7	4.5	0.0	—	215	0.06	0.18	Tr	3.05	63	152	542.7	3.3	1.48	25.24
鹅蛋	87	69.3	196	11.1	15.6	2.8	0.0	—	192	0.08	0.30	Tr	4.50	34	74	90.6	4.1	1.43	27.24
鹌鹑蛋	86	73.0	160	12.8	11.1	2.1	0.0	—	337	0.11	0.49	Tr	3.08	47	138	106.6	3.2	1.61	25.48
鱼虾蟹贝类																			
草鱼	58	77.3	113	16.6	5.2	0.0	0.0	0	11	0.04	0.11	Tr	2.03	38	312	46.0	0.8	0.87	6.66
青鱼（青皮鱼）	63	73.9	118	20.1	4.2	0.0	0.0	0	42	0.03	0.07	Tr	0.81	31	325	47.4	0.9	0.96	37.69
乌鳢（黑鱼、乌鱼）	57	78.7	85	18.5	1.2	0.0	0.0	0	26	0.02	0.14	Tr	0.97	152	313	48.8	0.7	0.80	24.57
银鱼（面条鱼）	100	76.2	105	17.2	4.0	0.0	0.0	0	—	0.03	0.05	Tr	1.86	46	246	8.6	0.9	0.16	9.54
鲢鱼（白鲢）	61	77.4	104	17.8	3.6	0.0	0.0	0	20	0.03	0.07	Tr	1.23	53	277	57.5	1.4	1.17	15.68
鲫鱼	54	75.4	108	17.1	2.7	3.8	0.0	0	17	0.04	0.09	Tr	0.68	79	290	41.2	1.3	1.94	14.31
鳗鲡（鳗鱼）	84	67.1	181	18.6	10.8	2.3	0.0	0	—	0.02	0.02	Tr	3.60	42	207	58.8	1.5	1.15	33.66
鲳鱼[武昌鱼]	59	73.1	135	18.3	6.3	1.2	0.0	0	28	0.02	0.07	Tr	0.52	89	215	41.1	0.7	0.89	11.59
鳟鱼[花鲢鱼]	61	76.5	100	15.3	2.2	4.7	0.0	0	34	0.04	0.11	Tr	2.65	82	229	60.6	0.8	0.76	19.47
鲈鱼[鲈花]	58	76.5	105	18.6	3.4	0.0	0.0	0	19	0.03	0.17	Tr	0.75	138	205	144.1	2.0	2.83	33.06

续表

食物名称	食部/%	水分/g	能量/kcal	蛋白质/g	脂肪/g	碳水化合物/g	膳食纤维/g	胡萝卜素/μg	视黄醇/μg	硫胺素/mg	核黄素/mg	维生素C/mg	维生素E/mg	钙/mg	钾/mg	钠/mg	铁/mg	锌/mg	硒/μg
鳜鱼[桂鱼/花鲫]	61	74.5	117	19.9	4.2	0.0	0.0	0	12	0.02	0.07	Tr	0.87	63	295	68.6	1.0	1.07	26.50
带鱼[白带鱼]	76	73.3	127	17.7	4.9	3.1	0.0	0	29	0.02	0.06	Tr	0.82	28	280	150.1	1.2	0.70	36.57
黄鱼（大黄花鱼）	66	77.7	97	17.7	2.5	0.8	0.0	0	10	0.03	0.10	Tr	1.13	53	260	120.3	0.7	0.58	42.57
鳕鱼	45	77.4	88	20.4	0.5	0.5	0.0	—	14	0.04	0.13	Tr	—	42	321	130.3	0.5	0.86	24.80
海虾	51	79.3	79	16.8	0.6	1.5	0.0	—	Tr	0.01	0.05	Tr	2.79	146	228	302.2	3.0	1.44	56.41
河虾	86	78.1	87	16.4	2.4	0.0	0.0	—	48	0.04	0.03	Tr	5.33	325	329	133.8	4.0	2.24	29.65
对虾	61	76.5	93	18.6	0.8	2.8	0.0	—	15	0.01	0.07	Tr	0.62	62	215	165.2	1.5	2.38	33.72
基围虾	60	75.2	101	18.2	1.4	3.9	0.0	—	Tr	0.02	0.07	Tr	1.69	83	250	172.0	2.0	1.18	39.70
大闸蟹（母）	36	69.3	156	21.0	7.7	0.6	0.0	—	—	—	—	Tr	6.05	15	224	187.8	3.2	3.43	0.12
梭子蟹	49	77.5	95	15.9	3.1	0.9	0.0	—	121	0.03	0.30	Tr	4.56	280	208	481.4	2.5	5.50	90.96
海蟹	55	77.1	95	13.8	2.3	4.7	0.0	—	30	0.01	0.10	Tr	2.99	208	232	260.0	1.6	3.32	82.65
河蟹	42	75.8	103	17.5	2.6	2.3	0.0	—	389	0.06	0.28	Tr	6.09	126	181	193.5	2.9	3.68	56.72
蛏子	57	88.4	40	7.3	0.3	2.1	0.0	—	59	0.02	0.12	Tr	0.59	134	140	175.9	33.6	2.01	55.14
鱿鱼（鲜，乌贼）	97	80.4	84	17.4	1.6	0.0	0.0	—	35	0.02	0.06	Tr	1.68	44	290	110.0	0.9	2.38	38.18

注：附录二各表节选自《中国食物成分表（标准版/第6版）》。
Tr表示未检出或微量，低于目前应用的检测方法的检出限或未检出；
—表示未检测，理论上食物中应该存在一定量的该成分，但未实际检测。

附录三

本书配套数字资源一览表

序号	编号与名称		类型	主讲教师/资料来源	教材页码
1	V1-1	《食品营养与健康》课程导入	微课	主讲：汝骅	2
2	S1-1	科学家的故事——国之脊梁袁隆平	视频	来源：CCTV13 央视教育	3
3	S2-1	营养师的故事——百岁营养师查良锭	视频	来源：BTV 北京卫视	43
4	V2-1	成人身高的测量	微课	主讲：汝骅	45
5	V2-2	成人体重的测量	微课	主讲：汝骅	46
6	V2-3	成人腰围的测量	微课	主讲：汝骅	47
7	V2-4	成人臀围的测量	微课	主讲：汝骅	48
8	V2-5	成人肱三头肌皮褶厚度的测量	微课	主讲：汝骅	48
9	V2-6	成人肩胛下角皮褶厚度的测量	微课	主讲：汝骅	49
10	V2-7	成人髂嵴上皮褶厚度的测量	微课	主讲：汝骅	50
11	D2-8	婴幼儿身长测量	动画	主讲：孙芝杨	57
12	D2-9	婴幼儿头围测量	动画	主讲：孙芝杨	58
13	V3-1	膳食营养素参考摄入量的应用	微课	主讲：孙芝杨	63
14	V3-2	能量的来源与消耗	微课	主讲：汝骅	69
15	V4-1	膳食为什么以谷类为主	微课	主讲：孙芝杨	135
16	V4-2	营养补充剂的利弊	微课	主讲：汲臣明	153
17	V5-1	中国居民膳食指南 2022	微课	主讲：汝骅	170
18	V5-2	营养教育	微课	主讲：汲臣明	172
19	V6-1	记账法	微课	主讲：孙芝杨	186
20	V6-2	称重记账法	微课	主讲：孙芝杨	186
21	V6-3	24h 回顾法	微课	主讲：孙芝杨	187
22	V6-4	24h 回顾和膳食史结合法	微课	主讲：孙芝杨	187
23	V7-1	膳食结构分析与评价	微课	主讲：孙芝杨	211
24	V7-2	膳食调查结果计算与分析	微课	主讲：孙芝杨	212
25	D8-1	饼干的营养标签制作	动画	主讲：孙芝杨	240

参考文献

[1] 翟凤英．中国营养工作回顾［M］．北京：中国轻工业出版社，2005．

[2] 中国营养学会．中国营养学会会史［M］．上海：上海交通出版社，2008．

[3] 编辑部．缅怀创建和发展我国现代营养学的已故营养学家［J］．营养学报，2015，37（2）：扉2．

[4] 路新国．论中国传统营养学——兼与西方近代营养学比较［J］．扬州大学烹饪学报，2001，18（4）：1-5．

[5] 汝骅．学校健康教育"知信行模式"理论与实践［M］．北京：中国轻工业出版社，2011．

[6] 汝骅．高职院校大学生营养评价方法探讨［J］．现代预防医学，2011，38（3）：435-438．

[7] 中国营养学会．中国居民膳食指南科学研究报告（2021）［M］．北京：人民卫生出版社，2021．

[8] 中国营养学会．中国居民膳食指南（2022）［M］．北京：人民卫生出版社，2022．

[9] 中国营养学会．中国居民膳食指南（2016）［M］．北京：人民卫生出版社，2016．

[10] 中国营养学会．中国居民膳食营养素参考摄入量（2023版）［M］．北京：人民卫生业出版社，2023．

[11] 中国营养学会．中国居民膳食营养素参考摄入量（2013版）［M］．北京：科学出版社，2014．

[12] 葛可佑．中国营养师培训教材（第一版）［M］．北京：人民卫生业出版社，2005．

[13] 杨月欣，葛可佑．中国营养科学全书（第二版）［M］．北京：人民卫生业出版社，2022．

[14] 孙长颢．营养与食品卫生学（第8版）［M］．北京：人民卫生业出版社，2022．

[15] 中国营养学会．中国食物成分表（标准版/第6版 第1册）［M］．北京：北京大学医学出版社，2018．

[16] 中国营养学会．中国食物成分表（标准版/第6版 第2册）［M］．北京：北京大学医学出版社，2019．

[17] 中国疾病预防控制中心营养与健康所．2022年中国居民营养与健康状况监测工作手册，2022．

[18] 中国就业培训技术指导中心组织编写．公共营养师（国家职业资格四级）［M］．2版．北京：中国劳动社会保障出版社，2012．

[19] 中国就业培训技术指导中心组织编写．公共营养师（国家职业资格三级）［M］．2版．北京：中国劳动社会保障出版社，2012．

[20] 中国就业培训技术指导中心组织编写．公共营养师（国家职业资格二级）［M］．2版．北京：中国劳动社会保障出版社，2012．

[21] 王翠翠,王波,张亚,等.膳食指数及应用研究进展[J].现代预防医学,2020,47(23):4268-4271.
[22] 汝骅.项目学习模式在营养教育中的应用[J].中国食物与营养,2008,110(11):59-61.
[23] 汝骅.高职食品营养与检测专业营养学课程项目学习实践[J].苏州市职业大学学报,2010,21(1):79-82.

高等职业教育食品类专业教材

食品营养与健康
实践工作手册（活页）

汝骅 主编

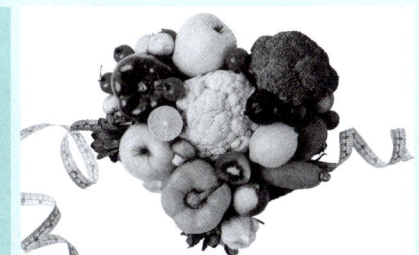

中国轻工业出版社　全国百佳图书出版单位

目 录

项目 1-1 当地特色美食与饮食文化调查 ··· 1
    实验/实践报告 1-1-1   当地特色美食与饮食文化的网络调查 ················ 1
    实验/实践报告 1-1-2   当地特色美食与饮食文化的田园调查 ················ 3

项目 1-2 认识食品营养健康产业 ··· 5
    实验/实践报告 1-2-1   我国食品营养健康产业的网络学习 ···················· 5
    实验/实践报告 1-2-2   当地食品营养健康企业的认识实习 ···················· 7

项目 2-1 成人体格测量与营养评价 ·· 9
    实验/实践报告 2-1-1   成人身高与体重的测量与营养评价 ···················· 9
    实验/实践报告 2-1-2   成人身体围度的测量与营养评价 ······················· 11
    实验/实践报告 2-1-3   成人皮褶厚度的测量与营养评价 ······················· 13

项目 2-2 成人营养不良的判断与咨询 ·· 15
    实验/实践报告 2-2-1   成人消瘦的判断与咨询 ···································· 15
    实验/实践报告 2-2-2   成人超重和肥胖（含中心性肥胖）的判断与咨询 ········ 17

项目 2-3 成人身体成分的测量与营养健康评价 ·· 19
    实验/实践报告 2-3-1   成人体脂的测量与营养评价 ····························· 19
    实验/实践报告 2-3-2   成人体成分的测量与健康评价 ························· 21

项目 2-4 儿童体格测量与营养评价 ··· 23
    实验/实践报告 2-4-1   儿童身高（幼儿身长）、坐高与体重的测量与营养评价 ··· 23
    实验/实践报告 2-4-2   儿童身体围度的测量与营养评价 ······················· 25

项目 3-1 目标人群每日能量与营养素需要量的查询：DRIs 表速查法 ··············· 27
    实验/实践报告 3-1-1   目标人群每日膳食能量需要量及蛋白质参考摄入量的
                       查询 ·· 27
    实验/实践报告 3-1-2   目标人群每日膳食矿物质及维生素推荐摄入量、适宜
                       摄入量及可耐受最高摄入量的查询 ···················· 29

项目 3-2 大学生每日能量需要量的确定：计算法 ··· 31
    实验/实践报告 3-2-1   大学生每日能量需要量确定——要因加算法 ··············· 31

实验/实践报告 3-2-2　大学生每日能量需要量确定——标准体重法 ………… 33

项目 4-1　食物碳水化合物营养质量的评价 ……………………………………… 35
　　实验/实践报告 4-1-1　某种食物碳水化合物营养质量的评价 …………………… 35
　　实验/实践报告 4-1-2　混合食物碳水化合物营养质量的评价 …………………… 37

项目 4-2　"食物营养价值"主题宣教暨平面媒体材料制作 …………………… 39
　　实验/实践报告 4-2-1　"食物的营养价值"手绘板报的设计和制作 …………… 39
　　实验/实践报告 4-2-2　"食物的营养价值"营养宣教演讲稿的撰写及
　　　　　　　　　　　　　营养宣教 …………………………………………………… 41

项目 5-1　"膳食指南 2022"主题宣教暨电子媒体材料制作 ………………… 43
　　实验/实践报告 5-1-1　"膳食指南 2022"宣教 PPT 的制作 …………………… 43
　　实验/实践报告 5-1-2　"膳食指南 2022"宣教视频的制作及营养宣教 ……… 45

项目 5-2　大学生营养教育项目计划的制订 …………………………………… 47
　　实验/实践报告 5-2-1　大学生营养问题分析：营养 KAP 现状调查 …………… 47
　　实验/实践报告 5-2-2　大学生营养教育项目计划的设计 ………………………… 49

项目 6-1　大学生膳食营养调查：24h 膳食回顾法与频率法 ………………… 51
　　实验/实践报告 6-1-1　大学生 24h 膳食回顾法调查 ……………………………… 51
　　实验/实践报告 6-1-2　大学生食物频率法调查 …………………………………… 53

项目 6-2　食物消费量调查：称重记账法 ……………………………………… 57
　　实验/实践报告 6-2-1　食物质量的估计和称量 …………………………………… 57
　　实验/实践报告 6-2-2　家庭食用油和调味品消费量称重记账法调查 ………… 59

项目 7-1　大学生膳食营养评价：膳食结构与能量营养素评价 ……………… 61
　　实验/实践报告 7-1-1　大学生一天膳食结构分析与评价 ………………………… 61
　　实验/实践报告 7-1-2　大学生一天膳食能量和营养素分析与评价 …………… 63

项目 7-2　不同群体能量和蛋白质摄入状况分析与比较 ……………………… 67
　　实验/实践报告 7-2-1　不同群体一周各类食物消费量和用餐人日数计算 …… 67
　　实验/实践报告 7-2-2　不同群体一周能量和蛋白质摄入量比较 ……………… 73

项目 8-1　食品营养标签的识别 ………………………………………………… 77
　　实验/实践报告 8-1-1　某预包装食品配料表的解读 ……………………………… 77
　　实验/实践报告 8-1-2　某预包装食品营养成分表的解读 ………………………… 79
　　实验/实践报告 8-1-3　某预包装食品营养声称和营养成分功能声称的判定 …… 81

项目 8-2　食品营养标签的制作 ··· 83
　　实验/实践报告 8-2-1　营养成分数据获取 ··· 83
　　实验/实践报告 8-2-2　营养声称和营养成分功能声称确定 ··················· 85
　　实验/实践报告 8-2-3　营养标签编排 ·· 87

项目检查/评价报告（统一参考模板） ··· 89
　　检查/评价报告 A　通用能力/素养评价表 ··· 89
　　检查/评价报告 B　5S 现场管理评价表 ·· 91

项目 1-1
当地特色美食与饮食文化调查

实验/实践报告 1-1-1　当地特色美食与饮食文化的网络调查

实践时间：	年　月　日	班级：	
姓名（学号）：		出生年月（年龄）：	年　月（　）
性别：	籍贯：　省　市	家庭所在地：城市（　）/农村（　）	

项目任务描述	
调查记录（可附页附图）	
调查省市	
城市概貌与饮食特色	
相关博物馆、美食街区等场所介绍	
当地饮食文化概述	
信息查询与资料来源	使用搜索引擎	
	电子资源库	
	专业网站/公众号	
	其他	

注：请在所选答案"（　）"或"○"处打"√"；如进行计算需要写出原始计算公式及计算过程。

实验/实践报告 1-1-2　当地特色美食与饮食文化的田园调查

实践时间：	年　月　日		班级：	
姓名（学号）：			出生年月（年龄）：	年　月（　）
性别：	籍贯：　省　市		家庭所在地：城市（　）/农村（　）	

项目任务描述	
调查记录（可附页附图）	
调查省市	
特色美食/ 名特优新食品 或农产品 （简介+照片）	
饮食习俗/ 饮食文化 典型案例	

实地考察场所	地方博物馆	
	特色美食街区	
	当地农贸市场	
	乡村/古镇	
	其他	

注：请在所选答案"（　）"或"〇"处打"√"；如进行计算需要写出原始计算公式及计算过程。

项目 1-2

认识食品营养健康产业

实验/实践报告 1-2-1　我国食品营养健康产业的网络学习

实践时间：	年　　月　　日		班级：		
姓名（学号）：			出生年月（年龄）：	年　月（　）	
性别：	籍贯：	省　　　市	家庭所在地：城市（　）/农村（　）		
项目任务描述					
网络学习记录（可附页附图）					

请在网络拓展学习的基础上回答以下问题：

1. 根据《国民营养计划（2017—2030 年）》，到 2030 年我国国民营养工作要达到哪些主要目标？

2. 请归纳食品营养健康产业的内涵定义。

3. 简要叙述我国食品营养健康产业的基本现状与发展趋势。

信息查询与资料来源	使用搜索引擎	
	电子资源库	
	主要参考文献	[1] [2] [3] [4] [5]

注：请在所选答案"（　　）"或"○"处打"√"；如进行计算需要写出原始计算公式及计算过程。

实验/实践报告 1-2-2　当地食品营养健康企业的认识实习

实践时间：	年　月　日		班级：	
姓名（学号）：			出生年月（年龄）：	年　月　（　　）
性别：	籍贯：	省　　　市	家庭所在地：城市（　）	/农村（　）

项目任务描述		
企业信息	名称	
	地址	
	联系电话	

认识实习报告（可附页附图）

注：请在所选答案"（　　）"或"○"处打"√"；如进行计算需要写出原始计算公式及计算过程。

项目 2-1

成人体格测量与营养评价

实验/实践报告 2-1-1　成人身高与体重的测量与营养评价

实验时间：	年	月	日	时	分	班级：			
姓名（学号）：						出生年月（年龄）：	年	月	（　）
性别：	籍贯：		省		市	家庭所在地：城市（　）/农村（　）			

一、咨询对象基本情况

年龄：　　性别：　　身体活动水平：PALⅠ（　）　PALⅡ（　）　PALⅢ（　）
生理状态：○正常　○孕妇　○乳母　○其他（请注明：　　　　　　　）

二、实验记录

测量指标		各次测量记录	测量平均值	测量指标		各次测量记录	测量平均值
身高/cm	第一次			体重/kg	第一次		
	第二次				第二次		
	第三次				第三次		

三、计算与判断

BMI/ (kg/m^2)	计算公式与演算	
	评价标准	
	分析与判断	消瘦（　）　正常（　）　超重（　）　肥胖（　）
肥胖度/%	计算公式与演算	
	评价标准	
	分析与判断	消瘦（　）　正常（　）　超重（　）　肥胖（　）

四、营养建议与指导

营养师/营养指导员（签字）：＿＿＿＿＿＿＿＿＿＿

注：请在所选答案"（　）"或"○"处打"√"；如进行计算需要写出原始计算公式及计算过程。

实验/实践报告 2-1-2　成人身体围度的测量与营养评价

实验时间： 年 月 日 时 分	班级：
姓名（学号）：	出生年月（年龄）： 年　月（　）
性别：　　籍贯：　　省　　市	家庭所在地：城市（　）/农村（　）

一、咨询对象基本情况

年龄：　　性别：　　身体活动水平：PALⅠ（　）　PALⅡ（　）　PALⅢ（　）
生理状态：○正常　○孕妇　○乳母　○其他（请注明：　　　　　　　　　）

二、实验记录

测量指标		各次测量记录	测量平均值	测量指标		各次测量记录	测量平均值
上臂围/cm	第一次			腰围/cm	第一次		
	第二次				第二次		
	第三次				第三次		
臀围/cm	第一次			胸围/cm	第一次		
	第二次				第二次		
	第三次				第三次		

三、计算与判断

腰围 （WC）/cm	评价标准	
	分析与判断	正常（　　　）　　中心性肥胖（　　　）
腰臀比 （WHR）/cm	计算公式与演算	
	评价标准	
	分析与判断	正常（　　　）　　中心性肥胖（　　　）

四、营养建议与指导

营养师/营养指导员（签字）：＿＿＿＿＿＿＿＿＿

注：请在所选答案"（　）"或"○"处打"√"；如进行计算需要写出原始计算公式及计算过程。

实验/实践报告 2-1-3　成人皮褶厚度的测量与营养评价

实验时间：	年　月　日　时　分		班级：		
姓名（学号）：			出生年月（年龄）：	年　月（　　）	
性别：	籍贯：	省　　市	家庭所在地：城市（　）/农村（　）		

一、咨询对象基本情况

年龄：　　　性别：　　　身体活动水平：PALⅠ（　）　PALⅡ（　）　PALⅢ（　）
生理状态：○正常　○孕妇　○乳母　○其他（请注明：　　　　　　　　）

二、实验记录

测量指标		各次测量记录	测量平均值	测量指标		各次测量记录	测量平均值
肱三头肌皮褶厚度/mm	第一次			肩胛下皮褶厚度/mm	第一次		
	第二次				第二次		
	第三次				第三次		
髂嵴上皮褶厚度/mm	第一次				第一次		
	第二次				第二次		
	第三次				第三次		

三、计算与判断

皮褶厚度测量点所代表皮下脂肪堆积部位	肱三头肌	
	肩胛下角	
	髂嵴上（脐旁）	
Oeder 指数	计算公式与演算	
	评价标准	
	分析与判断	正常（　　）　消瘦（　　）　肥胖（　　）

四、营养建议与指导

　　　　　　　　　　　　　　　　　　　　　　　营养师/营养指导员（签字）：_____

注：请在所选答案"（　）"或"○"处打"√"；如进行计算需要写出原始计算公式及计算过程。

项目2-2

成人营养不良的判断与咨询

实验/实践报告 2-2-1　成人消瘦的判断与咨询

实践时间：　　年　　月　　日	班级：
姓名（学号）：	出生年月（年龄）：　　年　月（　）
性别：　　籍贯：　　省　　市	家庭所在地：城市（　）/农村（　）

一、咨询对象基本情况

年龄：　　性别：　　身体活动水平：PALⅠ（　）　PALⅡ（　）　PALⅢ（　）
生理状态：○正常　○孕妇　○乳母　○其他（请注明：　　　　　　　　　　）

二、实验记录

咨询对象主诉	
咨询对象体测数据咨询与记录	

三、消瘦体征的判断

指标	计算过程与结果	等级评价 （消瘦/营养不良：轻度、中度、重度）
标准体重指数		
体重指数（BMI）		
Vervaeck 指数		
腰臀比（WHR）		
Oeder 指数		

续表

四、消瘦综合评价与原因分析			
营养评价	可能的参考指标和原因分析（必须包括一个或更多）	咨询＆检查记录	备注
生化数据临床检验	实际静息代谢率（RMR）高于预测或估计值		如有数据可参考
人体测量	-皮褶厚度减少 -体重指数：瘦弱<18.5； 　　　　　重度瘦弱<16 -标准体重指数：瘦弱<-10%； 　　　　　　重度瘦弱<-20%		
体检观察	报告或观察指标： -肌肉减少 -肌肉萎缩 -皮肤松弛		
食物/营养史	报告或咨询指标： -食物摄入不足 -提供的食物有限 -膳食搭配不合理 -饥饿 -拒食，偏食 -运动量过大 -维生素/矿物质缺乏 -其他		膳食只做定性分析（定量分析在膳食调查模块学习）
个人情况	-营养不良 -疾病或残疾 -智力障碍、痴呆 -服用影响食欲的药物 -运动员、舞蹈演员、体操运动员 -其他		询问和观察
五、营养建议与指导			

营养师/营养指导员（签字）：_____

注：请在所选答案"（　）"或"○"处打"√"；如进行计算需要写出原始计算公式及计算过程。

实验/实践报告 2-2-2　成人超重和肥胖（含中心性肥胖）的判断与咨询

实践时间：　　年　　月　　日		班级：	
姓名（学号）：		出生年月（年龄）：　年　月（　）	
性别：　　　籍贯：　　省　　市		家庭所在地：城市（　）/农村（　）	

一、咨询对象基本情况

年龄：　　性别：　　身体活动水平：PALⅠ（　）　PALⅡ（　）　PALⅢ（　）
生理状态：○正常　　○孕妇　　○乳母　　○其他（请注明：　　　　　　）

二、实验记录

咨询对象主诉	
咨询对象体测数据咨询与记录	

三、超重/肥胖体征的判断

指标	计算过程与结果	等级评价 （超重；肥胖：轻度、中度、重度）
标准体重指数		
体重指数（BMI）		
Vervaeck 指数		
腰臀比（WHR）		
Oeder 指数		

续表

四、超重与肥胖综合评价与原因分析			
营养评价	可能的参考指标和原因分析（必须包括一个或更多）	咨询＆检查记录	备注
生化数据临床检验	实际静息代谢率（RMR）低于预测或估计值		如果有数据可参考
人体测量	-皮褶厚度增加 -体重指数BMI：超重>24； 　　　　　　　肥胖>28 -标准体重指数：超重>+10%； 　　　　　　　肥胖>+20%		
体检观察	报告或观察指标： -体型（肥胖） -面部、腹部（脂肪堆积） -腰围（粗） -其他		
食物/营养史	报告或咨询指标： -摄入过多的高脂肪、高能量食品或饮料 -进食太多（进食量超过推荐量的2倍） -能量摄入过高 -缺乏运动或运动时间、强度不够 -久坐，如看电视、看书、玩电脑 -不了解营养相关的膳食推荐值 -无法或不愿执行膳食推荐值 -其他		膳食只做定性分析（定量分析在膳食调查模块学习）
个人史	-患有甲状腺功能低下、代谢综合征，进食不规律 -残疾或运动受限 -服用影响BMR的药物，如心得安、吡嗪类、激素类药物		询问和观察
五、营养建议与指导			

营养师/营养指导员（签字）：_____

注：请在所选答案"（　　）"或"○"处打"√"；如进行计算需要写出原始计算公式及计算过程。

项目2-3

成人身体成分的测量与营养健康评价

实验/实践报告 2-3-1　成人体脂的测量与营养评价

实验时间： 年 月 日 时 分　　班级：
姓名（学号）：　　　　　　　　　　　　出生年月（年龄）： 年 月 （ ）
性别：　　　籍贯： 省 市　　　　家庭所在地：城市（ ）/农村（ ）
一、咨询对象基本情况
年龄：　性别：　身体活动水平：PALⅠ（ ） PALⅡ（ ） PALⅢ（ ） 生理状态：○正常　○孕妇　○乳母　○其他（请注明：　　　　　　）
二、实验记录与评价

方法	测量与计算		等级评价 （消瘦/营养不良： 轻度、中度、重度）
直接测量法 （体脂仪）	测量仪器 与型号		
	测量结果		
间接计算法 （腰围/ 体重估算）	计算公式		
	计算过程 与结果		

三、营养建议与指导

营养师/营养指导员（签字）：_____

注：请在所选答案"（ ）"或"○"处打"√"；如进行计算需要写出原始计算公式及计算过程。

实验/实践报告 2-3-2　成人体成分的测量与健康评价

实践时间：　　年　　月　　日	班级：
姓名（学号）：	出生年月（年龄）：　年　月（　）
性别：　　籍贯：　　省　　市	家庭所在地：城市（　）/农村（　）

一、咨询对象基本情况
年龄：　　性别：　　身体活动水平：PALⅠ（　）　PALⅡ（　）　PALⅢ（　）
生理状态：○正常　○孕妇　○乳母　○其他（请注明：　　　　　　　　　）

二、实验仪器			
名称与品牌		型号	

三、分析报告
体成分分析报告（复制粘贴处，或另附）

四、营养建议与指导

营养师/营养指导员（签字）：＿＿＿＿＿＿＿＿＿＿＿＿

注：请在所选答案"（　）"或"○"处打"√"；如进行计算需要写出原始计算公式及计算过程。体成分的测量与健康评价报告可直接由身体成分仪导出后打印。

项目2-4

儿童体格测量与营养评价

实验/实践报告2-4-1　儿童身高（幼儿身长）、坐高与体重的测量与营养评价

实验时间： 年 月 日 时 分	班级：		
姓名（学号）：		出生年月（年龄）： 年 月（ ）	
性别： 籍贯： 省 市		家庭所在地：城市（ ）/农村（ ）	

一、咨询对象基本情况

年龄： 性别： 身体活动水平：PALⅠ（ ） PALⅡ（ ） PALⅢ（ ）
生理状态：○正常 ○其他（请注明： ）

二、实验记录

测量指标		各次测量记录	测量平均值	测量指标		各次测量记录	测量平均值
身高（身长）/cm	第一次			体重/kg	第一次		
	第二次				第二次		
	第三次				第三次		
坐高/cm	第一次						
	第二次						
	第三次						

三、计算与判断

BMI/(kg/m²)	计算公式与演算	
	评价标准	
	分析与判断	肥胖（ ） 超重（ ） 正常（ ） 消瘦（ ）
Rorer指数	计算公式与演算	
	评价标准	
	分析与判断	过度肥胖（ ） 肥胖（ ） 中等（ ） 瘦弱（ ） 过度瘦弱（ ）

23

续表

Kaup 指数 （如适用）	计算公式 与演算	
	评价标准	
	分析与判断	肥胖（　　　　） 优良（　　　　） 正常（　　　　） 消瘦（　　　　） 营养不良（　　　　） 消耗性疾病（　　　　）

四、讨论与思考

1. BMI、Rorer 指数与 Kaup 指数分别适用哪个年龄段的咨询对象？有何优缺点？

2. 儿童与成人的体重指数（BMI）判断标准是否相同？

3. 其他（自拟）

五、营养建议与指导

营养师/营养指导员（签字）：_____

注：请在所选答案"（　　）"或"○"处打"√"；如进行计算需要写出原始计算公式及计算过程。

实验/实践报告 2-4-2　儿童身体围度的测量与营养评价

实验时间：　　年　　月　　日　　时　　分　　班级：
姓名（学号）：　　　　　　　　　　　　　出生年月（年龄）：　　年　　月（　　）
性别：　　籍贯：　　　　省　　　　市　　家庭所在地：城市（　　）/农村（　　）

一、咨询对象基本情况

年龄：　　性别：　　身体活动水平：PALⅠ（　）　PALⅡ（　）　PALⅢ（　）
生理状态：○正常　　○其他（请注明：　　　　　　　　　　）

二、实验记录

测量指标		各次测量记录	测量平均值	测量指标		各次测量记录	测量平均值
头围/cm	第一次			胸围/cm	第一次		
	第二次				第二次		
	第三次				第三次		
身高/cm [可使用任务 2-4-1 数据]							

三、计算与判断

比胸围/cm	计算公式与演算	
	评价标准	
	分析与判断	大于均值（　　）　小于均值（　　）　与均值相当（　　）
胸围测量固定点	胸前固定点	
	背部固定点	
头围测量固定点	前部固定点	
	枕部固定点	

四、营养建议与指导

营养师/营养指导员（签字）：＿＿＿＿＿＿＿＿＿＿

注：请在所选答案"（　　）"或"○"处打"√"；如进行计算需要写出原始计算公式及计算过程。

项目3-1

目标人群每日能量与营养素需要量的查询：DRIs 表速查法

实验/实践报告 3-1-1　目标人群每日膳食能量需要量及蛋白质参考摄入量的查询

实践时间：	年	月	日	班级：		
姓名（学号）：				出生年月（年龄）：	年 月（ ）	
性别：	籍贯：	省	市	家庭所在地：城市（ ）/农村（ ）		

一、咨询对象基本情况
年龄：　　性别：　　身体活动水平：PALⅠ（ ）　PALⅡ（ ）　PALⅢ（ ） 生理状态：○正常　○孕妇　○乳母　○其他（请注明：　　　　　　　　）

二、咨询对象体重判断	
体测数据咨询	身高：　　　　cm；体重：　　　　kg
BMI 计算	
体重评价	消瘦（ ）　　正常（ ）　　超重（ ）　　肥胖（ ）

三、咨询对象每日膳食能量与蛋白质需要量速查	
膳食能量需要量（EER）/（kcal/d）	
膳食蛋白质参考摄入量/（g/d）	

四、讨论与思考
1. 当咨询对象处于不健康状态、体重不正常时可否直接用 DRIs 速查法获得其膳食能量需要量和蛋白质参考摄入量？为什么？   2. 其他（自拟）

五、营养建议与指导
   　　　　　　　　　　　　　　　　　　营养师/营养指导员（签字）：

注：请在所选答案"（　）"或"○"处打"√"；如进行计算需要写出原始计算公式及计算过程。

实验/实践报告 3-1-2　目标人群每日膳食矿物质及维生素推荐摄入量、适宜摄入量及可耐受最高摄入量的查询

实践时间：	年　月　日		班级：	
姓名（学号）：			出生年月（年龄）：	年　月（　）
性别：	籍贯：	省　　市	家庭所在地：城市（　）/农村（　）	

一、咨询对象基本情况

年龄：　　性别：　　身体活动水平：PALⅠ（　）　PALⅡ（　）　PALⅢ（　）
生理状态：○正常　　○孕妇　　○乳母　　○其他（请注明：　　　　　　　　　）

二、咨询对象体重判断

体测数据咨询	身高：　　　　cm；体重：　　　　kg
BMI 计算	
体重评价	消瘦（　）　　正常（　）　　超重（　）　　肥胖（　）

三、咨询对象每日膳食矿物质及维生素推荐摄入量（RNI）、适宜摄入量（AI）、可耐受最高摄入量（UL）速查

	营养素	RNI/AI	UL
膳食矿物质	钙/（mg/d）		
	钠/（mg/d）		
	铁/（mg/d）		
	碘/（μg/d）		
	锌/（mg/d）		
	硒/（μg/d）		
膳食维生素	维生素 A/（μgRAE/d）		
	维生素 D/（μg/d）		
	维生素 B_1/（μg/d）		
	维生素 B_2/（mg/d）		
	维生素 B_{12}/（μg/d）		
	维生素 C/（mg/d）		

四、营养建议与指导

　　　　　　　　　　　　　　　　　　营养师/营养指导员（签字）：＿＿＿＿＿＿＿＿

注：请在所选答案"（　）"或"○"处打"√"；如进行计算需要写出原始计算公式及计算过程。

项目 3-2

大学生每日能量需要量的确定：计算法

实验/实践报告 3-2-1　大学生每日能量需要量确定——要因加算法

实践时间： 　　年　　月　　日	班级：
姓名（学号）：	出生年月（年龄）：　　年　月（　）
性别：　　　籍贯：　　省　　市	家庭所在地：城市（　）/农村（　）

一、咨询对象基本情况
年龄：　　性别：　　身体活动水平：PALⅠ（　）　PALⅡ（　）　PALⅢ（　） 生理状态：○正常　○孕妇　○乳母　○其他（请注明：　　　　　　　　）

二、咨询对象体重判断	
体测数据咨询	身高：　　　　cm；体重：　　　　kg
BMI 计算	
体重评价	消瘦（　）　　正常（　）　　超重（　）　　肥胖（　）

三、咨询对象每日能量需要量的确定：要因加算法	
1. 估算基础代谢能量（BEE）/kcal	
2. 计算每日能量需要量（EER）	

四、营养建议与指导

营养师/营养指导员（签字）：_____

注：请在所选答案"（　）"或"○"处打"√"；如进行计算需要写出原始计算公式及计算过程。

实验/实践报告 3-2-2 大学生每日能量需要量确定——标准体重法

实践时间： 年 月 日		班级：	
姓名（学号）：		出生年月（年龄）： 年 月（ ）	
性别：	籍贯： 省 市	家庭所在地：城市（ ）/农村（ ）	

一、咨询对象基本情况
年龄： 性别： 身体活动水平：PALⅠ（ ） PALⅡ（ ） PALⅢ（ ）
生理状态：○正常 ○孕妇 ○乳母 ○其他（请注明： ）

二、咨询对象体重判断	
体测数据咨询	身高： cm；体重： kg
BMI 计算	
体重评价	消瘦（ ） 正常（ ） 超重（ ） 肥胖（ ）

三、咨询对象每日能量需要量的确定：标准体重法	
1. 估算标准体重	
2. 计算每日能量需要量（EER）	

四、营养建议与指导

营养师/营养指导员（签字）：_____

注：请在所选答案"（ ）"或"○"处打"√"；如进行计算需要写出原始计算公式及计算过程。

项目 4-1

食物碳水化合物营养质量的评价

实验/实践报告 4-1-1　某种食物碳水化合物营养质量的评价

实践时间：	年　月　日		班级：	
姓名（学号）：			出生年月（年龄）：	年　月　（　　）
性别：	籍贯：	省　　市	家庭所在地：城市（　）/农村（　）	

项目任务描述	
评价食物	推荐评价食物：甘薯（红心）

一、食物 GI/GL 分析与计算

1. 评价血糖生成指数（GI）	
2. 计算可利用碳水化合物含量	
3. 计算食物血糖负荷（GL）	

二、食物 GL 评价

三、营养建议与指导

营养师/营养指导员（签字）：_____

注：请在所选答案"（　　）"或"○"处打"√"；如进行计算需要写出原始计算公式及计算过程。

实验/实践报告 4-1-2　混合食物碳水化合物营养质量的评价

实践时间：　　　年　　　月　　　日　　　　　　班级：
姓名（学号）：　　　　　　　　　　　　　　　出生年月（年龄）：　　年　　月（　　）
性别：　　　　籍贯：　　　省　　　市　　　家庭所在地：城市（　　）/农村（　　）

项目任务描述	
评价食物	推荐评价混合食物：一杯牛奶 200mL、一个花卷 50g、一块甘薯（红心）100g

一、食物 GI/GL 分析与计算

1. 计算混合膳食的碳水化合物含量及质量比

食物/配料	可利用碳水化合物含量 A/（g/100g）	质量 B	$\sum C = A \times B / 100$	占一餐碳水化合物质量比 D/%
一杯牛奶		200mL		
一个花卷		50g		
一块甘薯（红心）		100g		
总计			$\sum C =$	

2. 计算混合膳食的 GI

食物/配料	食物 GI	占一餐碳水化合物质量比 D/%	对一餐总 GI 的贡献
一杯牛奶			
一个花卷			
一块甘薯（红心）			
总计			

3. 计算混合膳食的 GL

二、食物 GL 评价

三、营养建议与指导

营养师/营养指导员（签字）：＿＿＿＿＿＿＿＿

注：请在所选答案"（　　）"或"○"处打"√"；如进行计算需要写出原始计算公式及计算过程。

项目4-2

"食物营养价值"主题宣教暨平面媒体材料制作

实验/实践报告 4-2-1　"食物的营养价值"手绘板报的设计和制作

实践时间：	年　　月　　日	班级：	
姓名（学号）：		出生年月（年龄）：	年　月　（　）
性别：	籍贯：　　省　　市	家庭所在地：城市（　）/农村（　）	

项目任务描述	
一、项目工作计划	
时间安排	
成员与分工（团队项目）	
二、项目成果设计	
媒体材料类别	
拟开发材料名称	
目标人群及其需求简要评估	
营养宣教传播的核心信息描述	
营养宣教传播的核心信息表现形式描述	

续表

成果设计及内容描述	

三、项目实施过程暨项目成果制作过程（可附页附图）

团队合作情况	
发现问题/解决问题过程	
信息的收集、加工与处理	
主要参考文献	

四、营养建议与指导

营养师/营养指导员（签字）：_____

注：请在所选答案"（　　）"或"○"处打"√"；如进行计算需要写出原始计算公式及计算过程。

实验/实践报告 4-2-2　"食物的营养价值"营养宣教演讲稿的撰写及营养宣教

实践时间：	年　　月　　日	班级：	
姓名（学号）：		出生年月（年龄）：	年　月（　）
性别：	籍贯：　　省　　市	家庭所在地：城市（　）/农村（　）	

项目任务描述	
一、项目工作计划	
时间安排	
成员与分工（团队项目）	
二、项目成果设计	
项目成果形式	
演讲稿提纲（需含标题、开场白、正文一级与二级小标题、结尾，可附页）	（可另附页）
主要参考文献	
三、营养建议与指导	

营养师/营养指导员（签字）：＿＿＿＿＿＿＿＿＿＿＿＿

注：请在所选答案"（　）"或"○"处打"√"；如进行计算需要写出原始计算公式及计算过程。

项目 5-1

"膳食指南 2022"主题宣教暨电子媒体材料制作

实验/实践报告 5-1-1　"膳食指南 2022"宣教 PPT 的制作

实践时间：　　　年　　月　　日		班级：
姓名（学号）：		出生年月（年龄）：　　年　月（　　）
性别：　　　籍贯：　　省　　市		家庭所在地：城市（　　）/农村（　　）

项目任务描述	
一、项目工作计划	
时间安排	
成员与分工 （团队项目）	
二、项目成果设计过程（可附页附图）	
媒体材料类别	
拟开发 材料名称	
目标人群	
目标人群 需求简要评估	
营养宣教 传播的核心 信息描述	
核心信息 传播表现 形式描述	

续表

成果设计及内容描述	

三、项目实施过程（可附页附图）

团队合作情况	
发现问题/解决问题过程	
信息的收集、加工与处理	
主要参考文献	

四、营养建议与指导

营养师/营养指导员（签字）：_____

注：请在所选答案"（　　）"或"○"处打"√"；如进行计算需要写出原始计算公式及计算过程。

实验/实践报告 5-1-2 "膳食指南 2022" 宣教视频的制作及营养宣教

实践时间： 年 月 日	班级：	
姓名（学号）：	出生年月（年龄）：	年 月（ ）
性别： 籍贯： 省 市	家庭所在地：城市（ ）/农村（ ）	

项目任务描述	
一、项目工作计划	
时间安排	
成员与分工（团队项目）	
二、项目成果设计	
项目成果形式	
PPT配音稿提纲（需含标题、开场白、正文一级与二级小标题、结尾，可附页）	（可另附页）
主要参考文献	
三、营养建议与指导	

营养师/营养指导员（签字）：＿＿＿＿＿＿＿＿＿＿＿＿＿

注：请在所选答案"（ ）"或"○"处打"√"；如进行计算需要写出原始计算公式及计算过程。

项目 5-2

大学生营养教育项目计划的制订

实验/实践报告 5-2-1　大学生营养问题分析：营养 KAP 现状调查

实践时间：	年　　月　　日	班级：	
姓名（学号）：		出生年月（年龄）：	年　月（　）
性别：	籍贯：　　省　　市	家庭所在地：城市（　）/农村（　）	

项目任务描述	
一、营养 KAP 问卷设计　自编（　　）　现成（　　）[注：如选此，直接跳转至"二"]	
表头	
封面信/引导语	
栏目内容：基本信息（设计若干客观题）	
营养态度 A（设计客观题，需 3 题以上）	
营养知识 K（设计客观题，需 6 题以上）	
营养行为 P（设计客观题，需 6 题以上）	

续表

二、营养 KAP 问卷调查	
调查对象	
调查方法	
调查内容与结果分析	
调查结论	
三、营养建议与指导	

营养师/营养指导员（签字）：_____

注：请在所选答案"（　　）"或"○"处打"√"；如进行计算需要写出原始计算公式及计算过程。

实验/实践报告 5-2-2 大学生营养教育项目计划的设计

实践时间： 年 月 日	班级：		
姓名（学号）：		出生年月（年龄）：	年 月（ ）
性别：	籍贯： 省 市	家庭所在地：城市（ ）/农村（ ）	

项目任务描述	
一、项目工作计划	
时间安排	
成员与分工（团队项目）	
二、营养教育计划拟定（可自行添页）	
背景	
教育目标	
目标人群及需求评估（营养KAP现状分析、获取信息渠道等）	
教育形式和途径	
教育内容和营养传播核心信息	

续表

教育评价目标	
教育组织机构	
时间安排	
经费预算	

三、营养建议与指导

营养师/营养指导员（签字）：_____

注：请在所选答案"（　　）"或"○"处打"√"；如进行计算需要写出原始计算公式及计算过程。

项目6-1

大学生膳食营养调查：24h 膳食回顾法与频率法

实验/实践报告 6-1-1　大学生 24h 膳食回顾法调查

实验时间：　　年　　月　　日　　时　　分　　班级：
姓名（学号）：　　　　　　　　　　　　　　出生年月（年龄）：　　年　　月（　）
性别：　　　籍贯：　　　省　　　市　　　家庭所在地：城市（　）/农村（　）
一、24h 膳食询问表设计
依据研究目的设计大学生每日膳食询问表，附在实验报告后
二、24h 食物消费记录

编号	进餐时间	菜品名称	食物（原料）名称	食物编码	质量/g	市售品/可食部	加工方式	进餐地点	制作方法	制作地点

续表

编号	进餐时间	菜品名称	食物（原料）名称	食物编码	质量/g	市售品/可食部	加工方式	进餐地点	制作方法	制作地点

三、分析和讨论

1. 调查员如何使调查对象积极配合、提高调查对象依从性？

2. 入户调查过程中，可以宣传哪些中华优良传统饮食文化？

四、营养建议与指导

营养师/营养指导员（签字）：＿＿＿＿＿＿＿＿＿＿

注：请在所选答案"（ ）"或"○"处打"√"；如进行计算需要写出原始计算公式及计算过程。

实验/实践报告 6-1-2　大学生食物频率法调查

实验时间：　　年　　月　　日　　时　　分　　　　班级：
姓名（学号）：　　　　　　　　　　　　　　　出生年月（年龄）：　　年　　月（　　）
性别：　　　　籍贯：　　　　省　　　　市　　　家庭所在地：城市（　　）/农村（　　）

一、食物消费频率记录

依据完成的大学生食物频率调查问卷，填写食物消费频率记录表

食物	是否食用 1 是 2 否	进食次数（单选）				平均每次食用量
		次/天	次/周	次/月	次/年	
主食						
1	大米及制品（米饭/米粉等）（按生重记录）						g
2	非油炸面食（面包、馒头、面条、饺子等，但方便面除外）（按生重记录）						g
3	全谷类（全麦面包、荞麦等）（按生重记录）						g
4	油炸面食（油条、油饼、麻团、麻糕、麻花等）（按熟重记录）						g
5	方便面（按面饼干重记录）						g
6	红薯（按生重记录）						g
7	土豆、芋头、甘薯（按生重记录）						g
8	其他杂粮（玉米、小米、黄米、高粱、薏米、黑麦等）（按干重记录）						g
豆类						
9	干大豆（黄豆、青豆、黑豆）（按干重记录）						g
10	豆浆（按生重记录）						mL
11	豆腐脑（按熟重记录）						g
12	豆腐（按熟重记录）						g
13	腐竹类（腐竹、油皮等）（按生重记录）						g
14	豆腐丝（千张、豆干等）（按生重记录）						g
15	其他豆类（红豆、绿豆、杂豆、芸豆、花豆等）（按干重记录）						g
蔬菜类（按可食部生重记录）						
16	鲜豆类蔬菜（豌豆、荷兰豆、扁豆、豇豆等）						g
17	西红柿						g

53

续表

食物	是否食用 1 是 2 否	进食次数（单选）				平均每次食用量
		次/天	次/周	次/月	次/年	
蔬菜类（按可食部生重记录）						
18 辣椒（红辣椒、绿辣椒等）						g
19 胡萝卜						g
20 瓜类蔬菜（黄瓜、南瓜、西葫芦等）						g
21 绿叶蔬菜（菠菜、油菜、空心菜、小白菜等）						g
22 大白菜和其他叶类蔬菜（卷心菜、芹菜、生菜等）						g
23 十字花科蔬菜（西蓝花、菜花、苤蓝、甘蓝等）						g
24 其他新鲜或冷冻蔬菜（苦瓜、莴笋、萝卜、荸荠、竹笋），但罐装菜、干菜、发酵菜或腌制菜除外						g
25 葱蒜类（蒜苗、韭黄、葱、洋葱）						g
26 菌藻类（蘑菇、木耳、海藻、海带等）（干重计）						g
27 干菜（脱水蔬菜、金针菜，且非盐腌、腌制、发酵）						g
28 咸菜（泡菜、腌菜、榨菜、酸豆角等）						g
29 发酵食品（豆腐乳、豆酱、豆豉，但发酵的乳制品、啤酒、酱油和醋除外）						g
水果类（按可食部记录）						
30 橙色水果（橘、杏、柿子、芒果、木瓜、柠檬等）						g
31 西瓜、甜瓜、其他瓜类水果						g
32 所有其他的新鲜、冷冻水果（苹果、草莓、香蕉、猕猴桃等）						g
33 所有其他的除果脯以外的水果干（苹果、草莓、香蕉、红枣、葡萄等）						g
34 果脯（包括罐装或糖渍水果）						g
乳类						
35 全脂液体牛乳						mL
36 低脂液体牛乳/脱脂液体牛乳						mL
37 全脂乳粉						g
38 低脂乳粉/脱脂乳粉						g
39 发酵乳						g
40 乳酪						g

续表

食物		是否食用 1是 2否	进食次数（单选）				平均每次食用量
			次/天	次/周	次/月	次/年	
肉类（按可食部生重记录）							
41	鸡肉、鸭肉、鹅肉、鸽肉、鹌鹑肉（油炸/非油炸）						g
42	瘦猪肉						g
43	肥猪肉						g
44	牛肉、羔羊肉、羊肉、其他非加工肉类						g
45	加工的肉制品（香肠、火腿肠、午餐肉等）						g
46	禽类和畜类内脏						g
47	鱼类（所有海水和淡水鱼）						g
48	虾蟹或其他海产品						g
蛋类							
49	鲜蛋（鸡蛋/鸭蛋/鹌鹑蛋）						g
50	咸蛋						
51	松花蛋						g
小吃							
52	咸饼干，咸月饼等						g
53	甜的曲奇、面包、饼干、蛋糕、点心和月饼等						g
54	坚果（花生、瓜子、南瓜子、西瓜子、核桃、腰果、榛子、松子等）（按可食部重量记录）						g
55	巧克力						g
56	油炸薯片、炸薯条、其他油炸类零食						g
57	糖果						g
58	冰淇淋/脆皮冰淇淋/冰棍/雪糕						
饮料							
59	碳酸饮料（果汁型、果味型、可乐型）						mL
60	鲜榨果蔬汁						mL
61	果蔬汁（100%果汁、浓缩果汁等纯果汁）						mL
62	果蔬汁饮料（固体冲调饮料按1∶7换成液体计）						
63	咖啡（按固体计，冲调比1∶19）						g

续表

食物		是否食用 1是 2否	进食次数（单选）				平均每次食用量
			次/天	次/周	次/月	次/年	
饮料							
64	其他含糖饮料，如含乳饮类、甜水和商品茶、植物蛋白饮料、奶茶饮料、运动或能量饮料等						mL
65	茶						mL

二、分析和讨论

1. 食物频率调查的食物种类很多，采取哪些措施可以提高调查效率？

2. 对于儿童和老年人，消费食物记不清，可以采取哪些方法？

3. 采取哪些措施可以使得平均每次食入量数据更符合实际情况？

注：请在所选答案"（　　）"或"○"处打"√"；如进行计算需要写出原始计算公式及计算过程。

项目6-2

食物消费量调查：称重记账法

实验/实践报告 6-2-1　食物质量的估计和称量

实验时间：	年　月　日　时　分			班级：	
姓名（学号）：				出生年月（年龄）：　年　月（　）	
性别：	籍贯：　省　市			家庭所在地：城市（　）/农村（　）	

一、实验记录

序号	食物名称	估计质量/g	称重			
			容量器名称	容量器空质量/g	容量器装食物后质量/g	食物质量/g
1						
2						
3						
4						

二、计算［要求写出原始计算公式］

食物质量：
　　食物1（g）=
　　食物2（g）=
　　食物3（g）=
　　食物4（g）=

估计偏差：
　　食物1（%）=
　　食物2（%）=
　　食物3（%）=
　　食物4（%）=

三、分析讨论

1. 入户调查，可以借助哪些工具辅助估量食物质量？

2. 其他（自拟）

注：请在所选答案"（　）"或"○"处打"√"；如进行计算需要写出原始计算公式及计算过程。

实验/实践报告 6-2-2 家庭食用油和调味品消费量称重记账法调查

实验时间： 　年　　月　　日　　时　　分　　　班级：										
姓名（学号）：　　　　　　　　　　　　　　　出生年月（年龄）：　年　　月（　　）										
性别：　　　籍贯：　　　省　　　市　　　家庭所在地：城市（　）/农村（　）										

一、食物消费记录表和用餐登记表设计

依据某家庭成员构成及一周食用油和调味品购买、食用、废弃状况和用餐情况记录，设计食物消费记录表和用餐登记表，附在实验报告后

二、家庭成员用餐登记

姓名										
在家烹调就餐吗？	早	中	晚	早	中	晚	早	中	晚	
月　　日										
月　　日										
月　　日										
月　　日										
月　　日										
月　　日										
月　　日										
在家用餐人次数										
餐次比	_:_:_	_:_:_	_:_:_	_:_:_	_:_:_	_:_:_	_:_:_	_:_:_	_:_:_	
在家用餐人日总数	_ _ . _ _			_ _ . _ _			_ _ . _ _			

该家庭1周在家用餐总人日数：

注：0 不在家用餐；1 在家用餐；— 没吃

计算 [要求写出原始计算公式]

续表

三、家庭食用油和调味品消费记录										
食物名称										
食物编码										
结存量/g										
月　日	购进/g									
	废弃/g									
月　日	购进/g									
	废弃/g									
月　日	购进/g									
	废弃/g									
月　日	购进/g									
	废弃/g									
月　日	购进/g									
	废弃/g									
月　日	购进/g									
	废弃/g									
月　日	购进/g									
	废弃/g									
月　日	购进/g									
	废弃/g									
购进总量										
废弃总量										
剩余量										
实际消费量										
平均每人日摄入量										

计算（要求写出原始计算公式）

四、分析讨论

1. 食用油和调味品随汤水倒掉的算废弃吗？如何认定废弃量？

2. 计算平均每日摄入量时，如何考虑在外就餐食用油和调味品摄入？

注：请在所选答案"（　）"或"○"处打"√"；如进行计算需要写出原始计算公式及计算过程。

项目 7-1

大学生膳食营养评价：膳食结构与能量营养素评价

实验/实践报告 7-1-1　大学生一天膳食结构分析与评价

实践时间： 年 月 日	班级：
姓名（学号）：	出生年月（年龄）： 年 月 （ ）
性别：　　　籍贯：　　省　　市	家庭所在地：城市（ ）/农村（ ）

一、咨询对象基本情况

年龄：　　　性别： 生理状态：○正常　○孕妇　○乳母　○其他（请注明：　　） 劳动强度：○轻　　○中　　○重	能量需要：_____ kcal

二、膳食食物组成记录表

食物种类	食物品种汇总（填写名称）	种类数
谷类（总计）		
全谷物		
薯类		
蔬菜（总计）		
深色蔬菜		
水果		
畜禽肉类		
蛋类		
水产品		
乳及乳制品		
大豆及其制品		
坚果		
合计食物种类数		

三、膳食结构评价表

食物类别	摄入量/g	推荐摄入量/g	评价
谷薯类（总计）			
全谷物			
薯类			
蔬菜（总计）			
深色蔬菜			
水果			
畜禽肉类			
蛋类			

续表

食物类别	摄入量/g	推荐摄入量/g	评价
鱼虾蟹贝类			
乳及乳制品			
大豆和坚果			

总体评价：

四、分析讨论

1. 哪些食物需要考虑折算后相加归为同一类食物摄入总量？

2. 膳食结构中考虑各类食物摄入量，谷类细分至全谷物和薯类、蔬菜细分至深色蔬菜，有何意义？还有哪些类食物可以进一步细分，细分到哪些小类？

3. 膳食结构指导意见如何倡导中华优良传统饮食文化？

4. 其他（自拟）

五、营养建议与指导

营养师/营养指导员（签字）：＿＿＿＿＿＿＿＿＿＿＿＿

注：请在所选答案"（ ）"或"○"处打"√"；如进行计算需要写出原始计算公式及计算过程。

实验/实践报告 7-1-2　大学生一天膳食能量和营养素分析与评价

实践时间：　　　年　　月　　日　　　　　班级：
姓名（学号）：　　　　　　　　　　　　　出生年月（年龄）：　　　年　　月（　　）
性别：　　　籍贯：　　　省　　　市　　　家庭所在地：城市（　）/农村（　）

一、咨询对象基本状况

年龄：　　　性别：

生理状态：○正常　○孕妇　○乳母　○其他（请注明：　　　）

劳动强度：○轻　　○中　　○重

能量需要：_____ kcal

二、摄入的食物所提供的营养素量

菜品	食材（原材料）	食物编码	可食部/g	能量/kcal	蛋白质/g	脂肪/g	碳水化合物/g	钙/g	维生素A/ugRAE	维生素C/mg
牛乳	牛乳									
油条	油条									
三明治	鸡蛋									
	培根									
	面包									
米饭	粳米									
尖椒牛柳	牛柳									
	尖椒									
西葫芦炒肉片	西葫芦									
	瘦猪肉									
木耳山药合炒	水发木耳									
	山药									
清炒小白菜	小白菜									
米饭	米饭									
红烧肉	五花肉									
	百叶结									
鲜菇炖鸡肉	鲜香菇									
	鸡胸肉									
茄汁有机花菜	花菜									
	西红柿									
饼干	饼干（均值）									

续表

菜品	食材（原材料）	食物编码	可食部/g	能量/kcal	蛋白质/g	脂肪/g	碳水化合物/g	钙/g	维生素A/ugRAE	维生素C/mg
苹果	苹果（均值）									
食用油										
盐										
合计										

三、三大产能营养素供能比（具体计算式和结果）

蛋白质供能比：

脂肪供能比：

碳水化合物供能比：

四、三餐供能比计算（具体计算式和结果）

早餐供能比：

午餐供能比：

晚餐供能比：

续表

五、膳食营养供给状况

产能营养素	供给能量/kcal	占膳食总能量比例/%	占比建议值/%
蛋白质			10~20
脂肪			20~30
碳水化合物			50~65

六、膳食营养素摄入量分析

营养素	摄入量	推荐摄入量（RNI）	占推荐摄入量比例/%	可耐受最高摄入量（UL）
能量/kcal				
蛋白质/g				
钙/mg				
维生素 A/μgRAE				
维生素 C/mg				

七、膳食营养供给状况评价

八、分析讨论

1. 食物来源如何影响营养素价值？结合具体事例说明

2. 其他（自拟）

九、营养建议与指导

营养师/营养指导员（签字）：_____

注：请在所选答案"（　　）"或"○"处打"√"；如进行计算需要写出原始计算公式及计算过程。

项目 7-2

不同群体能量和蛋白质摄入状况分析与比较

实验/实践报告 7-2-1 不同群体一周各类食物消费量和用餐人日数计算

实践时间：　　　年　　月　　日

姓名（学号）：　　　　　　　　　　　　　　　　班级：

性别：　　　籍贯：　　　省　　　市　　　　　出生年月（年龄）：　　　年　　月（　　）

家庭所在地：城市（　）/农村（　）

一、两所寄宿制学校一周食物实际消费量（记录各学校一周各类食物消费量和各年龄段用餐人数，计算各类食物实际消费量和用餐人日数。表格不够科自行添加）

食物名称		九年寄宿制学校															
食物编码																	
结存量/g		市品	可食	市品	可食	市品	可食	市品	可食	市品	可食	市品	可食	市品	可食	市品	可食
周一	购进/g																
	废弃/g																
周二	购进/g																
	废弃/g																
周三	购进/g																
	废弃/g																
周四	购进/g																
	废弃/g																
周五	购进/g																
	废弃/g																
周六	购进/g																
	废弃/g																

续表

九年寄宿制学校

食物名称		市品	可食	市品	可食	市品	可食	市品	可食	市品	可食	市品	可食	市品	可食
周日	购进/g														
	废弃/g														
购进总量															
废弃总量															
剩余量															
实际消费量															
实际消费量（可食总计）															

寄宿制高中

食物名称		市品	可食	市品	可食	市品	可食	市品	可食	市品	可食	市品	可食	市品	可食
食物编码															
结存量/g															
周一	购进/g														
	废弃/g														
周二	购进/g														
	废弃/g														
周三	购进/g														
	废弃/g														
周四	购进/g														
	废弃/g														

续表

寄宿制高中

食物名称		市品	可食	市品	可食	市品	可食	市品	可食	市品	可食	市品	可食	市品	可食
周五	购进/g														
	废弃/g														
周六	购进/g														
	废弃/g														
周日	购进/g														
	废弃/g														
购进总量															
废弃总量															
剩余量															
实际消费量															
实际消费量（可食总计）															

二、两所寄宿制学校一周在学校就餐人日数（假设小学1~6年级学生年龄分别为6岁、7岁、8岁、9岁、10岁、11岁；初中1~3年级的学生年龄分别为12岁、13岁、14岁；高中1~3年级年龄分别为15岁、16岁、17岁，早、中、晚三餐次比均为0.3、0.3和0.4）

各年龄学生一周在学校就餐人次数

年龄	性别	周一			周二			周三			周四			周五			周六			周日			用餐人次合计	用餐人日数
		早	中	晚	早	中	晚	早	中	晚	早	中	晚	早	中	晚	早	中	晚	早	中	晚		
	男																							
	女																							
	男																							
	女																							

续表

年龄	性别	周一			周二			周三			周四			周五			周六			周日			用餐人次合计	用餐人日数
		早	中	晚	早	中	晚	早	中	晚	早	中	晚	早	中	晚	早	中	晚	早	中	晚		
	男																							
	女																							
	男																							
	女																							
	男																							
	女																							
	男																							
	女																							
	男																							
	女																							
	男																							
	女																							
	男																							
	女																							
	男																							
	女																							

续表

年龄	性别	周一			周二			周三			周四			周五			周六			周日			用餐人次合计	用餐人日数
		早	中	晚	早	中	晚	早	中	晚	早	中	晚	早	中	晚	早	中	晚	早	中	晚		
	男																							
	女																							
合计																								

一周用餐总人日数（具体计算式和结果）：

九年寄宿制学校=

寄宿制高中=

三、分析讨论

1. 入校调查时，如何结合食物消费情况，鼓励学生食堂管理人员积极发扬中华传统饮食文化？

2. 入校调查过程中，采取何种措施能取得校方相关人员积极配合？

注：请在所选答案"（ ）"或"○"处打"√"；如进行计算需要写出原始计算公式及计算过程。

实验/实践报告 7-2-2 不同群体一周能量和蛋白质摄入量比较

实践时间： 年 月 日 班级：
姓名（学号）： 出生年月（年龄）： 年 月 （ ）
性别： 籍贯： 省 市 家庭所在地：城市（ ）/农村（ ）

一、两所寄宿制学校一周食物能量和蛋白质供给量（依据食物实际消费量数据计算，表格不够科目自行添加）

	九年寄宿制学校					寄宿制高中		
食物名称	食物编码	实际消费量（可食总计）/g	能量/kcal	蛋白质/g	食物名称	食物编码	实际消费量（可食总计）/g	能量/kcal	蛋白质/g

续表

九年寄宿制学校					寄宿制高中				
食物名称	食物编码	实际消费量（可食总计）/g	能量/kcal	蛋白质/g	食物名称	食物编码	实际消费量（可食总计）/g	能量/kcal	蛋白质/g
合计					合计				

续表

二、两所寄宿制学校各年龄学生标准人系数计算（假设小学 1~6 年级的学生年龄分别为 6 岁、7 岁、8 岁、9 岁、10 岁、11 岁；初中 1~3 年级的学生年龄分别为 12 岁、13 岁、14 岁；高中 1~3 年级年龄分别为 15 岁、16 岁、17 岁）

年龄	男	女	男	女	男	女	男	女	男	女	男	女	男	女	男	女	男	女	男	女	男	女	男	女
能量需要量																								
标准人系数																								

三、两所寄宿制学校一周用餐混合系数（用餐人日数依据实验报告 7-2-1，列出具体计算式和结果）

九年寄宿制学校 =

寄宿制高中 =

四、两所寄宿制学校一周营养素摄入状况比较

营养素	能量	蛋白质
平均每日营养素摄入量	九年寄宿制学校 = 寄宿制高中 =	九年寄宿制学校 = 寄宿制高中 =
平均每标准人日营养素摄入量	九年寄宿制学校 = 寄宿制高中 =	九年寄宿制学校 = 寄宿制高中 =

九年寄宿制学校和寄宿制高中学生能量和蛋白质摄入量比较：

五、分析讨论

如何利用平均每标准人日营养素摄入量开展膳食指导？

注：请在所选答案"（ ）"或"○"处打"√"；如进行计算需写出原始计算公式及计算过程。

75

项目8-1

食品营养标签的识别

实验/实践报告 8-1-1　某预包装食品配料表的解读

实践时间： 年 月 日	班级：
姓名（学号）：	出生年月（年龄）： 年 月 （ ）
性别： 籍贯： 省 市	家庭所在地：城市（ ）/农村（ ）
一、食品概况	
食品名称及主要原料：	
食物类别：　○谷物制品　○薯类制品　○水果制品　○蔬菜制品　○肉类制品　○蛋制品　○乳制品　○水产品　○蜂产品　○其他（　　　　）	
加工方式：	
产品类型：	
二、营养价值分析评价	
1. 能量来源和能量密度：	
2. 蛋白质来源和质量：	
3. 脂肪来源和脂肪酸构成：	
4. 碳水化合物来源和血糖生成指数：	
5. 矿物质和维生素及来源（是否强化）：	
6. 膳食纤维及来源：	
7. 其他（植物化学物、食品添加剂等）：	
8. 不利因素：	

续表

三、分析讨论
1. 如何正确认识食品添加剂？
2. 为咨询对象解读预包装食品配料表的过程中，如何传承中华优秀饮食文化？
四、营养建议与指导
结合食用分量、主要原料、营养价值、不利因素、适宜人群等给出合理建议。

营养师/营养指导员（签字）：_____

注：请在所选答案"（　　）"或"○"处打"√"；如进行计算需要写出原始计算公式及计算过程。

实验/实践报告 8-1-2　某预包装食品营养成分表的解读

实践时间：　　　　年　　　月　　　日	班级：	
姓名（学号）：	出生年月（年龄）：　　年　月（　）	
性别：　　　籍贯：　　　省　　　市	家庭所在地：城市（　）/农村（　）	

一、咨询对象基本情况		
年龄：　　　性别： 生理状态：○正常　○孕妇　○乳母　○其他（请注明：　　　） 劳动强度：○轻　　○中　　○重		身高：_____cm 体重：_____kg BMI：_____kg/m²

二、咨询对象相关营养素推荐摄入量					
能量	蛋白质	脂肪	碳水化合物	钠	钙	锌

三、食品概况及营养特点分析

食品名称及主要原料：

三大供能营养素供能比（按每份或每100克食物计算）：

营养素	供能/kcal（写计算式）	供能比（写计算式）
碳水化合物		
蛋白质		
脂肪		

三大供能营养素供能比分析：

四、食物营养质量指数（INQ）

营养素	营养素密度计算式及结果	INQ 计算式及结果	INQ 评价
能量			
蛋白质			
脂肪			
碳水化合物			
钠			
钙			

续表

五、分析讨论
1. 依据营养标签中三大供能营养素计算出的总能量值与标示值不同，原因可能是什么？
2. 为咨询对象解读预包装食品营养成分表过程中，如何传承中华优秀饮食文化？
3. 其他（自拟）
六、营养建议与指导
营养师/营养指导员（签字）：_____

注：请在所选答案"（　　）"或"〇"处打"√"；如进行计算需要写出原始计算公式及计算过程。

实验/实践报告 8-1-3 某预包装食品营养声称和营养成分功能声称的判定

实践时间： 年 月 日	班级：
姓名（学号）：	出生年月（年龄）： 年 月（ ）
性别： 籍贯： 省 市	家庭所在地：城市（ ）/农村（ ）

一、食品名称及主要原料

二、营养标签中的声称（将相关语句找出，并完整抄录于下表中）

序号	声称语句	声称类别
①		含量○ 比较○ 功能○
②		含量○ 比较○ 功能○
③		含量○ 比较○ 功能○
④		含量○ 比较○ 功能○
⑤		含量○ 比较○ 功能○
⑥		含量○ 比较○ 功能○
⑦		含量○ 比较○ 功能○
⑧		含量○ 比较○ 功能○
⑨		含量○ 比较○ 功能○

三、声称是否合格判断（序号与上部分序号相对应）

声称语句的序号	所涉及的营养成分	预包装食品营养标签通则中声称要求和条件	营养成分表标示值	是否合格
①				
②				
③				
④				
⑤				
⑥				
⑦				
⑧				
⑨				

四、声称规范用语判断与修正（序号与上部分序号相对应）

声称语句的序号	是否规范	如不规范，请写出规范用语
①		
②		
③		
④		

续表

声称语句 的序号	是否 规范	如不规范，请写出规范用语
⑤		
⑥		
⑦		
⑧		
⑨		

五、分析讨论

1. 食品标签的营养声称位置有要求吗？可以标注在食品标签什么位置？

2. 其他（项目组自拟）

六、营养建议与指导

营养师/营养指导员（签字）：_____

注：请在所选答案"（　　）"或"○"处打"√"；如进行计算需要写出原始计算公式及计算过程。

项目8-2

食品营养标签的制作

实验/实践报告 8-2-1　营养成分数据获取

实践时间：　　　年　　月　　日　　　　　班级：	
姓名（学号）：　　　　　　　　　　　　　出生年月（年龄）：　　年　月（　）	
性别：　　　籍贯：　　　省　　　市　　　家庭所在地：城市（　）/农村（　）	
一、营养成分标示目标确定
食品名称：
食品原料及其构成比例：   产品营养特点：   产品目标人群：   产品突出的健康作用：   计划标示的营养成分：
二、营养成分稳定性分析
食品加工工艺（加工流程）：   影响食物营养成分含量的关键环节：   原料来源是否稳定？○是　　　○否 原料来源稳定性对目标营养成分含量影响程度： ○几乎无影响　　○很小影响　　○有点影响　　○较大影响　　○很大影响

续表

三、产品分析计划				
样品采集（营养成分如需检测的填写此表）				
样品名称	采样时间	采样环节	采样量	备注
营养成分数据获取				
营养成分	方法（计算法/检测法）依据（标准名称，标准号）			检测机构

四、分析讨论

1. 为了使得产品检测结果具有代表性，样品应如何采集？需要考虑哪些因素？

2. 检测机构应具备什么样的资质和条件？

五、营养建议与指导

营养师/营养指导员（签字）：_____

注：请在所选答案"（　　）"或"○"处打"√"；如进行计算需要写出原始计算公式及计算过程。

实验/实践报告 8-2-2 营养声称和营养成分功能声称确定

实践时间： 年 月 日	班级：	
姓名（学号）：		出生年月（年龄）： 年 月（ ）
性别： 籍贯： 省 市		家庭所在地：城市（ ）/农村（ ）

一、营养成分含量比较

设定产品为牛奶鸡蛋饼干

营养成分	含量（每100g）	同类食品/产品数据	数据文献来源
能量	2035.6kJ		
蛋白质	8.92g		
脂肪	21.38g		
碳水化合物	64.34g		
糖	2.22g		
膳食纤维	4.17g		
钠	463.56mg		
钙	390.54mg		
铁	1.33mg		
钾	240.15mg		
维生素 B_1	0.1814mg		
维生素 B_6	0.2139mg		

二、营养声称和营养成分功能声称拟定

标示营养成分	标示值	拟定的声称语句	预包装食品营养标签通则声称要求和条件

续表

三、分析讨论
1. 确定营养成分标示值应考虑哪些因素？
2. 如何选择同类食品/产品数据比较以确定标示值？
3. 其他（自拟）

四、营养建议与指导

营养师/营养指导员（签字）：_____

注：请在所选答案"（　　）"或"○"处打"√"；如进行计算需要写出原始计算公式及计算过程。

实验/实践报告 8-2-3　营养标签编排

实践时间：　　年　　月　　日	班级：
姓名（学号）：	出生年月（年龄）：　　年　　月（　　）
性别：　　籍贯：　　省　　市	家庭所在地：城市（　　）/农村（　　）

一、营养标签编排

设计三种不同格式营养成分表的营养标签，粘贴在下面空白处。

二、分析讨论

1. 预包装食品营养标签可以豁免吗？如能，请举例说明哪些情形可以豁免。

2. 营养标签制定过程如何体现合理营养惠千家万户、利国民健康的民生大情怀？

三、营养建议与指导

营养师/营养指导员（签字）：＿＿＿＿＿＿＿＿

注：请在所选答案"（　　）"或"○"处打"√"；如进行计算需要写出原始计算公式及计算过程。

项目检查/评价报告（统一参考模板）

检查/评价报告 A　通用能力/素养评价表

项目名称					
班级		组号		组长	
组员与分工					

检查/评价项目与分值			自评	互评	师评
任务及报告的完成质量		30%			
知识与技能/方法与步骤的掌握		20%			
通用能力/素养评价	工作/调查/参观/讨论方案制订	10%			
	信息技术/办公软件/计算公式应用	10%			
	文献/资料/数据处理能力	10%			
	团队合作/人际处理	10%			
	工作纪律/素质修养	10%			
总分		100%			

综合评价得分＝自评＊25%+互评＊25%+师评50%
　　　　　＝

（注：需写出计算过程。）

注：适用于主题学习类项目。各项目及权重建议，最终以师生共同讨论后商定和确定。

检查/评价报告 B　5S 现场管理评价表

项目名称					
班级		组号		组长	

组员与分工	

检查/评价项目与分值			自评	互评	师评
任务及报告的完成质量		30%			
知识与技能/方法与步骤的掌握		20%			
5S现场管理	整理（SEIRI）	10%			
	清扫（SEISO）	10%			
	整顿（SEITON）	10%			
	清洁（SEIKETSU）	10%			
	素养（SHITSUKE）	10%			
总分		100%			

综合评价得分=自评＊25%+互评＊25%+师评50%

　　　　　=

（注：需写出计算过程。）

注：适用于实验操作类项目。各项目及权重建议，最终以师生共同讨论后商定和确定。

食品营养与健康
实践工作手册（活页）

上架建议：食品工业
ISBN 978-7-5184-5094-7

轻工教学服务网二维码

定价：59.00元
（含实践工作手册）